Grossesse,
le guide des copines

VICKI IOVINE

Grossesse,
le guide
des copines

Tout ce que votre médecin
ne vous dira jamais

Traduit de l'anglais (États-Unis)
par Isabelle Tripault

Collection dirigée
par Ahmed Djouder

Titre original
The girlfriends's guide to pregnancy

Première publication
Pocket Books, New York, 1995

Pour Jamie, Jessica, Jeremy et Jade

SOMMAIRE

Préface 11

Pourquoi j'ai écrit ce livre 13

1. Enceinte... Vous en êtes sûre ? 23
2. Annoncer la bonne nouvelle 33
3. Le corps : encore et encore ! 46
4. Je n'en crois pas mon corps ! 62
5. Névroses, envies, phobies... 78
6. Votre médecin et vous 105
7. Les tests prénataux 116
8. Sport et grossesse 133
9. Sexualité pendant la grossesse 151
10. Comment s'habiller ? 167
11. Les maris 187
12. La dernière ligne droite 202
13. Maternité : le nécessaire 217
14. Les « affaires » de bébé 239
15. Les contractions (enfin !) 262
16. En route vers la maternité 275
17. Le baby blues 293
18. On ne peut pas être et avoir été 306

Postface 315
Remerciements 317

PRÉFACE

BIENVENUE AU CLUB

Enceinte ? Venez, approchez-vous. Rien ne me plaît davantage qu'une femme qui va avoir un enfant. C'est vrai, pratiquement toutes les mères que je connais sont passées par les mêmes phases. Anticipation, optimisme, rêve… (et surtout) peur, insécurité, remise en question, tels sont les sentiments qui jalonnent une grossesse. Le monde entier aime les femmes enceintes ; nous voulons toutes les protéger, les encourager et celles qui ont déjà eu des enfants exultent à l'idée d'accueillir une future maman.

Chaque fois que des femmes se retrouvent, une camaraderie unit celles qui ont enfanté. C'est comme une poignée de main secrète ou une marque au fer rouge qui, elles le savent bien, leur confère un statut d'anciens combattants. En dix minutes, deux parfaites inconnues peuvent échanger les détails les plus intimes sur la naissance de leurs enfants. Enceinte, vous êtes appelée à entrer dans cette communauté. Vous serez conviée à leurs stages, vous serez soutenue et guidée par leurs membres. Et à l'issue de cette période probatoire de quarante semaines (*grosso modo*) viendra le temps béni où vous en deviendrez vous aussi un membre fondateur, une fois que vous aurez passé avec les honneurs le dernier test de bizutage : l'ACCOUCHEMENT.

Après, vous vous sentirez pour toujours étroitement liée à cette communauté internationale. Vous apprendrez à apprécier celles qui en font partie, comme seule peut le faire une femme qui a eu un bébé. Les félicitations mutuelles sont légion dans cette communauté féminine, tant il est vrai que seule une autre mère peut apprécier à sa juste valeur les épreuves que vous avez endurées pour gagner votre droit d'entrée. Tels d'anciens combattants, nous y arborons nos cicatrices comme des médailles : césarienne, vergetures, impossibilité d'éternuer sans mouiller nos culottes ! Ces réunions sont l'un des rares endroits où les mères peuvent enfin souffler et cesser de rentrer leur ventre. Oui, nous pleurons aux spectacles de Noël organisés en maternelle ; oui, nous nous endormons passées neuf heures du soir, même le week-end. Mais au fond, nous savons que nous sommes les véritables héroïnes de cette planète.

POURQUOI J'AI ÉCRIT CE LIVRE

En l'espace de six années j'ai donné naissance à quatre enfants, deux garçons, deux filles – sans qu'ils soient jumeaux – et la leçon que j'en retire (en dehors de n'accorder aucun crédit à la méthode Ogino) est la suivante : quatre-vingt-dix pour cent des informations dont j'avais besoin pour mener à bien ces grossesses, je les ai reçues de copines ayant déjà eu des enfants. Il est vrai qu'il existe quantité d'ouvrages sur la grossesse. Studieuse (et angoissée), je les avais tous achetés et en avais lu la plupart. (À propos, vous allez certainement faire pareil et acheter tous les livres du rayon consacré à ce sujet, puis écarter ceux qui vous embrouillent, vous effraient ou vous dépriment. Résultat, vous n'aurez plus grand-chose à lire.) En fait, tous les aspects techniques m'en sont devenus si familiers que je pourrais sans aucun doute mettre votre bébé au monde par césarienne sur le siège arrière d'un taxi lancé à toute allure sans rien d'autre pour l'envelopper qu'un journal. Je connais tous les termes exotiques tels que « score d'Agpar », « endomètre », et « placenta praevia ».

Mais la grossesse est bien plus qu'une expérience médicale ; elle est émotionnelle, physique, sociale et jamais, en sept ans, je n'ai pu mettre la main sur un ouvrage qui traiterait de ces aspects comme pourrait le faire une bonne copine qui a de l'expérience et qui, plus important, ne vous cache rien. Pas un de ces livres ne semblait exprimer la nature de mes propres grossesses. Trop froids, trop sereins, trop aseptisés, trop distants par rapport à ce que je pouvais vivre. À mes yeux, la grossesse est une affaire qui angoisse, charme, détend et attendrit. Des expressions telles que « gêne passagère », « sensibles au toucher » sont à mille lieues de décrire ce qu'on ressent lors d'une amniocentèse ou quand on a les seins gonflés. « Irritabilité », « humeur changeante »… autant d'expressions maladroites, croyez-moi, pour décrire le caractère d'une femme enceinte ! Le jour où j'ai lu que j'aurais des saignements pendant quelques semaines après l'accouchement, j'étais loin de me douter qu'il me serait impossible de faire deux pas, de mon lit d'hôpital à la salle de bains, sans laisser derrière moi une traînée rouge digne d'une scène de meurtre des plus barbares. Non, ce n'est pas mon médecin favori, ni même les ouvrages classiques sur la grossesse qui m'ont préparée à tout cela ; ce sont mes copines. Ce sont mes copines qui m'ont conseillé de ne pas jouer les héros en refusant les sédatifs que me proposerait mon médecin après l'accouchement, car une fois que lui serait confortablement endormi dans son lit chaud et douillet, les effets de ma péridurale s'estomperaient, et moi, je me retrouverais sur mon dur lit d'hôpital avec pour seul réconfort un Doliprane. Ce sont mes copines qui m'ont assuré que même s'il s'évanouissait pendant les échographies, ou refusait de couper le cordon ombilical, mon mari n'en ferait pas moins un bon père. Ce sont mes copines encore qui m'ont dit dans quelles tenues mes fesses paraissaient encore plus énormes qu'elles n'étaient. Cette histoire de grossesse m'a parfois mise K.-O. et ce sont toujours mes copines qui m'ont aidée à me relever.

« C'est bien beau, me direz-vous, mais j'ai un très bon médecin et il me dira tout ce qu'il faut savoir. » Vous débarquez ou quoi ? Les docteurs, je les adore (en fait je prie pour qu'au moins un de mes enfants fasse médecine un jour), mais le fait est que j'ai rarement posé à mon docteur les questions qui me préoccupaient vraiment. J'avais peur de lui faire perdre son temps. Pouvais-je décemment l'ennuyer avec mes histoires de péridurale, quand dans sa clientèle d'autres femmes avaient de réels problèmes ? J'avais peur de manquer de tact et, peut-être, de montrer à quel point je me sentais laide. Je ne sais pourquoi, mais alors qu'il m'était égal que cet homme m'ausculte le col de l'utérus, je me rétractais à la seule idée de lui dire qu'un matin j'avais trouvé un poil sur un de mes tétons. Bien souvent mes questions n'avaient rien de médical, comme par exemple : « Pourquoi ne fait-on pas de jeans Buffalo pour femmes enceintes ? » Stupide je me sentais alors, stupide je craignais de paraître. Après tout, avoir des enfants est une chose naturelle et banale. Cela devrait être inné, non ? Vous n'imaginez pas le nombre de choses que vous ignorez ! Si j'avais dû décrocher mon téléphone à chaque question qui me venait à l'esprit, je serais restée pendue au bout du fil avec mon médecin deux à trois heures par jour, et au moins une demi-heure au beau milieu de la nuit après être allée faire pipi pour la cinquième fois.

Ce guide est l'ouvrage que j'espérais trouver quand j'étais enceinte. Il est la somme de tous les tracas, doutes, plaintes et remèdes que mes copines et moi avons expérimentés lors de nos grossesses respectives. Ainsi, toute information à caractère médical contenue dans cet ouvrage n'est que le pur fruit du hasard : je laisse ce domaine aux médecins. Au stade où vous en êtes, en mal d'une personne qui vous dirait tout, je me sentirais mieux de mon côté si vous soumettiez mes suggestions à votre médecin avant de les adopter. Considérez cet ouvrage comme un prétexte à des conversations intéressantes et enrichissantes avec votre obstétricien. Une question vous gêne, vous n'osez pas lui en parler : marquez la page traitant ce point et demandez-lui d'y jeter un coup d'œil. Libre à vous de ne pas tenir compte ou d'être en total désaccord avec les sujets abordés. Prenons un exemple : si vous faites partie de ces femmes bénies qui ne ressentent pas la moindre envie de vomir tout le temps de leur grossesse, laissez de côté le chapitre consacré aux nausées matinales et poursuivez votre lecture. Mais prudence ! *Ce n'est pas parce que les dieux de la grossesse sont avec vous qu'il faut crier victoire.* Autrement dit, si vous ne souffrez pas de nausées, vous pourrez fort bien être victime de gaz incontrôlables.

Nous avons toutes entendu parler de ces femmes qui vivent une grossesse parfaite. Vous voyez le genre : un top-modèle ou bien une star du petit écran que l'on montre avec complaisance dans les magazines féminins, les cheveux pleins de vitalité, dans des vêtements de grossesse qui leur vont à ravir. Pire encore ! C'est la fille de la meilleure amie de votre mère et vous devez supporter commentaires et comparaisons chaque jour que Dieu fait. Elle, elle prend les dix à treize kilos recommandés ; sa peau reste nette et rose ; elle prépare la naissance en écoutant des cassettes de méditation ; elle joue au tennis jusqu'à ce que son col soit dilaté de six centimètres et jure qu'elle ne s'est jamais sentie aussi bien de sa vie. Elle a aussi un mari, lequel pense que sa femme, portant cet enfant qu'il lui a donné et qu'elle va mettre au monde, est au comble de sa beauté, un mari qui pose réellement des questions aux leçons d'accouchement sans douleur et qui, après la naissance du bébé, rapporte le placenta à la maison pour l'enterrer sous un vieux chêne.

CE LIVRE N'EST PAS POUR CES FEMMES-LÀ.

Il est pour nous, les autres, celles qui prennent treize kilos entre le test de grossesse et la première visite chez le médecin, celles qui n'avaient pas connu de crises d'acné depuis leurs premières boums. Il est pour celles qui, percluses d'hémorroïdes, pensent abandonner à vie toute nourriture solide dans l'espoir d'éviter tout transit intestinal. Pour celles qui songent à assassiner leur mari pendant son sommeil parce qu'elles croient l'avoir entendu faire « meuh » tandis qu'elles se déshabillaient. Il est pour celles qui ne peuvent plus regarder une publicité Pampers sans essuyer une larme.

Autrement dit, cet ouvrage s'adresse à toutes les femmes enceintes car on ne m'ôtera pas de l'idée que celles qui affirment que leur grossesse est incontestablement le plus beau et le plus épanouissant moment de leur vie sont des menteuses ou souffrent d'un dérèglement de la personnalité. Et entre nous, je suis prête à parier que les top-modèles et les stars du petit écran souffrent, elles aussi, d'hémorroïdes pendant leur grossesse.

LES COPINES ET LA GROSSESSE : PETIT APERÇU HISTORIQUE

Disons pour simplifier qu'avoir des enfants est un travail de femme. Il y a soixante-dix ans à peine, les hommes participaient à la conception, puis aux félicitations et à la distribution des cigares. Et entre ces deux événements séparés par neuf mois, plus personne. En parlant de neuf mois, autant mettre les choses au point tout de suite : la grossesse dure en moyenne quarante semaines, ce qui fait dix mois selon mes calculs. « Qui s'en soucie ? » me direz-vous. Je vous répondrai tout de go : « Vous, c'est vous qui allez vous en soucier ! » Et vous n'êtes pas près de trouver la solution. Vous êtes enceinte de six mois parce que cela fait maintenant vingt-quatre semaines que vous n'avez pas eu vos règles ? Il vous reste donc seize semaines à attendre. Vingt-quatre plus seize font quarante. Quarante semaines égalent dix mois. Vous voyez, on retombe sur les dix mois de départ. Reprenons. Vingt-quatre semaines sans règles… Alors, êtes-vous « enceinte de six mois » ou « dans votre septième mois » ? Ces comptes d'apothicaire m'ont provoqué bon nombre de maux de tête. Tout ce que je peux vous dire, c'est que cela ne passe pas aussi vite qu'on l'espère.

Bref, par le passé, dès qu'elle découvrait qu'elle était enceinte, la femme allait tout naturellement chercher conseil auprès des autres femmes de son clan (mère, sœurs, tantes, copines). Si banale que soit une grossesse, une novice a toujours du mal à comprendre tout ce qui lui arrive. En outre, les femmes qui ont eu des enfants se font un plaisir de transmettre leur savoir aux néophytes.

À cette époque, les médecins avaient fort à faire : soigner la tuberculose, recoudre les fermiers tombés dans leurs moissonneuses-batteuses ; et la maternité impliquait très peu d'actes médicaux. Les femmes les plus expérimentées du groupe aidaient la jeune novice abasourdie, la prévenaient de ce qui l'attendait, lui disaient comment se sentir à l'aise pendant la grossesse et, plus important, la rassuraient sur la normalité de son état. Étant donné le caractère peu normal de tout ce qu'on ressent pendant la grossesse, ce réconfort était le bienvenu. Naturellement, on avait aussi recours à ce que j'appelle « les remèdes de sorcière » (vous savez, ces « sagesses » inspirées d'un sixième sens, intuitions et autres attrape-nigauds auxquels certaines croient dur comme fer) qui consistent, par exemple, à tenir en équilibre une aiguille au-dessus du ventre d'une femme enceinte pour savoir si elle aura une fille ou un garçon. Vous ne trouverez pas ce genre d'informations dans ce guide.

De nos jours ce sont les médecins qui mènent la danse, à de rares exceptions près : il y a toujours des marginales prêtes à affronter l'accouchement sans un service de nouveau-nés à portée de main et un anesthésiste de garde. Vous vous rappelez ces épisodes du feuilleton *Docteur Quinn, femme médecin* où toutes ces pauvres femmes meurent en couches ? Heureusement, ce temps-là est passé, grâce à Dieu et à l'American Medical Association. Non contents de protéger la vie de nos bébés, et la nôtre, les docteurs surveillent nos grossesses jusqu'à nous dire si nous avons de l'albumine dans les urines, et si nous sommes sujettes au diabète gestationnel ou à d'autres « réjouissances » de ce genre. Sans oublier le plus agréable : ils nous précisent combien de kilos superflus nous prenons.

En aucun cas je ne cherche à minimiser le rôle des docteurs, et je préférerais que vous considériez cet ouvrage comme une sorte de complément aux précieux conseils et mises en garde de votre obstétricien. Cette culpabilité et cette responsabilité en moins, je tiens à dire que les femmes apprennent l'essentiel de la grossesse auprès des autres femmes. Non seulement mes amies me parlaient de leurs propres expériences mais, bien plus, elles me rassuraient constamment et je les en remercie sincèrement. Même si la femme pense que sa grossesse est unique et exceptionnelle (surtout s'il s'agit de son premier enfant), elle attend qu'on lui dise qu'elle n'est pas plus angoissée, plus déboussolée ou névrosée qu'une autre.

Le seul problème de nos jours est que nous vivons dans une société mobile et que très souvent nous ne vivons plus au sein de notre tribu. Ou comme le disait la grand-mère d'une copine : « Nous ne poussons plus dans le jardin où nous avons été plantées. » Bref, cela signifie que votre mère, votre tante, vos sœurs et vos amies expérimentées risquent de ne pas pouvoir vous aider pendant votre grossesse parce que vous vivez à Paris et qu'elles sont éparpillées aux quatre coins du monde. En plus, pour peu que vous ayez une activité professionnelle, vous avez certainement oublié de vous faire des amies. Laquelle d'entre nous reconnaîtrait ses voisines si elle ne les rencontrait parfois dans l'ascenseur ? Conclusion : vous serez seule avec votre mari, lequel dans la circonstance sera encore plus perplexe que vous, pour affronter les eaux tumultueuses de la grossesse.

À supposer que votre mère se trouve dans les parages, vous apprendrez alors une chose capitale : *chaque génération a ses principes, et ceux de nos mères ne coïncident pas forcément avec les nôtres.* Si elles, nos mères, quand elles étaient enceintes, pouvaient se balader impunément dans les cocktails, la cigarette au bec, un verre de gin à la main, nous sommes quant à nous sans cesse rappelées à l'ordre par les médecins et la pression sociale. Pas d'alcool, pas de tabac. La cigarette jette un froid partout où nous allons. Résultat : on se goinfre de bonbons, alors que la cigarette avait au moins l'avantage d'être un coupe-faim plus diététique.

Vous apprendrez également au contact de votre mère que le souvenir de la grossesse, si éprouvante soit-elle, s'estompe petit à petit. Vous oublierez cette expérience comme vous avez oublié des pans entiers de votre petite enfance. « Impossible ! » me direz-vous. Si vous ne me croyez pas, présentez à votre mère une photo de vous bébé, et une photo de votre frère ou de votre sœur. Demandez-lui de remettre un prénom sur ses petites têtes blondes. Il y a de fortes chances pour que votre mère hésite et doive recourir à des petits trucs pour y arriver, comme la marque de la voiture en arrière-plan, ou le style de sa coiffure et de ses vêtements. Mon aînée n'a beau avoir que sept ans, je suis incapable de reconnaître mes enfants sur des photos à moins de regarder mes différentes colorations et coupes de cheveux ; étais-je blonde, rousse, les cheveux longs, courts ?... Eh oui, femme varie. (Dans la mesure où vous n'échapperez pas, vous non plus, à Alzheimer, pensez à tout noter au dos des photos au fur et à mesure.)

Un jour j'ai demandé à ma mère de me raconter sa grossesse quand elle m'attendait. Deux choses semblent l'avoir marquée : son envie irrésistible de M&M's et le fait qu'elle ait perdu les eaux dans le magasin où elle me choisissait une barboteuse. Elle se rappelle également avoir fumé en douce dans les toilettes de la maternité pour favoriser le transit intestinal sans lequel aucune expulsion n'aurait pu se faire.

« Est-ce vraiment prudent de faire une amniocentèse ? » « Puis-je utiliser le micro-ondes sans risque pour l'enfant ? » Si vous avez le malheur de lui exprimer ce genre d'inquiétudes radioactives, votre mère vous regardera comme une bête curieuse, comme si vous étiez en plein délire. Souvenez-vous que vous vous adressez à une femme d'un autre univers qui était profondément endormie au moment de mettre son enfant au monde et qui a bénéficié de quinze jours de clinique remboursés par la sécurité sociale. « Relaxe-toi, ma chérie. Quand j'étais enceinte de toi, je n'ai rien changé à ma vie et tout s'est bien passé. Vous les jeunes, vous réfléchissez trop. Fie-toi à ton intuition et tout ira bien. Mais, pour l'amour de Dieu, arrête de manger ou tu ressembleras bientôt à un bonhomme Michelin ! »

Inutile de dire que ce n'est pas là le ton à adopter avec une femme de la génération psy, habituée à tout comprendre, sonder, analyser, décortiquer et traquer, de ses moindres émotions jusqu'à son point G. Ajoutez à cela la manie quasi obsessionnelle des femmes des années 1990 à vouloir être parfaites en tout et partout, et vous aurez une idée de la femme enceinte moderne en mal d'un soutien réel. Ce livre, votre médecin pourrait vous le prescrire (si nous lui avions parlé de notre projet). *Grossesse, le guide des copines* vous rassure, vous conseille, vous guide. Que demander de plus ? Ce n'est pas tout, cet ouvrage servira également aux futurs pères convaincus que leur femme a été ensorcelée ou que les envahisseurs ont pris possession de son corps. Vous y apprendrez la règle d'or de tout parent, règle applicable dès le début de la grossesse : le mieux est l'ennemi du bien. Alors ne cherchez pas à être une mère parfaite, contentez-vous d'être une bonne mère. Mais je suis convaincue que vous vous en sortirez avec les honneurs. Mes amies et moi y veillerons.

1

ENCEINTE...
VOUS EN ÊTES SÛRE ?

Bien souvent, Mère Nature s'est déjà exprimée avant même que les méthodes scientifiques ne rendent leur verdict. Lorsque le médecin confirme que vous êtes bel et bien enceinte, tout devient clair : « Je comprends maintenant pourquoi... (cochez le symptôme correspondant) mes seins étaient sensibles ; j'avais toujours envie de faire pipi ; je ne supportais plus mon mari. » Avec le recul on se rend compte qu'il est impossible de ne pas s'en douter tant les changements physiques sont nombreux. C'est pourquoi je suis toujours sceptique lorsque l'on me raconte qu'une femme a accouché dans les toilettes d'un avion sans savoir qu'elle était enceinte. À d'autres ! Il faut savoir qu'un fœtus de huit mois gigote tant et plus que votre ventre ressemble à un véritable trampoline vivant. Et puis on prend des kilos, cela ne passe pas inaperçu tout de même ! Ces femmes nous prennent pour des enfants de chœur ou quoi ? De deux choses l'une : ou elles tentent l'alibi de l'Immaculée Conception, ou elles ne font pas assez attention à elles. Les nombreux signes avant-coureurs de la grossesse ne trompent pas. Voici la liste des plus fréquents.

LA POITRINE

Première métamorphose : la poitrine. La femme enceinte a les seins aussi gonflés que deux ou trois jours avant les règles mais sensiblement plus doulou-reux. En fait, prendre une douche peut devenir un véri-table calvaire si vous dirigez directement le jet sur votre buste ; dormir sur le ventre devient insuppor-table et lorsque votre mari se risquera à toucher vos seins, vous estimerez légitime de lui donner un coup de lampe de chevet. Sensibles et congestionnés, vos seins le seront sans conteste ; en plus, ils grossiront de jour en jour. Pour les filles qui ont toujours rêvé « d'avoir de la conversation », la bonne nouvelle est que leurs seins vont continuer à se développer et qu'au bout d'un moment la douleur cessera. Au bout d'un mois ou deux, vous et votre mari pourrez enfin profiter pleinement de vos nouveaux attributs.

PIPI

Autre symptôme : une femme enceinte a toujours envie d'uriner. Il se peut que vous vous releviez deux à trois fois par nuit alors que vous aviez l'habitude de faire vos nuits complètes. Sachant que la fatigue est encore un effet de la grossesse, vous ne tarderez pas à haïr ces interruptions involontaires de sommeil. La sagesse populaire dit que c'est là une astuce qu'a trouvée la nature pour vous habituer dès le départ à la cadence maternelle qui vous attend. Faux ! Cette période d'entraînement prénatal ne durera pas et dans quelques mois vous pourrez à nouveau faire le tour du cadran sans interlude. Comment une femme enceinte pourrait-elle se souvenir d'une chose apprise six mois auparavant quand elle n'est pas capable de se rappeler ce qu'elle a fait la veille ?...

Ces petites promenades nocturnes sont certes très perturbantes mais rassurez-vous, vous pourrez bientôt sortir du lit, vous rendre aux toilettes, faire pipi, vous essuyer, retourner dans votre chambre et vous remettre au lit sans ouvrir un seul œil. Certaines arrivent même à se téléguider pour avaler un verre d'eau. Si, comme moi, vous avez une petite fringale en pleine nuit, vous finirez votre séjour à la cuisine. La faim fait sortir la femme enceinte de son lit en bois, comme on dit. Si votre promenade ne vous a pas réveillée jusque-là, la lumière du réfrigérateur, elle, n'y manquera certainement pas.

LA FATIGUE

Quand on est enceinte, on a constamment l'impression d'être sous calmants. Betty, une amie agent immobilier, était si fatiguée qu'elle s'endormait dans la voiture chaque fois qu'il lui fallait aller visiter la maison d'un client. Heureusement pour elle, c'est son collègue qui conduisait. Au bureau, la femme enceinte ne pense qu'à une chose : dormir, dormir, dormir. Rose-Marie fermait la porte de son bureau et faisait une petite sieste tous les après-midi. Celles d'entre nous qui ont la chance de pouvoir impunément faire un petit somme dorment comme une souche et se réveillent généralement avec les marques du drap sur le visage, les joues rouges, les cheveux hirsutes – et aussi fatiguées qu'avant. Inutile de louer une vidéo dans l'intention de passer une soirée intime bien au chaud avec votre mari. Vous ronflerez avant même que la cassette soit enclenchée et que le générique commence. Cet état de fatigue peut se révéler un véritable fléau de l'amour. Un conseil : faites lire ceci à votre mari sans plus tarder.

LES CRAMPES ABDOMINALES

Enceinte, vous pouvez également souffrir de ce qu'on
appelle des crampes prémenstruelles fantômes. Crampes
prémenstruelles parce que vous êtes persuadée que les
Anglais vont débarquer d'une minute à l'autre. Fantômes,
parce que l'ennemi ne vient jamais. Grossesse et syndrome prémenstruel (S.P.M.) ne sont donc pas incom-
patibles. Oui, vous ressentirez cette pression dans le
bas du dos, ces picotements dans le bas du ventre (les
crampes *abdominables*) qui surviennent généralement
la veille des règles. Moi qui avais peur de faire une
fausse couche (peur infondée, je précise), je n'étais pas
très rassurée par cette sensation permanente. Combien
de fois, ayant senti deux ou trois gouttes, j'ai laissé tout
en plan pour me précipiter aux toilettes. Fausse alerte.
Comme vous ne tarderez pas à l'apprendre, pendant la
grossesse les flux vaginaux sont plus importants et les
reflux très courants.

Dans mon cas, à mes quatre grossesses, j'ai eu
quelques petits saignements au début et bien que ce
phénomène ne soit pas très fréquent, je préfère tout de
même vous en parler. En principe, si les saignements

sont de couleur brune, homogènes et ne salissent pas plus de deux serviettes hygiéniques, rien d'alarmant. En revanche, s'ils sont rouge vif et accompagnés de caillots, appelez votre médecin dans les plus brefs délais. Si, en outre, vous ressentez de petites crampes au niveau du bas-ventre, demandez-lui si cela lui est plus facile de vous donner rendez-vous à son cabinet ou à l'hôpital le plus proche.

Croyez-moi, vous serez comme folle quand vous découvrirez quelques gouttes de sang sur vos sous-vêtements alors que vous êtes enceinte, mais si cela peut vous consoler, sachez que chaque fois j'ai poursuivi mes grossesses sans autres inconvénients. Un coup de téléphone à son médecin ne sonne pas nécessairement le glas de la grossesse.

LES VERTIGES

Bon nombre de mes amies m'ont rapporté qu'elles avaient eu des vertiges pendant leur grossesse. Rien que le fait de se lever rapidement peut provoquer un malaise et vous faire voir trente-six chandelles. Attacher les lacets de vos chaussures peut vous obliger à vous allonger et attendre que votre circulation sanguine se rétablisse. Attention, quand on voit le nombre de femmes qui tombent enceintes après une soirée très arrosée, on comprend mieux pourquoi parfois grossesse et gueule de bois sont difficiles à distinguer. Si votre gueule de bois dure plus de deux jours, il y a de fortes probabilités que vous soyez enceinte. Il serait alors sage d'abandonner les soirées éthyliques le temps de vérifier. Si vous n'êtes pas enceinte et que la gueule de bois persiste, arrêtez là les frais de toute façon.

En cas de vertiges, pas de panique. Vous pouvez certes vous évanouir et vous cogner la tête, mais ralentissez la cadence, laissez votre pression sanguine s'adapter à son nouveau rythme, plus lent, et il n'y aura pas de bobo.

LES NAUSÉES

Les nausées, c'est la galère des femmes enceintes. Elles peuvent frapper à n'importe quel moment de la grossesse, en général vers deux mois. Deux cas de figure : soit vous avalerez tout ce qui vous tombe sous la main pour contrarier ces nausées, soit vous serez malade à la seule idée de devoir manger certains aliments. Vous croyez qu'une femme enceinte est une femme qui ne peut rien avaler ? Faux ! Certaines réussissent l'exploit de mourir de faim et de vomir en même temps ! L'état de grossesse peut provoquer un malaise mordant au creux de l'estomac, aisément comparable au mal de mer, contre lequel manger reste encore le meilleur remède. Un esprit sain dans un estomac lesté, telle est la devise du moussaillon. La difficulté est de bien choisir ses aliments. Vous serez surprise de voir vos plats préférés se transformer en aliments de torture. Fromage, brocolis, poisson, poulet, vous aurez des haut-le-cœur rien qu'en les évoquant.

Les plus malchanceuses sont obligées de s'interrompre au milieu d'une phrase. Marianne, une amie, vomissait spontanément, sans salivation excessive ni vague de vertige, signes avant-coureurs de l'événement. Elle parlait tout à fait normalement, et puis soudain, elle nous refaisait la scène choc du vomi vert de *L'Exorciste*. Il faut aussi savoir que certaines femmes traversent leur grossesse sans jamais connaître la moindre vague de nausée. Décidément, Mère Nature aime à se jouer de nous et à nous inquiéter.

A priori, vous n'avez aucun moyen de savoir sur quels aliments se porteront vos envies et vos dégoûts. Plats épicés, purée de pommes de terre, fraises, glace... Il faut vous attendre à tout.

Le but du jeu est quand même de manger équilibré. *Inutile de paniquer si vous ne respectez pas l'équilibre diététique quotidien préconisé dans les deux premiers mois.* Protéines, lait, céréales... Faites au mieux et surtout *parlez-en à votre médecin*. Il ou elle vous prescrira un complément vitaminé pour vous aider à supporter cette période nauséeuse et affronter le deuxième trimestre, où vous serez tentée de manger tout ce qui vous tombe sous la dent. Un comprimé de calcium est aussi efficace qu'un verre de lait que l'on boit d'un trait en se bouchant le nez. Vous vous sentez malade et n'avez pas de température ? La marche à suivre si vous avez le moindre doute quant à votre état : le test de grossesse.

PLEIN LE NEZ

Pour beaucoup de femmes, moi y comprise, l'un des premiers signes est que le monde commence à prendre une odeur différente. Certains parfums familiers deviennent plus incommodants ou puissants. Un matin, mon amie Lydie, en me voyant verser du lait dans mon café, s'est mise à faire le même bruit qu'un chat qui a avalé trop de poils et qui est sur le point de rendre la pelote. Puisqu'on parle de chats, Line, quant à elle, ne pouvait nourrir le sien car chaque fois qu'elle ouvrait la boîte *Délice au saumon*, les premiers effluves la menaient droit au lavabo.

Vous avez un chat ? Et vous êtes enceinte ? Il est temps pour vous de dresser votre mari à changer la litière. Il existe en effet un virus contenu dans les excréments des chats qui pourrait vous transmettre la toxoplasmose si vous n'êtes pas immunisée. Alors virez de bord et évitez cet écueil.

Pendant ma première grossesse, persuadée que mes oreillers étaient moisis, je les ai mis dans des sacs-poubelle et m'en suis débarrassée avant de me précipiter (inutilement selon mon mari) en acheter des neufs. Quelle ne fut pas ma surprise quand, le soir venu, je constatai qu'ils avaient exactement la même odeur !…

UNE FOLIE DOUCE

Vous perdrez la tête. Ou tout au moins vous perdrez le contrôle de vos émotions. Vous aurez l'impression de subir une crise prémenstruelle monstrueuse. À deux reprises la première personne à m'annoncer que j'étais enceinte n'était pas mon gynécologue mais mon psychiatre chez qui mon mari m'avait calmement conduite après que j'eus essayé de l'assommer à coups d'annuaire téléphonique. Non pas que j'en sois fière mais en tant qu'amie et confidente je me devais de vous en parler. Une autre fois, vexée que mon mari ne tienne aucun compte de mes propositions d'itinéraire, je me suis jetée sur le volant tandis qu'il conduisait. J'ai fini la promenade sur le divan de mon psy, en larmes, lui expliquant que je craignais de faire une ménopause prématurée parce que je n'avais plus mes règles. En fait de prématurée, j'ai eu Jessica. Dire que je n'avais même pas envisagé cette possibilité…

À supposer que vous ne soyez pas du genre violent, votre démence hormonale se traduira par des crises de larmes ou un manque total d'humour. Annie nous fit beaucoup rire, tant elle se montrait susceptible et prenait la mouche pour un oui pour un non. Elle, d'habitude si douce, si posée, si pimpante, de la voir toute chiffonnée était aussi drôle que de voir une petite fille jurer comme un charretier.

Le plus fou dans l'histoire, c'est que durant cette période de débordement émotionnel, vous ne vous rendrez même pas compte de votre étrange comportement. De grâce, ne montez pas sur vos grands chevaux si votre mari ou une amie ose vous faire une remarque. Attendez un peu avant de demander le divorce, de démissionner, d'acheter une maison ou, plus important, avant de vous couper les cheveux. J'y reviendrai plus tard.

PLUS DE RÈGLES

Vous pensez certainement que ne plus avoir de règles est le signe-test que vous avez un polichinelle dans le tiroir. Pour ma part cela n'a jamais été décisif. Certes, il y a des millions de femmes qui sont réglées comme du papier à musique (vingt-huit jours : ni plus ni moins) et qui savent à la seconde près quand la pluie des mois va tomber, avant le petit déjeuner ou après le dîner. Chez moi, c'était un peu la pagaille. Non seulement mes règles venaient de façon anarchique mais en plus j'étais si occupée que je n'avais aucune idée de la date où j'avais vu mes *cousins* (je hais ce terme) pour la dernière fois. J'ai déjà du mal à me rappeler quand il faut mettre de l'essence dans la voiture, laquelle est munie d'une jauge…

Le bon côté d'être tête en l'air est que votre vie vous réserve parfois plein de surprises. Vous vous réveillez un matin, comme tous les matins, prête à affronter le train-train quotidien, et puis on vous annonce que vous êtes enceinte ! Le mauvais côté est qu'une fois la nouvelle confirmée, votre docteur vous demandera la date de vos dernières règles. Deux solutions : ou vous mentez (comme moi), ou vous noyez le poisson en donnant une approximation.

Mon amie Lydie a attendu deux mois avant de se douter qu'elle était peut-être enceinte. Pas mécontente de laisser tampons, crampes et serviettes au placard quelques semaines, elle avait accepté sans s'inquiéter l'absence de règles, cadeau béni des dieux. Tâchez cependant de garder un œil sur votre cycle. Ça peut toujours servir. Certains tests de grossesse que l'on achète en pharmacie sont tellement précis qu'ils peuvent vous annoncer la couleur quatorze jours après le jour fatal. Et dans la mesure où vous souhaiterez protéger votre enfant le plus tôt possible, le plus tôt sera le mieux pour décider d'arrêter de fumer, de boire ou de prendre du Prozac.

LE SIXIÈME SENS

Dernier signe avant-coureur de la grossesse : le sixième sens. Nous les femmes sommes connues pour cela et bien que je ne fasse pas partie des heureuses élues, bon nombre d'amies, ni baba cool, ni New Age, jurent avoir su qu'elles étaient enceintes dès la conception. Elles ont senti une sorte de frisson leur parcourir l'échine, une espèce d'intuition qui leur disait que ces galipettes dans le foin n'étaient pas sans conséquences. J'ai beau les taquiner et essayer de leur faire comprendre que tout cela était le fruit de leur imagination, elles me soutiennent mordicus qu'elles ont tout de suite senti une différence. Vous savez quoi ? Je suis tentée de les croire même si j'ai du mal à l'expliquer.

Vous ressentez un, deux ou tous les symptômes que je viens de décrire et vous ne savez toujours pas si vous êtes enceinte ? Que faites-vous avec ce livre à la main ? Dépêchez-vous de prendre rendez-vous avec votre obstétricien et commencez sans plus tarder à prendre soin de vous et de votre bébé.

2

ANNONCER LA BONNE NOUVELLE

Depuis la nuit des temps, il est de coutume de féliciter toute femme enceinte d'un homme qui n'a ni tué, ni volé, ni perdu de grosses sommes au jeu. Apprendre que vous êtes enceinte est chaque fois un événement. Il suffit de voir la mine réjouie de l'infirmière qui revient avec les résultats de la prise de sang pour s'en rendre compte.

En principe, quand on est enceinte pour la première fois, on prévient d'abord et avant tout son mari (ou le médecin, mais il ne compte pas). Pour un deuxième ou troisième bébé, on prêche la bonne nouvelle sur tous les tons et sur tous les toits, on la claironne à qui veut l'entendre, on la téléphone à des amies, on la faxe... Ce n'est que bien longtemps après que le mari est mis au courant.

Si les hommes égalaient les femmes en matière de sensibilité, ils accompagneraient leur épouse chez le médecin en attendant le verdict. Ils patienteraient dans la salle d'attente, feuilletant le dernier numéro du magazine *Parents*, épluchant les articles sur la mammographie, l'amniocentèse, j'en passe et des meilleures. C'est votre premier ? Il y a de fortes chances pour que votre mari soit à vos côtés pour accueillir la sage-femme à la mine réjouie et porteuse de la bonne nouvelle. Ce n'est pas le cas ? Souvenez-vous, un homme absent lors de cet événement n'est pas obligatoirement un mauvais père. Laissez-lui le temps de se transformer en un papa attentif et dévoué. (Paris ne s'est pas bâti en un jour, les super papas non plus.) Et puis s'il n'est pas à vos côtés, cela signifie qu'il travaille, non ? Alors de quoi vous plaignez-vous ?

VOTRE OBSTÉTRICIEN

C'est à lui qu'il ne faut pas oublier d'annoncer la grande nouvelle. Il peut vous donner une confirmation supplémentaire. Même si le test de grossesse est positif et que la prise de sang est positive, c'est toujours un choc de s'entendre dire par son médecin qu'on est effectivement enceinte. Et puis au moins avec lui on peut se laisser aller à ses émotions, on sait qu'en cas d'évanouissement on sera entre de bonnes mains.

Aucune femme n'échappe à cette réaction idiote. Elle est comme inscrite dans les gènes : « Vous êtes sûr ? » « C'est pour quand ? » Rien n'est plus émouvant que de voir votre médecin se précipiter sur son calendrier des prévisions pour calculer la date du terme. Vous enregistrerez cette date à une rapidité incroyable. « Ce qui est dit est dit, ce sera le 4 août. » Faisant fi des avertissements de vos amies qui ne cesseront de vous répéter qu'il ne faut pas trop vous y fier, vous organiserez toute votre vie autour de cette date fatidique. Résultat, le jour J arrivera et bébé ne se sera pas encore manifesté. Vous vous sentirez alors désœuvrée, errant comme une âme en peine, et en mal de travail.

À votre deuxième, vous ferez sans doute comme moi : vous achèterez trois tests de grossesse, que vous ferez scrupuleusement (en essayant de bien diriger le jet d'urine sur le bout du stick et en évitant soigneusement vos mains. Croyez-moi, c'est plus facile à dire qu'à faire !). Bon, un seul test suffit mais certaines d'entre nous ont un besoin vital de confirmations et de certitudes. C'est dans ces moments-là qu'on apprécie cette fréquente envie d'uriner… Alignez les bâtons sur la tablette de la salle de bains et attendez qu'ils changent de couleur. Si, à l'unanimité, le jury vous annonce que vous êtes enceinte, appelez votre médecin pour le mettre au courant et dites-lui que vous passerez un de ces jours pour voir si le cœur du bébé bat bien, et autres formalités.

L'ANNONCE FAITE AU MARI

Certaines femmes sentimentales se demandent comment elles vont bien pouvoir partager cet instant de révélation unique avec leur mari. Les dîners aux chandelles font recette ces derniers temps. Pour ma part, si je venais à préparer un tel cadre, mon mari penserait immédiatement que j'ai viré au mysticisme. Résultat : tous mes effets tomberaient à plat quand je lui révélerais la vérité.

Pour avoir abusé de séries télévisées, je m'imaginais main dans la main avec mon mari, sur une plage déserte, le soir, en été. Nous marcherions puis je me tournerais vers lui lentement. Il m'embrasserait tendrement sur la joue, m'enlacerait et nous regarderions le coucher de soleil sur la mer en savourant déjà les futurs instants de bonheur avec notre enfant. Lui entonnerait peut-être une petite mélodie de circonstance. Mais revenons sur terre. La réalité ne dépasse pas toujours la fiction. « Allô, chéri ? Ah, vous êtes la secrétaire. Bien, passez-moi mon mari, s'il vous plaît. Comment ça, si je veux laisser un message ? Dites à Monsieur de bien vouloir écourter son satané rendez-vous. J'ai une nouvelle de première importance à lui annoncer. Je suis *enceinte*, enceinte, vous m'avez bien comprise ? » Progestérone et femme enceinte ne font pas toujours bon ménage…

J'ai bien essayé la tactique du dîner romantique à mon quatrième enfant (je ne savais plus ce que je faisais). Voilà ce que cet événement m'aura appris : lorsque vous dites à votre mari qu'il va bientôt être papa en le regardant droit dans les yeux, vous êtes incapable de retenir vos larmes. Croyez-moi, prononcer ces mots « je suis enceinte » avec un menton qui a la tremblote, ce n'est pas de la tarte. Je n'ai jamais pu aller plus loin que « chéri, tu sais quoi ? ». Mon pauvre mari s'est imaginé toutes sortes de catastrophes. Il a d'abord cru que le chien était mort, que j'avais égaré sa raquette de tennis. Quand finalement je réussis à lui avouer la vérité, son expression suggérait plutôt « oh, ce n'est que ça ? ». En fait, sa réaction cette fois-ci, je m'en souviens très bien, fut : « Comment peux-tu me faire ça à moi ? » Il ne faut pas oublier que c'était notre quatrième enfant en cinq ans. Je lui rétorquai du tac au tac que d'après mes connaissances en biologie, c'est lui qui m'avait fait quelque chose. Mais avant de sombrer dans la déprime la plus profonde, je me souvins des paroles du mari de Lydie six ans auparavant : « Désolé, mais je ne suis pas prêt. » En réalité, il n'était jamais prêt, et passa l'accouchement à lire un magazine sportif. Mais lorsque sa fille prit sa première bouffée d'oxygène, il devint instantanément son esclave.

Souvenez-vous de ces pères à retardement qui commencent doucement et finissent lauréat du Meilleur Père de l'année. Ne prenez jamais la première réaction d'un père pour argent comptant. Autrement dit, vous pourrez toujours le retourner contre lui. Par exemple, lorsque notre petit dernier se montre si mignon et attendrissant que mon mari en a les larmes aux yeux, j'en profite pour lui dire : « Et dire que tu n'en voulais pas… ! » et je sors de la pièce.

Le téléphone, je n'ai rien trouvé de mieux. Mon mari avait le temps de se faire à l'idée avant la fin de la journée. Et puis, comme ça, j'étais libre ensuite d'aller le clamer sur tous les toits.

Annoncer la nouvelle à son mari est une épreuve dangereuse, au cours de laquelle on marche un peu sur des œufs. Autant le savoir. Presque toutes les femmes sont déçues si leur mari ne saute pas au plafond de joie, de bonheur, de fierté en apprenant la nouvelle. Peu importe que vous l'ayez attendu ou non, cet enfant. Restez calme. Seul Bobby fait valser Pamela devant tout Dallas en apprenant la nouvelle. Les statistiques montrent que la réaction habituelle est : « T'es sûre ? »

Ne montez pas sur vos grands chevaux tout de suite. Vous-même avez dû douter un peu au début. Non ? Allons, soyez honnête. De toute façon, tôt ou tard, vous douterez aussi (ne serait-ce que quand votre enfant aura quinze ans et sera en pleine crise d'adolescence). Alors laissez votre mari en paix. Il y aura bien d'autres sujets de contrariété à venir : il ne veut pas venir acheter la layette avec vous ; il ne veut pas parler à votre enfant à travers votre ventre ; il refuse de perdre son temps à chercher un prénom ; il refuse de regarder les films documentaires sur l'accouchement.

Tout cela ne signifie pas qu'il ne veut pas de cet enfant. Il réalise seulement qu'il vient de prendre une souscription à vie à la M.A.I.F. (mioche, asservissement, inquiétudes et friponneries) et qu'il vient de perdre son abonnement au *Magazine littéraire*. Il n'a pas tort, le bougre. Mais croyez-moi, il ne le regrettera pas souvent, et sera le premier à le reconnaître. Quand il a appris que nous attendions un enfant, Thierry, un ami de mon mari et père de deux enfants déjà grands, ne trouva pas mieux que de dire : « Félicitations, tu vas vivre les douze plus belles années de ta vie. » Et dire que ce sont deux garçons, cela laisse rêveur…

ANNONCER LA NOUVELLE AUX AMIES

Après dix-huit ans, dès qu'une femme annonce qu'elle est enceinte, tout le monde s'en réjouit. Nous, les femmes, ne nous soucions guère de savoir si nos amies vont pouvoir faire face à cet événement (émotionnellement et financièrement). La grossesse : voilà qui nous fait rêver, peu importent les contraintes matérielles que cela occasionne. Nous laissons angoisses pécuniaires et autres craintes aux futurs pères (n'ai-je pas raison ? La vie n'est-elle pas plus simple vue ainsi ?). Vos amies qui n'ont jamais eu d'enfants se réjouiront de cette nouvelle occupation : vous regarder gonfler durant les neuf mois à venir. Celles qui ont déjà enfanté vous seront reconnaissantes de leur donner l'occasion de partager avec vous les moindres détails de leur propre grossesse et surtout de leur accouchement. En fait, une des qualités de cet ouvrage est que vous êtes libre de le refermer dès que vous estimez en avoir assez lu et que vous commencez à en avoir marre de cette grossesse story.

Une fois au courant, vos amies ne vous lâcheront plus. Impossible pour vous d'avoir une conversation avec elles sans qu'elles vous mitraillent de questions. Certaines femmes enceintes finissent par se demander si elles existent encore en tant que personnes et ont l'impression de n'être plus que des ventres ambulants. Attention, certaines amies sont redoutables et peuvent vous faire le récit complet de leur grossesse pendant des heures. Tournez bien votre langue sept fois dans votre bouche avant de poser la moindre question... Vos amies bien intentionnées vous cajoleront, vous assureront que vous êtes resplendissante et que vous n'avez pas tellement grossi. À vous de savoir si vous voulez les croire ou non. Pour ma part, je ne les ai jamais crues.

LES MÈRES

Votre prise de poids ne restera pas inaperçue. Souvenez-vous qu'elles ne sont pas nées d'hier. Elles connaissent la chanson. Blague à part, apprendre la nouvelle à votre mère peut se révéler beaucoup plus drôle que vous ne l'imaginiez. Surtout si votre mère prononce le nom de votre mari sans jurer ou lever les yeux au ciel. Si surprenant que cela puisse paraître, vous aurez plaisir à côtoyer cette personne même qui vous a fait acheter un répondeur il y a quelques mois parce que vous vouliez filtrer ses appels incessants.

Cet événement sonnera peut-être le début d'une nouvelle relation entre vous et votre mère : vous serez à égalité sur le plan maternel. Vous vous souviendrez de cette maman qui s'occupait de vous lorsque vous étiez toute petite, et qui vous chantait des berceuses. Pour un peu, vous vous montreriez presque sentimentale, en évoquant ces jours où elle vous achetait une glace après une visite chez le dentiste, où elle cachait soigneusement les cadeaux de Noël. Il se peut même que vous pleuriez (réaction qui s'intensifiera au fur et à mesure).

Autre cas de figure : tous les petits détails agaçants de votre enfance, toutes les maladresses de votre mère et de son éducation vous reviendront en mémoire. Et vous passerez votre grossesse à bâtir plans et stratégies pour ne pas lui ressembler. Certaines de mes amies avaient une peur bleue de devenir comme leur mère. Inutile ! Souvenez-vous que la balle est dans votre camp. C'est à vous de jouer. Premièrement, vous êtes libre d'adopter ou de rejeter les modèles d'éducation que vous avez reçus, y compris ceux de votre maman. Deuxièmement, et plus important : profitez de votre état pour vous rapprocher d'elle. Vous serez surprise de voir un lien d'intimité et de complicité se créer entre vous. Vous comprendrez enfin pourquoi un jour à la sortie du lycée, votre mère a fait tout un esclandre et vous a fait honte parce qu'elle vous a surprise sur la moto d'un copain. Imaginez votre propre enfant à l'arrière d'une Harley avec un jeune garçon de dix-sept ans la pilotant et vous comprendrez mieux sa crise d'hystérie.

À moins que votre mère ne soit Cruella, elle s'intéressera à vous, se sentira concernée et veillera à votre bien-être (même si parfois ses conseils ne semblent pas de la première fraîcheur). Mais attendez un peu que l'enfant soit né ! Vous vous rendrez alors compte que votre mère ne s'est pas si mal débrouillée avec vous (même si vous, vous ferez mieux). La voir ainsi s'occuper du bébé et l'aimer autant que vous pouvez le faire vous révélera bien des choses sur elle et vos relations futures.

Pourquoi je parle des mères aussi longuement ? Primo, pour encourager celles qui ont encore leur mère à leurs côtés à faire les premiers pas et à essayer de partager cette période privilégiée. Secundo, pour faire l'éloge des belles-mères à celles qui ont perdu ou qui ne s'entendent plus avec leur mère. Eh oui, c'est le bébé de leur bébé à elles aussi. Alors n'hésitez pas à vous rapprocher d'elles. Ne faites pas attention quand votre belle-mère a tendance à contrôler ce que vous mangez ou à vous rappeler sans cesse qu'il ne faut pas que vous fassiez d'efforts. (On disait dans le temps que lorsqu'on faisait trop d'efforts, comme par exemple lever les bras en l'air, le cordon ombilical s'enroulait autour du cou du bébé et l'étranglait. N'importe quoi…) Souvenez-vous que votre belle-mère sera prête à se sacrifier pour que votre petit soit le plus à l'aise possible, *elle sera prête à faire du baby-sitting*. Elle ne semble pas trop vous porter dans son cœur ? C'est égal ! Elle aimera sans aucun doute l'enfant de son fils. Et si vous lui prouvez quelle bonne mère vous faites pour son petit-fils, il y a de grandes chances pour qu'elle apprenne à vous aimer, vous aussi. Si votre belle-mère doit vous aimer un jour, c'est le moment ou jamais d'essayer.

Rien n'est plus rassurant pour une mère que de savoir qu'elle peut de temps en temps baisser la garde et qu'une personne prendra le relais auprès de votre chérubin avec un même souci de protection et de bienveillance. Les baby-sitters, c'est pratique, mais on n'est jamais sûre qu'elles penseront à prendre l'enfant en cas d'incendie. Tandis qu'une grand-mère, on sait qu'elle sauvera non seulement l'enfant mais aussi son album et la robe de baptême de l'aïeule (dût-elle pour cela vous piétiner). Je sais pertinemment que si ma belle-mère constatait que mon enfant n'est pas bien traité à la crèche, elle irait sans hésiter agresser la puéricultrice inattentive ou mettrait le feu à l'école (pas étonnant, elle est sicilienne).

Notre conseil, quant aux mères, est simple : *laissez-les participer à votre grossesse*. Contrairement aux apparences, elles ne sont là ni pour vous juger ni pour vous critiquer. Si, parfois, elles prennent leur rôle trop au sérieux, laissez couler : chez personne d'autre vous ne retrouverez ce dévouement à votre égard.

L'ANNONCER AUX PÈRES

L'annoncer à votre père peut aussi se révéler amusant, mais moins que pour votre mère. Si votre mari est présent, votre père le fusillera certainement du regard, l'air de dire : « D'accord, tu l'as mise dans ce pétrin, tu as intérêt à prendre soin d'elle ou je te tue. » En général, votre père sera heureux s'il sent que vous l'êtes. Mais ne vous attendez pas à ce qu'il saute de joie. Comme tous les hommes, il lui faudra du temps avant de devenir gâteux ; il lui faudra attendre de tenir son petit-fils dans ses bras pour se rendre compte.

Votre père montrera des signes de nervosité si vous et votre mère ne cessez de parler de cette grossesse et de tous ses aléas. Son devoir est de vous protéger. Qui était prêt à cogner le médecin parce qu'il vous faisait mal en vous recousant l'arcade sourcilière ? Alors s'il apprend que cette créature étrangère qui pousse en vous provoque des crises de vomissements ou mettra quatorze heures pour sortir de votre ventre, la nouvelle ne le transportera pas de joie et de bonheur comme vous et votre mère.

Autre détail : ce sera la première fois que vous lui avouerez de façon officielle et explicite que vous avez perdu votre virginité. Je n'ai jamais évoqué ma vie sexuelle devant mon père, et ne m'en portais pas plus mal. Certes, il se doutait bien que je n'étais plus une petite fille pure et innocente mais le doute planait toujours. Là, plus de doute possible. Votre père sait comment cela vous est arrivé. C'est peut-être une des raisons pour lesquelles il fusillera votre mari du regard en apprenant la nouvelle.

LE MOMENT OPPORTUN

Il est de coutume d'attendre que tout risque de fausse couche soit écarté avant d'annoncer la bonne nouvelle, à trois mois à peu près. En fait, certaines personnes superstitieuses évitent d'acheter layette, landau, biberons et autres signes qu'un bébé est en route pour ne pas défier le destin. Elles attendent donc que l'enfant soit là, en chair et en os, pour commencer leurs achats. Pour ma part, il m'est impossible de garder un secret de cette ampleur. Je me souviens avoir passé toute une soirée avec des amies à parler de ma nouvelle condition comme si j'avais découvert l'Amérique et révolutionné le monde. Être le point de mire de toute cette assemblée me galvanisait. Qu'on se soucie de mon bien-être et de mon équilibre alimentaire me remplissait de bonheur. Deux mois plus tard, mon amie Patricia m'avoua qu'elle aussi était enceinte ce soir-là mais qu'elle avait voulu garder son état secret en attendant d'être sûre que l'enfant tiendrait. Je ne me sentis pas très fière d'avoir ainsi monopolisé l'attention et la bienveillance de tout le monde alors qu'elle le méritait autant que moi. « Il faut savoir se vendre », comme dit ma mère.

Si vous ne le dites pas à vos amies, comment allez-vous leur expliquer que vous n'avez plus la force de porter votre sac de gym, et encore moins d'en faire ? Comment expliquer à votre chère hôtesse que ces câpres dont elle a si délicatement parsemé la salade vous donnent la nausée ? Comment vous justifier devant un collègue qui vient de vous surprendre en plein délit de sieste, la tête sur le bureau, bavant sur vos papiers ? Vous pouvez toujours invoquer le Syndrome de la Fatigue Chronique. Mais comment expliquerez-vous cette bonhomie que prend votre corps en ce moment ?

Les gens prêtent toujours main-forte aux femmes enceintes et la grossesse est un alibi universellement valable pour justifier toutes sortes de comportements impardonnables. Je vous conseille donc d'invoquer cet état le plus tôt possible. Attention : *cette excuse n'opère plus aucun effet sur les maris au bout de deux mois, et ne les impressionne plus du tout lors de la deuxième grossesse.* Votre mari pourra regarder un match à la télé pendant que vous essayez de changer le canapé de place sans lever le petit doigt. Tandis qu'un inconnu dans la rue vous portera votre sac de courses.

Si les femmes attendent un peu avant d'annoncer qu'elles sont enceintes, il y a une bonne raison à cela : dix pour cent des grossesses se terminent par une fausse couche au cours des douze premières semaines. Il vaut mieux éviter d'avoir à raconter cette mésaventure. Quelle épreuve pour certaines de mes amies qui ont dû non seulement se remettre physiquement mais aussi endurer les questions bien intentionnées des personnes non informées de la tragédie. Quelle douleur ! La solution :

ne le dire qu'aux personnes susceptibles de s'étonner de votre comportement bizarre (ou à celles qui ont le culot de vous conseiller un régime) et attendre avant de lancer les faire-part et de louer un placard publicitaire.

LES INCONNUS

Vous serez surprise de constater combien il est facile de mentionner votre grossesse à tous les coins de rue et de conversation. Vous vous êtes retenue pendant trois mois et maintenant vous sentez que vous allez exploser si vous ne le dites pas. Ce genre de secret, c'est comme du maïs dans une poêle : quand ça éclate, ça fuse de tous les côtés. Dire aux gens que vous êtes enceinte fait des miracles. On sera aux petits soins pour vous ; on vous laissera aller aux toilettes la première au cinéma. Privilège, entre nous soit dit, bien utile lorsqu'on abuse de Coca pour arroser les pop-corn, plus utile que de se voir laisser la place dans le bus.

Au début, ce sera à vous d'officialiser votre condition. Les gens ne remarqueront rien ou n'oseront pas vous féliciter de peur que vous ne soyez pas vraiment enceinte et que tout cela ne soit le résultat que d'un bon coup de fourchette. En fait, il ne faut jamais se fier aux apparences et féliciter une femme avant d'avoir vu le résultat de ses tests. Car si elle n'est pas enceinte, la honte ! Attention, si la personne en face de vous a déjà expérimenté la grossesse, vous risquez de devoir écouter le récit de son accouchement et de ses petits problèmes. Eh oui, c'est plus fort que nous, nous devons en parler.

Attention ! *Les inconnus à qui l'on apprend la nouvelle ont la fâcheuse tendance de toucher votre ventre sans même vous en demander la permission.* Alors pour éviter cela, gardez les bras croisés devant vous. Vous pouvez aussi vous reculer et arborer votre tee-shirt

spécial défense qui affiche en très gros caractères :
DÉFENSE DE TOUCHER. Si vous ne vous laissez pas faire,
les gens pensent que vous êtes une rabat-joie. Moi, au
début, ça ne me gênait pas mais au troisième trimestre,
quand vous avez le gros gros ventre, vous ne supportez
plus que quelqu'un vous touche, surtout si vous ne le
connaissez ni d'Ève ni d'Adam.

3

LE CORPS :
ENCORE ET ENCORE !

Avant ma première grossesse, je croyais, pauvre naïve, que seul mon ventre serait touché. Moi qui me faisais une gloire d'être mince et active, je pensais traverser ma grossesse avec juste une jolie petite bosse ventrale au-dessus de mes jambes athlétiques et musclées. Tu parles ! Je me suis retrouvée enceinte de la tête aux pieds, avec des joues de hamster et des chevilles de sumo. Lorsque je me rasais les jambes sous la douche, je ne les reconnaissais plus, tellement mes genoux étaient adipeux et grassouillets. Quant à mes bras, si je les serrais contre mon corps, ils avaient la largeur de mes cuisses. (N'oubliez jamais : grossesse ne rime pas avec minceur.) Aucun risque de perdre mon alliance ! Pire : j'avais tant de cellulite qu'on m'aurait crue criblée de fromage blanc moulé à la louche. Je ne suis pas un spécimen, croyez-moi. Une de mes amies, mannequin de sa profession – et qui menace de révéler un de mes secrets si jamais je donne son nom –, était si bouffie que je l'ai croisée sans la reconnaître un jour où nous avions rendez-vous au restaurant. Vous avez sans doute comme moi des amies sympas qui, pour vous rassurer, vous diront que vous n'avez pas du tout changé et que, de dos, on ne voit même pas que vous êtes enceinte.

Elles vous diront que jamais vous n'avez été plus en forme et en beauté… *Menteuses !*

Parlons du poids. Grossir trop, ça veut dire quoi ? Et pas assez ?… Dans quelle mesure le corps de vos vingt ans résistera-t-il ? Primo : quand une femme est obèse ou anorexique, son poids est une affaire entre elle et son docteur. Secundo : la santé du bébé passe avant tout et une femme qui se laisse dépérir ou qui se gave de cochonneries devrait être à jamais bannie de la communauté féminine, que dis-je, de l'univers tout entier !

Mais occupons-nous plutôt de nous, les autres ; nous qui avons lu dans des bouquins de vulgarisation sur la grossesse que la prise de poids peut varier de zéro à un kilo lors du premier trimestre, de cinq à six kilos lors du deuxième, et de quatre à cinq lors du troisième. Si, par malheur, nous ne correspondons pas à ces normes, nous sommes angoissées par la perspective de remonter bientôt sur la balance de notre médecin. Beaucoup d'entre nous franchissent le seuil des douze kilos dès le septième mois, juste au moment où nous commençons à nous sentir en forme et en appétit… En ce qui me concerne, j'avais tendance à grossir dans les trois premiers mois, alors quand la sage-femme me demandait le poids enregistré lors de la visite précédente, j'ajoutais deux kilos et demi pour lui cacher les cinq que j'avais déjà pris.

On apprend aux femmes à estimer leur grossesse en fonction du poids qu'elles prennent de visite en visite. C'est lamentable ! Moi la première, quand je ne prenais pas un gramme entre deux visites, soulagée et fière de moi, j'étais sur un petit nuage rose pendant plusieurs jours. J'appelais mes amies pour leur donner des nouvelles du bébé et les informais, mine de rien, que mon poids n'avait pas bougé. Par contre, quand je m'entendais dire que j'avais pris trois kilos et demi en moins d'un mois, je me faisais toute petite et me mettais à pleurer. Aucun risque que j'aille me vanter par la suite d'avoir vu le docteur, et – encore moins – d'être passée sur la balance. Mes quatre grossesses m'auront appris deux choses : l'une essentielle, l'autre utile. La première est que *lorsque nous sommes enceintes, il nous faut remballer notre orgueil et laisser tomber tous les complexes que nous traînons depuis la puberté.*

La grossesse est le meilleur moment pour apprendre l'humilité. Le corps n'est plus un objet d'autosatisfaction que vous maniez à votre guise, mais un petit nid douillet dans lequel un enfant se développe. Soit vous résistez, soit vous faites contre mauvaise fortune bon cœur en essayant d'apprécier cette petite aventure. Nous savons qu'il peut être difficile pour cette génération de super nanas de voir ainsi leur corps se métamorphoser. Nous passons toutes par là (sauf mon amie Sandra mais elle n'a jamais eu de cellulite. On ne la compte pas). C'est pourquoi je vous livre d'abord l'information à l'état brut puis je la tourne en dérision, histoire d'en rire, aussi vrai que votre sens de l'humour est la seule chose qui vous aidera à traverser toutes ces péripéties.

La deuxième leçon que j'en tire, très utile : *détournez la tête quand la sage-femme vous pèse et ne lui demandez jamais le résultat.* Après tout, aucune loi ne vous oblige à connaître votre poids. Croyez-moi, en cas d'anomalies, votre médecin vous préviendra bien assez tôt. Quelle différence cela fait que vous soyez au courant ou non ? Vous grossissez – et alors ? Pas de quoi en faire tout un plat !

À propos, vous vous réjouirez certainement autant que moi en remarquant que ces femmes au corps d'une « minceur professionnelle » (ces mannequins ou actrices contraintes par leur métier à n'avoir que la peau sur les os) emmagasinent les kilos pendant leur grossesse. Ce n'est pas moins de vingt à vingt-cinq kilos que prennent alors ces monstres de minceur que l'on voit dans les magazines ou à la télévision. Forcément, neuf mois sans biscuit diététique et sans cigarette, cela doit être un sacré soulagement ! Mon amie Susie, une actrice superbe, commençait sa journée avec des œufs au bacon sur du pain de mie dont elle entamait un paquet tous les deux jours. Sa période de grossesse fut un véritable bonheur. Après la naissance de l'enfant, un régime draconien et beaucoup d'exercice l'ont aidée à retrouver sa silhouette et sa forme physique. Elle était encore plus belle qu'avant. Voilà ce que se permettent ces canons de beauté. Si elles le font, pourquoi pas vous ? N'hésitez plus : mangez. C'est vrai, quoi ! Interdiction de boire, de se balader dans une minijupe noire et sexy, interdiction de prendre des médicaments pour se débarrasser d'un rhume… Que reste-t-il aux femmes enceintes ?

UN CORPS REMBOURRÉ

Toute abonnée au syndrome prémenstruel le sait, les tissus du corps sont capables de se gorger d'une eau totalement inutile et la femme peut alors gagner deux à trois kilos. Quel soulagement le jour où les règles arrivent ! Malheureusement, quand vous êtes enceinte, il vous faut attendre quarante semaines. C'est pourquoi, avant même que bébé grossisse, c'est vous qui commencez à gonfler tant et si bien que votre alliance vous boudine le doigt et que vos pieds débordent de vos chaussures en fin de journée. J'oubliais, vous pouvez également avoir les paupières en capote de fiacre. Avec tout ce que vous éliminez, vous pourriez penser qu'il ne vous reste plus une seule goutte d'eau, ne serait-ce que pour cracher. Erreur ! Mère Nature veille à ce que rien ne vienne menacer votre précieux liquide amniotique et votre future usine à lait. Une de mes amies avait pris l'habitude de se gaver de melons la veille de sa visite chez son obstétricien, car sachant que le melon est un diurétique naturel, elle souhaitait ainsi réduire son poids en eau. *Je vous le déconseille fortement* mais bon, un petit melon de temps en temps, cela ne fait de mal à personne et peut vous aider à supporter ce gonflement gênant.

C'est d'abord au niveau de la taille que les choses vont se gâter. Comme vos abdominaux seront vierges de tout traumatisme antérieur, vous aurez tendance à vous élargir bien avant que votre ventre ne s'arrondisse. Essayez d'imaginer une ligne droite reliant vos aisselles à vos hanches et vous aurez une idée du tableau. (Au deuxième enfant, vous serez ventripotente cinq minutes après avoir appris votre grossesse et au bout de dix minutes, on aura déjà l'impression que vous êtes enceinte de cinq mois.) Vous ne paraîtrez ni grosse ni enceinte, mais peut-être aurez-vous quelques difficultés à boutonner vos jeans. C'est le signal. Renvoyez ceintures et pantalons moulants aux vestiaires : mettez-les dans un carton que vous cacherez à la cave ou au garage, là où vous ne serez pas tentée de venir les contempler en souvenir du bon vieux temps. Voyez le bon côté des choses : vous aurez plus de place pour vos soutiens-gorge d'allaitement et vos sous-vêtements XXL.

LES SEINS

Vos seins ne tarderont pas non plus à se métamorphoser. Ils doubleront, tripleront de volume. Et les femmes d'ordinaire peu gâtées en ce domaine admireront ces merveilles de la nature, priant Dieu (et ses saints) qu'il en soit ainsi à jamais. En écho à votre prière, votre mari commencera à penser que la grossesse présente tout de même quelques avantages. Tom, le mari de mon amie Sandra, comme un gosse qui s'impatiente le 24 décembre, attendait avec ferveur la venue de ce qu'il appelait « Mammaire Noël ».

Bonne nouvelle, vos seins grossiront tout le temps que durera votre grossesse et leur état douloureux mentionné dans le premier chapitre s'estompera avant deux mois. Vous disposerez alors d'une impressionnante paire de roploplos, du moins tant que votre estomac ne viendra pas leur voler la vedette. Le soutien-gorge est de rigueur. Vous ne voulez tout de même pas risquer l'affaissement de cette généreuse poitrine, laquelle sera mise à rudes épreuves : congestionnée, gonflée, tétée, etc. Vos seins méritent bien que vous les dorlotiez un peu.

Mauvaise nouvelle : une fois la grossesse et l'allaitement terminés, vos seins se dégonfleront comme des ballons de baudruche. Fini leur petit côté affriolant, bonjour les gants de toilette... Je suis désolée de vous faire perdre vos illusions de manière aussi brutale, mais croyez-moi, aux cours de gym postnatale, il n'y avait pas une poitrine pour relever le niveau. Vous êtes sceptique ? On en reparlera dans un an.

Les femmes qui prétendent avoir échangé leurs œufs sur le plat contre le look Lollobrigida après leur accouchement, de deux choses l'une : soit elles prennent leurs désirs pour des réalités, soit elles omettent de mentionner leur prothèse en silicone. Même chose si vous rencontrez une femme avec plusieurs gamins et une poitrine alerte qui se met au garde-à-vous sans l'aide d'aucune armature. *S'ils sont fermes, ronds, bien élevés, ce sont de faux seins.* Vous connaissez une exception ? Laissez tomber...

« Nourrir son enfant au sein ne déforme pas la poitrine », vous soutiendra peut-être une partisane de l'allaitement. Méfiez-vous, soit elle avait déjà la poitrine en mauvais état, soit elle fait partie des agents recruteurs de La Leche League. Je connais beaucoup de femmes qui ont refusé d'allaiter pour ne pas faire courir de risques à leur poitrine. Cela dit, si vous en avez envie et que vous vous arrêtez en temps voulu (avant que l'enfant ne puisse dégrafer votre corsage lui-même), allaiter peut être une expérience formidable.

LES FESSES

« Pourquoi mes fesses grossissent-elles puisque c'est dans le ventre que se trouve mon bébé ? » Telle est la question que vous vous poserez. Après plusieurs visites au zoo et des mois passés devant Planète Câble, je suis enfin en mesure de vous répondre. Avez-vous déjà remarqué comment les petits chimpanzés et les petits orangs-outangs s'accrochent à leur mère ? Qui sait si Dame Nature n'a pas voulu pourvoir aussi les petits d'hommes de sièges de randonnée naturels. Les kangourous et les marsupiaux ont bien des poches ventrales ! À supposer que ma théorie soit correcte et que cet excès de graisse soit bel et bien un héritage de nos ancêtres préhistoriques, encore trois ou quatre générations de poussettes-cannes et ce problème de hanches ne sera plus qu'un mauvais souvenir dans l'histoire de la maternité.

Autre théorie, officielle cette fois : le corps ferait des réserves pour bébé (on n'est jamais trop prévoyant), sous forme de graisse emmagasinée sur les hanches, les fesses, les bras et le visage ! Moi, je veux bien, mais cela n'explique toujours pas pourquoi notre popotin s'arrondit comme un ballon dirigeable. Souvenez-vous de ce détail anatomique quand nous aborderons le chapitre sur la mode. Il n'y a rien de plus horrible qu'un maillot de corps trop court retombant juste au niveau de ce ballon et qui nous fait ressembler à la reine des Culbutos. Grosse ou pas, votre silhouette en pâtira et s'empâtera, croyez-moi.

LES CHEVEUX (ET LES ONGLES)

Encore une partie de notre corps qui se développe de façon étonnante ! C'est à croire que le bouton qui commande les protéines reste enclenché tout le temps de la grossesse. Non seulement vos cheveux poussent plus vite mais votre corps donne l'ordre au cuir chevelu d'en ralentir la chute. Résultat, vos cheveux sont plus longs, plus épais que jamais. Belle compensation : vous serez aussi grosse qu'une Volkswagen mais aurez une chevelure plus lustrée que dans une publicité pour shampooing.

Malheureusement, l'histoire ne s'arrête pas là. Il faut toujours qu'il y ait un cheveu quelque part, pas vrai ? Le premier problème, c'est votre cuir chevelu, mais j'y reviendrai plus tard. Deuxième problème, vous allez vous faire des cheveux et… des poils, beaucoup de poils. Certaines femmes voient leur pilosité pubienne envahir le bas de leur ventre et le haut de leurs cuisses ; d'autres découvrent un jour deux ou trois poils trônant sur leurs mamelons. D'autres encore voient apparaître un léger duvet sur leurs joues et entre leurs omoplates.

Autre mutation : la nature et la texture de vos cheveux. *Évitez les permanentes quand vous êtes enceinte !* Vous risqueriez de vous retrouver avec la même coupe qu'Edward aux mains d'argent.

Et les colorations ? Je vais essayer, une fois n'est pas coutume, de me contrôler et de me montrer aussi impartiale que possible. Avant toute chose, demandez l'avis de votre médecin. Certaines femmes enceintes rechignent autant à se mettre des produits chimiques sur les cheveux qu'à boire du Coca-Cola light. Protéger leur progéniture de toute substance toxique, tel est leur combat. À l'ère des pluies acides et des retombées radioactives, elles ne vont tout de même pas s'empoisonner volontairement ! Voilà pour l'antithèse. Passons

à la thèse, c'est-à-dire la mienne. J'ai pour règle de toujours prendre les problèmes à la racine, c'est pourquoi
je n'ai aucune idée de ce que pouvait être ma couleur
naturelle quand j'étais enceinte. Vu mon âge avancé à
l'époque, mes cheveux devaient être d'un châtain marron pas très marrant parsemés de gris (berk !). Seule
une catastrophe nucléaire pourrait me forcer à afficher
mes vraies couleurs ! Oui, je me suis fait décolorer les
cheveux pendant mes grossesses, oui, j'ai bu du Coca-
Cola light. Je suis une mère indigne. Qu'attendez-vous
pour me dénoncer ?

Avant que vous ne vous précipitiez sur votre bouteille d'eau oxygénée, je dois vous dire deux ou trois
choses. Primo, puisque vos cheveux poussent plus vite,
il vous faudra les décolorer plus souvent. À moins que
vous ne le fassiez vous-même, vous courez droit à la
ruine. Si, comme Madonna, vous êtes une blonde plati-
née de souche châtain foncé, vous risquez fort de vous
retrouver avec une bande noire au sommet de la tête
toutes les deux semaines. Secundo, l'odeur de l'ammo-
niaque et des décolorants vous soulèvera le cœur. Rien
d'étonnant, me direz-vous, c'est à peine supportable
en temps normal. Tertio, vous n'aurez pas la force de
vous traîner jusque chez le coiffeur. Autant de raisons
pour garder la couleur que Dieu vous a donnée, ou
pour trouver une solution de rechange, à savoir les
shampooings colorants ou le henné.

Dernier conseil mais non des moindres : *Ne vous
faites pas couper les cheveux pendant votre grossesse.*
Ce conseil peut vous paraître déplacé, mais je vous
prie de croire que vous serez tentée de le faire à un
moment ou à un autre. Gardez-vous-en bien. Une
femme enceinte qui décide de se couper les cheveux
ne cherche pas une nouvelle coupe mais une nouvelle
allure. Je crains qu'elle ne mette la barre un peu haut.
Je comprends parfaitement qu'un carré avec frange

simple et facile à coiffer puisse vous tenter à sept mois de grossesse mais ce n'est pas le moment. Il faut des pommettes saillantes pour assumer ce look à la Linda Evangelista. Votre visage à vous est enceint, ne l'oubliez pas. « Et Mia Farrow ? Elle lui allait très bien, cette coupe, dans *Rosemary's Baby* ! » me rétorquerez-vous. Oui, mais je vous rappelle qu'elle n'était pas vraiment enceinte. Et puis quand on voit la tête de son bébé… Non, croyez-moi, tout ce que vous gagnerez en vous coupant les cheveux, ce n'est pas un look de star mais un look de mastodonte. Vous n'allez tout de même pas risquer de faire craquer votre mari déjà au bord de la crise de nerfs. Les hommes, tout le monde le sait, préfèrent les cheveux longs en toute circonstance. Tant pis si vous ressemblez à Demis Roussos.

J'en veux pour preuve ma propre expérience. Comme on m'avait prévenue qu'il ne fallait surtout pas changer de coiffure lorsqu'on était enceinte, j'avais résisté à la tentation pendant trois grossesses ! Et puis à la quatrième, n'y tenant plus, j'ai voulu faire le test moi-même. Peut-être que je n'y croyais pas vraiment, à cette histoire, ou que je me croyais différente des autres femmes. Qui sait ce qui a pu me traverser l'esprit ? Le fait est que je me suis fait ratiboiser les cheveux. On aurait dit une noix de coco atteinte de pelade ! Je vous assure que la coupe n'y était pour rien. Comment être belle quand on est bouffie et rongée par les cernes ? À l'impossible nulle n'est tenue…

Vos ongles vont suivre la même évolution que vos cheveux. Finis les ongles mous ou cassants ! Ils seront plus longs, plus durs, plus beaux. Si tel n'était pas le cas, parlez-en à votre médecin. Vous souffrez peut-être d'une carence en calcium et en minéraux, éléments nécessaires à votre équilibre et à celui du bébé.

Ne lésinez pas sur les manucures et les pédicures. Vous avez de l'argent et du temps ? Hantez les salons d'esthéticienne. Sinon, demandez à quelqu'un de vous relooker les mains et les pieds de temps en temps. D'autant qu'il arrive un moment où se couper et se vernir les ongles de pieds relève du véritable exploit. Quand le reste du corps nous abandonne lâchement, il est bien agréable de pouvoir se raccrocher à ses ongles vernis. Vers le troisième trimestre, vous serez tentée de laisser vos pieds en friche. À quoi bon, puisque vous ne pourrez plus y accéder et que vous ne les verrez plus ? Vous avez tort ! Les ongles de pieds, c'est ce qu'il y a de plus important à ce stade de la grossesse. Votre médecin-accoucheur les aura sous les yeux non seulement pendant les examens gynécologiques mais pendant ces longues heures où vous serez sur la table de travail. En ce qui me concerne, après sept mois, j'ai cessé de me raser le maillot, mais je me suis battue férocement pour garder des pieds décents.

VOTRE PEAU

Votre peau sera mise à rude épreuve tout au long de votre grossesse. Elle devra d'abord se mettre en quatre et faire de la place à ce nouvel arrivant. Saura-t-elle résister à cette poussée ? Ne risque-t-elle pas de craquer ? Telles seront vos appréhensions en contemplant vos seins qui gonfleront encore et toujours. Rassurez-vous, personne n'a jamais rapporté l'histoire d'une femme qui aurait éclaté sous la pression, pas même un journal à sensation. L'essentiel est que tout se passe sans accroc, mais rien n'est moins sûr…

LES VERGETURES

Vous voyez ce que cela fait quand vous filez vos collants ? Eh bien, les vergetures, c'est pareil, sauf qu'il s'agit de votre peau. Cette dernière gonfle, gonfle, et crac. Ces petites stries en forme de flammèches sont roses ou violacées pendant la grossesse, blanches ou nacrées une fois l'enfant né et la silhouette retrouvée. Vous voulez savoir si vous serez épargnée ? Votre seule garantie : *Venir d'une famille où les femmes n'en ont jamais eu. En clair, les vergetures, c'est héréditaire !* « Et ces lotions, ces crèmes qu'on trouve sur le marché et qui sont censées les prévenir ou, mieux encore, les faire disparaître ? » me demanderez-vous. Vous voulez vraiment que je vous dise ? Du pipeau ! Utilisez-les si vous en aimez le parfum ou si vous estimez que si ça ne fait pas de bien, au moins ça ne peut pas faire de mal. Mais sachez qu'on ne gomme pas les lois de la génétique.

Par contre, vous pouvez très bien utiliser ces produits pour calmer les démangeaisons provoquées par cette impitoyable distension de la peau. Évitez de vous gratter. Ne faites pas comme ces femmes qui s'écorchent les flancs et le ventre. Si cela devient insupportable, parlez-en à votre médecin qui vous prescrira une pommade antihistaminique pour vous soulager et vous empêcher de vous dépiauter. La démangeaison reste tolérable ? Massez-vous avec ces lotions, ces huiles, et autres produits miracles. Pour peu que votre mari se prenne aussi au jeu, ces lotions ont d'autres qualités lubrifiantes, si vous voyez ce que je veux dire...

À propos, les vergetures, ce n'est pas si répugnant qu'on le dit. Il faut éviter de se faire dorer la pilule en bikini sur la plage, c'est tout. Le bronzage les révèle au grand jour. De toute façon, une fois qu'on a des enfants, les bikinis, c'est plus vraiment ça (soyez honnête !). Alors souvenez-vous : pas de soleil, pas de vergetures.

VOTRE TEINT

Très souvent les femmes font leur première crise d'acné juvénile pendant la grossesse. Quand on voit les ravages que peuvent faire les hormones, ces substances chimiques hyperpuissantes, sur la vie émotionnelle, on en imagine aisément les conséquences au niveau du visage. Rien à faire contre ce fléau bourgeonnant si ce n'est laisser le temps au temps. Patience ! Vous pouvez toutefois aider la nature : gardez une peau nette et abstenez-vous de percer les boutons. Et si vous peaufinez votre coiffure, les gens en oublieront peut-être vos excroissances faciales.

À propos de coiffure, il se peut que vous trouviez vos cheveux plats et ternes au début de la grossesse. Pourquoi ? Parce que votre cuir chevelu (n'oubliez pas que c'est de la peau) sera soumis aux mêmes perturbations que votre visage. Il deviendra peut-être gras et floconneux. Un conseil : lavez-vous les cheveux dès qu'ils en ont besoin. N'attendez pas le lendemain, vous le regretteriez. Des cheveux plaqués sur le crâne, raplapla, rien de mieux pour attirer l'attention sur votre visage.

Autre problème de peau qui risque de vous marquer : des taches rouges ou des vaisseaux capillaires qui éclatent. Bien qu'ils soient très peu visibles ou disgracieux, vous en ferez une maladie. Les taches apparaissent pendant la grossesse. Les vaisseaux capillaires qui éclatent, eux, sont généralement le résultat d'un accouchement long et pénible. Un seul moyen de s'en débarrasser : les faire enlever par un médecin, car ils ont la fâcheuse manie de s'incruster. N'attendez pas que votre enfant soit à l'université !

VOTRE PEAU VA EN VOIR
DE TOUTES LES COULEURS

La grossesse a une étrange influence sur la pigmentation de la peau. Sujet tabou que seules les amies acceptent d'aborder. En effet, plusieurs parties de votre corps vont changer de couleur. Première victime, vos mamelons qui deviennent plus foncés. Ils étaient roses, ils passent au violet ; ils étaient beiges, ils passent au marron. Dans le même temps, votre patrimoine mammaire pigmenté, à savoir vos mamelons et vos aréoles, va augmenter. Vous aviez une pièce de un franc au bout des seins, dorénavant vous aurez une petite quiche. Or, force est de constater que si tout ce petit monde reprend sa taille normale après la grossesse, il ne retrouve jamais sa couleur initiale.

Il y a fort à parier que la nouvelle qui suit, votre médecin ne vous la livrera jamais. Vos lèvres vaginales elles aussi se colorent pendant la grossesse. Elles deviennent plus foncées et gorgées de sang. Prenez un petit miroir et voyez par vous-même, si vous ne me croyez pas. Comme vos seins, votre sexe prend du volume. Ce changement peut vous paraître un peu inquiétant au premier abord, mais en dehors de votre mari et de votre médecin, personne ne le verra, alors ne soyez pas gênée. Bien sûr, vous voudrez peut-être rassurer votre mari sur la normalité de ce phénomène. Il est vrai que pour lui, le sexe oral sera un vrai jeu de piste. La meilleure nouvelle à propos de ce changement souterrain est que la plupart des femmes ont l'impression de vivre une excitation sexuelle permanente car leurs organes génitaux sont engorgés. Mon amie Tracy prétend qu'elle était au bord de l'orgasme chaque fois qu'elle faisait une longue promenade. Le frottement de ses cuisses l'une contre l'autre faisait office de préliminaires incessants. De quoi transformer un petit tour au supermarché, vous ne croyez pas ? Il y a cependant un petit inconvénient à cet enflement : votre soudaine incapacité à retenir votre jet urinaire. Cela peut paraître inconséquent, insignifiant, mais vous serez souvent amenée à faire pipi dans des fioles de laboratoire. Ce serait bien si vous pouviez vous en sortir les mains au sec. Sans transition, mon amie Anaïs dit que ses lèvres faciales sont elles aussi devenues plus épaisses, plus charnues et plus foncées. Ça vous dirait ? Moi, je doute. Mes lèvres n'ont pas changé et j'avais toujours recours au rouge à lèvres. Qui sait ? Vous serez peut-être aussi chanceuse qu'Anaïs.

La pigmentation peut parfois jouer de vilains tours aux femmes enceintes. Les femmes blanches ont ce qui est diaboliquement appelé le masque de grossesse. C'est comme si vous étiez allée au ski et que vous aviez bronzé sur le front et les joues mais que vous aviez mis de l'écran total sur le reste de votre visage. Cette coloration irrégulière s'estompe après la grossesse mais cela peut prendre un certain temps. Évitez le soleil qui n'arrange rien au problème, et ayez recours au fond de teint pour réunifier tout ça.

Presque toutes les femmes finissent par voir apparaître une ligne bleue qui va de leur pubis au nombril. Nous n'avons aucune explication à ce phénomène. Nous savons juste qu'elle est moins visible sur les femmes à la peau mate ou brune, mais pour une Irlandaise comme moi, c'était plutôt criant de vérité. Les gens vous diront que cette ligne disparaît après la grossesse. Mais pour nous les moins nanties, il en va tout autrement. Je ne sais pas si c'est mon imagination, mais j'ai l'impression de discerner cette trace chaque fois que je m'affale dans un fauteuil et que mon ventre postnatal se replie sur lui-même. J'ai également l'impression que le duvet qui recouvre mon ventre est resté noir au milieu. Bien sûr, le contraste entre ma peau blanche et mes poils noirs est d'autant plus saisissant que mon ventre n'a pas vu le soleil depuis ma première grossesse, il y a sept ans. On comprend mieux pourquoi six millions de gens (presque exclusivement des hommes) sont fans de la série américaine *Alerte à Malibu*. Un beau petit ventre bien plat, bien bronzé, voilà de quoi faire rêver n'importe quel père de famille !

4

JE N'EN CROIS PAS MON CORPS !

Bon, c'est vrai que le corps d'une femme enceinte se métamorphose complètement et subit des milliers de bouleversements physiques visibles à l'œil nu. Mais les changements internes, pourquoi ne jamais les mentionner ? Ils sont tout aussi importants, croyez-moi. Il ne faudrait pas oublier que la grossesse ne se localise pas uniquement au niveau de l'utérus. Le corps entier est mis à contribution. Un nez bouché, des gaz incontrôlables, tels sont les effets de la grossesse sur votre métabolisme qu'il vous faudra apprivoiser.

LA DIGESTION

Les hormones sécrétées pendant la grossesse ralentissent sensiblement la digestion. Encore une idée de Mère Nature pour s'assurer que le moindre morceau de nourriture libère toute sa valeur nutritive. D'où le séjour prolongé de cette nourriture dans votre estomac. Quels en seront les effets ? Ce coup de frein à votre digestion peut se résumer en deux mots : pets et rots.

Vous aurez peut-être du mal à l'admettre mais les maris des femmes enceintes sont unanimes : jamais ils n'auraient cru possible qu'une personne puisse libérer autant de gaz en neuf mois. En fait, les aliments qui stagnent dans votre estomac fermentent et vous voilà devenue effervescente ! Cette situation, pour le moins embarrassante, me porte à croire que la grossesse est là pour nous rappeler qu'il n'y a pas si longtemps nous marchions encore à quatre pattes comme des primates. Vous pensez que ce n'est pas juste que ce soient les femmes qui aient à supporter cette humiliation gestationnelle ? Je vous rappelle que les hommes, eux, deviennent chauves…

Commençons par les flatulences. Ces dernières ne vous causeront aucun problème si vous passez la majeure partie de votre temps seule ou en compagnie d'enfants de moins de quatre ans. En effet, ces bambins vouent une admiration sans bornes aux personnes capables de commander aux vents. Certes votre mari sera choqué, contrarié, mais je peux vous garantir que vous vous lasserez très vite de courir en catastrophe à la salle de bains ou de secouer subrepticement les draps. Comme toutes les femmes, vous finirez par lâcher l'ennemi qui est en vous sans vous soucier davantage de savoir si votre tendre et cher époux est oui ou non dans les parages. En société, ce sera une autre histoire… Aussi vrai que nous redoutons davantage l'opinion des inconnus que les remarques de nos compagnons, être invitée à une soirée peut se transformer en véritable cauchemar pour une femme souffrant de ballonnements. Nous sommes malheureusement loin d'être aussi à l'aise que Coralie, laquelle n'hésite pas en pleine réunion à se lever et à quitter la pièce en priant l'assemblée de bien vouloir l'excuser pour ce petit pet de travers. Nous, à la moindre alerte intestinale, nous nous ruons aux toilettes, priant le bon Dieu qu'il n'y ait personne d'autre dans les lieux.

Les rots sont tout aussi gênants. Imaginez-vous en pleine conversation, et hop, en voilà un qui vient ponctuer votre discours ! Ces bruits incongrus surgissent souvent sans crier gare, laissant la responsable aussi surprise que son auditoire. Il faut préciser que les éructations des femmes enceintes n'ont rien à voir avec ces petits renvois qu'elles affirment faire. Loin s'en faut. Leurs rots sont sonores, caverneux, à faire pâlir de jalousie l'adolescent moyen.

Si votre médecin refuse de vous prescrire des pansements gastriques, sur lesquels nous vous donnerons plus de détails ultérieurement, il n'y a pas grand-chose d'autre que vous puissiez faire. Évitez les boissons gazeuses. Ça peut toujours aider. En fait, les responsables sont ces aliments mêmes que nous sommes censées avaler pour le bien-être de bébé, à savoir brocolis, épinards, choux-fleurs, lesquels s'arrangent de surcroît pour donner aux rots un fumet qui ne passe pas inaperçu.

Autre effet de cette digestion au ralenti : les brûlures d'estomac. Vous n'avez jamais eu le bonheur d'en avoir ? Eh bien, disons qu'elles portent bien leur nom. Elles se manifestent par une sensation de brûlure en bas du thorax (généralement à gauche, semble-t-il), pouvant très bien se conjuguer avec les renvois. C'est un peu comme des maux d'estomac sauf que la douleur se situe plus haut.

Certaines femmes souffrent de ces brûlures tout au long de leur grossesse. D'autres y échappent jusqu'au jour où une partie de leur estomac est refoulée vers le haut en raison du développement du bébé qui vient tout comprimer. Résultat : le liquide de l'estomac remonte le long de l'œsophage, c'est ce qu'on appelle des renvois acides. Là aussi, certains aliments sont à proscrire. C'est bizarre, mais tandis que j'étais prête à abandonner ma ration de légumes verts et de choux de Bruxelles afin de soulager gaz et brûlures, je n'aurais pour rien au monde sacrifié ma dose quotidienne de M&M's, bien que ces derniers aient eu une large part de responsabilité dans cette affaire.

Si vous avez de la chance, et un bon obstétricien, on vous prescrira des pansements gastriques, genre Rennie, les meilleurs amis d'une femme enceinte. Je vous conseille d'en avoir toujours une boîte à portée de main, et de bouche. « Une envie de Rennie, ça ne s'explique pas », pour reprendre une pub à la télé. Si infects et crayeux soient-ils au début, on finit toujours par leur trouver du goût. Conseil d'amie : jetez toujours un œil sur le coin de votre bouche après en avoir avalé un ou deux. Ils pourraient y laisser des traces blanches gênantes.

Dernière chose : *Ce n'est pas parce que vous avez des brûlures d'estomac que votre enfant va naître avec beaucoup de cheveux*, comme se plaisent à l'affirmer certaines personnes. Moi qui ai souffert de ce fléau pendant mes quatre grossesses et qui croyais bien chaque fois que j'allais me mettre à cracher du feu, je peux vous dire que mes enfants sont tous nés sans un poil sur le caillou.

LES NAUSÉES MATINALES

Dès qu'une femme annonce qu'elle est enceinte, la première question qu'on lui pose, c'est si elle a déjà des nausées, tant ces nausées sont associées à la grossesse. Accompagnées ou non de vomissements, on les appelle « nausées matinales ». Mes amies et moi estimons qu'on devrait leur donner un nom plus évocateur et plus proche de la réalité, par exemple : « empoisonnement hormonal ». D'autant que ces nausées n'ont rien de matinal et qu'elles peuvent survenir à n'importe quel moment du jour et de la nuit, voire durer du matin au soir.

Bonne nouvelle : toutes les femmes ne sont pas concernées ; si vous faites partie des malheureuses élues, les nausées disparaîtront à jamais au bout de trois mois ; et on a coutume de dire, depuis que le monde est monde, que plus les nausées sont fortes moins on a de risques de faire une fausse couche. C'est sans doute parce que ces enfants en font déjà « baver » de toutes les couleurs à leurs mères qu'on estime que rien ne saurait les arrêter en si bon chemin. Tout ce que je sais, c'est que chaque fois que la sage-femme me demandait comment j'allais et que je lui répondais que j'avais des nausées, elle me regardait en souriant, apparemment satisfaite de la réponse.

Première chose : *Si vous souffrez de nausées matinales, cela ne signifie pas que votre grossesse est non désirée et que vous faites un rejet de l'embryon.* Rappelez-vous ce que l'on disait du syndrome prémenstruel, comme quoi c'était purement psychosomatique et que les femmes qui avaient mal au ventre avant leurs règles étaient soit des chochottes, soit des femmes nerveusement fragiles. Jusqu'au jour où l'on s'est aperçu que ces bouleversements hormonaux qui submergent les femmes chaque mois, Hulk lui-même n'y résisterait pas. Certains crétins continuent de répandre l'idée que si une femme enceinte rend tripes et boyaux, c'est parce qu'elle ne veut pas devenir mère. Quelle bande de bouffons ! Si tel était le cas, toutes les femmes enceintes passeraient leur temps à vomir. N'importe qui est assez intelligent pour savoir que la maternité est une aventure peu rassurante. Si vous vomissez et vous sentez nauséeuse, c'est parce que vos progestérones vous mènent la vie dure. C'est tout.

Être enceinte, c'est un peu comme naviguer à bord d'un vieux rafiot sur une mer déchaînée tant les nausées matinales et le mal de mer ont de points communs. Premièrement, ces deux fléaux attaquent les personnes en bonne santé. Deuxièmement, le sens de l'équilibre s'en trouve altéré ; on se sent ivre, et on a la tête qui tourne. Troisièmement, dans les deux cas, vomir n'arrange rien à l'affaire, contrairement à ce qui se passe en cas de gastro-entérite ou d'intoxication alimentaire. Certaines de mes amies ne sont pas d'accord sur ce dernier point mais, moi, j'avais beau vomir, les nausées n'en persistaient pas moins, les vomissements aussi. Par conséquent, inutile de vous faire vomir dans l'espoir de débarrasser votre corps de la substance toxique.

Les hormones ne se soucient guère de ce que vous avalez. Vous pensez que les vomissements vont s'interrompre parce que vous avez déjà vomi ? Que nenni. Vous continuerez à avoir des haut-le-cœur ou, pire, vous rendrez de la bile. Cependant, si la nourriture elle-même ne rend pas malade, il arrive que l'aspect ou l'odeur des aliments suffisent à vous soulever le cœur. Ce qui est vrai aussi sur un bateau où il suffit de renifler le fumet d'une boîte de sardines ouverte pour aller nourrir les poissons.

Comment savoir si vous serez sujette aux nausées ? Aucun moyen de le prédire. À supposer que vous ayez déjà traversé sans écueil la période des nausées, cela ne signifie pas que le voyage sera aussi tranquille la (ou les) prochaine(s) fois. Certaines de mes amies pensent que les nausées dépendent du sexe de l'enfant. À les en croire, porter une fille vous donnerait plus le « mal de mère » que porter un garçon. Moi, j'ai été malade pour mes quatre enfants, alors vous imaginez bien qu'il m'est un peu difficile de croire ces histoires de bonne femme. L'explication logique à ce phénomène serait que la fille, apportant ses propres hormones féminines, crée une overdose hormonale chez la mère. De toute façon, aucune femme n'a la même version. Celle-ci confirmera que lorsqu'elle attendait sa fille, ses nausées étaient effectivement plus importantes ; celle-là certifiera le contraire. À propos, on dit aussi que lorsqu'on attend une fille, on a les traits du visage plus tirés. Ça, par contre, c'est vrai. Je peux en témoigner.

Les nausées matinales ne sont pas forcément les premiers symptômes de votre grossesse. En fait, quand vous apprendrez que vous êtes enceinte, la vie continuera normalement, au sens digestif du terme, pendant encore deux ou trois semaines. Vous serez alors tentée de vous féliciter pour votre solide constitution et pour votre trempe de caractère (ou encore pour l'efficacité de vos prières) qui vous épargnent ainsi tant de tortures et vous confèrent une certaine supériorité sur ces faibles femmes qui ne tiennent pas le choc. Puis un matin, en allant vous servir un jus d'orange dans le frigo, vous tomberez nez à nez avec le morceau de viande de la veille. Une odeur vous chatouillera les narines, puis plus rien, le trou noir. Lorsque vous reprendrez conscience, vous vous retrouverez la tête dans l'évier en train de vomir.

Les nausées varient selon les femmes. On pourrait même dresser une échelle de leur intensité. Au bas de cette échelle, les veinardes qui vomissent une fois puis qui n'entendent plus jamais reparler des nausées tout le temps de leur grossesse. En haut de l'échelle, celles qui vomissent tripes et boyaux et qui perdent tant de poids au cours du premier trimestre qu'on est obligé de les hospitaliser pour s'assurer qu'elles ne se déshydratent pas. Vous savez quoi ? J'ai longtemps envié le sort de ces femmes qui restaient minces, tandis que moi, je grossissais à vue d'œil. Jusqu'au jour où j'ai appris que ces femmes, malades comme des chiennes pendant le premier trimestre, finissent par rattraper en poids et en circonférence leurs collègues chanceuses, celles qui profitent de la moindre bouchée. Comme quoi il faut se méfier de ses envies.

Nauséeuse du matin au soir à chacune de ses grossesses, Marie, une de mes amies, en avait pris son parti et avait décidé de vivre comme si de rien n'était. Elle vaquait à ses occupations quotidiennes, s'interrompant de temps en temps pour aller vomir. Elle ne s'aventurait jamais nulle part sans avoir préalablement localisé les toilettes les plus proches de façon à pouvoir s'y précipiter le cas échéant. Elle entreposait quelques serviettes sur le siège du passager de sa voiture pour éviter de se vomir dessus lorsqu'elle se retrouvait coincée dans les embouteillages. Son flegme et son sang-froid nous impressionnaient toutes. Elle était capable, aux cours d'accouchement sans douleur, de quitter la séance en catimini en pleine respiration ventrale et de revenir quelques minutes plus tard, prête à entamer la respiration du petit chien. Nous savions pertinemment où elle était allée et Marie était devenue un exemple à suivre, pour nous qui ne cessions de nous plaindre pour un oui pour un non.

Nausées matinales :
les 10 commandements

1. Vous mangerez souvent et peu à la fois.
2. Vous ne mangerez rien dont l'odeur ne vous inspire pas.
3. Vous mangerez un petit quelque chose vers quatre heures du matin, ou après votre dernière virée aux toilettes.
4. Vous prendrez vos vitamines la nuit, ou arrêterez le traitement en attendant que votre état s'améliore.
5. Vous ne prendrez pas vos vitamines avec du jus de citron ou du jus d'orange.
6. En désespoir de cause, vous vous préparerez un bol de céréales avec du lait ou mangerez une pomme.

7. Si l'idée d'avaler quoi que ce soit vous dégoûte, vous essaierez de sucer de la réglisse. (Cela peut parfois aider.)
8. Vous essaierez les patchs anti-mal de mer vendus en pharmacie.
9. Vous laisserez tomber les biscuits diététiques, sauf si vous les aimez.
10. Vous vous fierez à vos envies. Il y a de fortes chances pour que vous vous sentiez mieux après avoir mangé quelque chose dont vous rêvez. (Méfiez-vous cependant si vos envies se focalisent sur le chocolat et les crèmes glacées, et je sais de quoi je parle.)

Au milieu de l'échelle, c'est là que nous nous situons pour la plupart, avec nos jours de gloire et nos jours de défaite. Les jours de défaite, les nausées ne nous laissent aucun moment de répit. Et comme rester couchée n'arrange rien à l'affaire, nous préférons nous lever et affronter la journée avec dignité, comptant les heures qui nous séparent du lendemain. « Demain sera un nouveau jour » (un jour meilleur, nous l'espérons). Pour nous, nausées matinales ne riment pas forcément avec vomissements incessants. Quand j'étais enceinte, ce ne sont pas tant les vomissements qui m'empoisonnaient la vie que cet état nauséeux permanent. Plus d'une fois, j'ai dû interrompre réunions ou repas d'affaires pour me ruer aux toilettes et me passer un peu d'eau fraîche sur le visage. Je ne voulais pas risquer un incident diplomatique en m'évanouissant ou en vomissant devant ces inconnus éberlués. J'aimerais tant vous donner la solution miracle à ce problème mais en dépit de mes années de recherches, je n'ai jamais rien trouvé de concluant. Je peux néanmoins vous donner quelques petits conseils.

Après trois mois jour pour jour, les nausées matinales disparaîtront. Quel bonheur de se lever, de se brosser les dents sans jouer de l'estomac, de s'habiller sans avoir à faire un sprint jusqu'aux toilettes et d'entrer dans la cuisine avec la faim au ventre. Du jour au lendemain votre voyage en enfer sera terminé et vous aurez l'impression de revivre...

VOS INTESTINS

Je vous l'avais bien dit, la grossesse n'épargne aucun organe. Tout d'abord, si vous prenez des vitamines, vos selles seront noires comme l'ébène. Ce phénomène serait dû au fer contenu dans les cachets. Moi, ce que j'en dis... Enfin, bref, ce qui est sûr, c'est que la grossesse va se loger vraiment partout !

Par ailleurs, vous qui vous sentiez déjà bien à l'étroit avec le bébé, le placenta et Dieu sait quoi encore, vous aurez le bonheur d'accueillir un nouvel élément : une constipation opiniâtre. Vous ne serez plus cette fille constante et ponctuelle d'antan. Il vous faudra attendre, attendre encore. Vitamines ? Intestins paresseux ? Quelle qu'en soit la raison, la constipation dérange fortement la femme enceinte.

La gêne occasionnée dépendra de plusieurs facteurs. Andrée détermine son humeur de la journée en fonction de son bon ou mauvais transit intestinal. Vous imaginez ce que cela peut donner quand elle est enceinte. Vous vous sentez gonflée ? La constipation ne va rien arranger. Bref si vous avez déjà du mal à supporter votre gros ventre et tous ces chamboulements physiologiques, ce dernier symptôme va être la goutte d'eau qui fait déborder le vase. Moi, la constipation ne m'a jamais beaucoup inquiétée. Peut-être parce qu'on n'entend jamais parler de personnes constipées qui explosent ou tout simplement parce que mes angoisses ne se situent pas à ce niveau-là. « Tout ce qui entre doit un jour ressortir, peu importent la consistance et la couleur », telle est ma philosophie. Mais il en va bien autrement pour beaucoup de mes copines, lesquelles étaient prêtes à tout pour se débarrasser de ces bouchons intestinaux... Merde alors !

Les ouvrages classiques recommandent aux femmes de manger davantage de fibres et de boire un litre et demi d'eau par jour. Vous pouvez toujours vous bourrer de All-Bran, de Fruit and Fibre, et boire jusqu'à plus soif, je doute que cela améliore votre situation. De la nitroglycérine ou du t.n.t., voilà qui me paraîtrait plus efficace (bien que moins nourrissant pour le bébé).

N'hésitez pas à parler de votre problème de constipation avec votre médecin. Vous n'avez aucune honte à avoir. Il (ou elle) est là pour vous soulager. Croyez-moi, avec votre histoire de grossesse, vous n'avez pas fini d'en voir de toutes les couleurs. Alors autant vous aguerrir dès maintenant. Demandez conseil à votre docteur : vaut-il mieux prendre de l'huile de paraffine, des suppositoires à la glycérine, des mucilages (extraits de végétaux vendus en pharmacie) ou du Microlax ?

Quant aux laxatifs, n'en prenez jamais sans prescription. Ils vous irriteraient les intestins, pourraient vous provoquer des crampes comme pendant l'accouchement et vous pourriez en devenir « accro ». Sans compter qu'un produit qui déclenche les selles du bébé lui aussi, ce n'est pas exactement ce dont vous avez besoin dans votre état.

Le plus terrible dans cette affaire : « l'évacuation en public ». Certaines femmes suent sang et eau, et poussent des grognements bizarres durant l'émission des selles. Déjà bien assez embarrassante et humiliante dans l'intimité de nos toilettes, cette situation est un vrai cauchemar quand il nous faut utiliser les cabinets de notre lieu de travail. Bon, d'accord, c'est vrai qu'à Euro Disney ou sur la plage, nous nous moquons pas mal de ce que peuvent penser de nous tous ces inconnus (sauf si quelqu'un vient tapoter à la porte pour s'assurer que tout va bien, ou si une personne de la file d'attente nous demande en perdant patience si nous comptons y passer la journée). Par contre, l'idée de devoir supporter les commérages du bureau, les réflexions de la secrétaire ou les ricanements des collègues suffit à nous couper toutes nos envies. « Plutôt mourir dans les besoins que de faire notre devoir. »

Chaque revers a sa médaille : ces efforts constants pour aller à la selle seront autant d'entraînements pour le jour de l'accouchement. Expulser le bébé sera comme faire l'expérience de la plus éprouvante séance fécale de votre carrière. Souvenez-vous-en lorsque le médecin vous commandera de pousser.

Cela va à l'encontre de ce que votre dévouée mère poule vous répète depuis que vous ne portez plus de couches-culottes. « Ne pousse pas trop ou tu vas avoir des hémorroïdes. » Vous savez quoi ? Elle aura raison, votre maman. Une fois n'est pas coutume. Seulement voilà, on pousse, on pousse, et hop, il est déjà trop tard.

LES HÉMORROÏDES

Comme moi, vous avez certainement déjà vu cette publicité où un tabouret se trémousse en poussant des cris de douleur. Vous êtes-vous jamais posé la question de savoir de quoi souffrait ce tabouret et à quoi pouvait bien servir la pommade que l'on voit à la fin du spot ? Eh bien, mes chères amies, sachez que c'est d'hémorroïdes qu'il s'agit ici et que la pommade en question sert aux gens qui ont des excroissances douloureuses, accompagnées de démangeaisons au niveau de l'anus. Quelle horreur ! Si délicat pour moi qu'il soit de vous en parler, et si terrible pour vous de m'écouter, mon devoir est cependant de ne rien vous cacher.

Il y a plusieurs facteurs favorisant les hémorroïdes. Comme dans une course d'obstacles, il ne vous suffira pas de passer une première barrière avec succès pour avoir la certitude de terminer sans encombre. Premièrement, on peut avoir des hémorroïdes quand on est constipé et que l'on pousse trop pour expulser la matière fécale. Le sujet vient d'être traité et vous savez maintenant que vous n'y pouvez rien. Pressées, les veines du rectum finissent par sortir, une par une ou en grappes (comme le raisin).

Deuxièmement, avec ou sans constipation, être enceinte suffit pour avoir des hémorroïdes. Le bébé et tout son attirail, pesant sur le ventre, vous coupent la circulation sanguine. Imaginez que vous marchiez sur un tuyau d'arrosage, l'eau ne coulera plus. C'est exactement le même principe ici. Les veines se gonflent de sang et lorsqu'elles ont fait le plein, vient alors la saison des vendanges.

Juste au moment où vous pensez avoir évité les coups bas de Mère Nature, arrive l'épreuve finale de l'accouchement. Cette épreuve fut pour moi un véritable coup de Trafalgar, ma bataille de Waterloo, mon Little Big Horn. J'étais en parfaite santé, les joues roses, les selles noires, jusqu'au moment où je dus pousser pour expulser mon bébé (et la moitié de mon rectum par la même occasion). Lorsque les effets de la péridurale ont commencé à s'estomper, j'ai en effet ressenti quelques douleurs dans la région anale. On m'avait fait une épisiotomie, et mis quelques points de suture. J'en conclus donc qu'il n'y avait là rien d'alarmant et ne cherchai pas plus loin l'explication de mes souffrances. Et puis je n'avais pas très envie de mettre le doigt sur cette partie endolorie de mon anatomie.

Une semaine plus tard, de retour chez moi, tandis que je prenais une douche et que je savonnais machinalement mes parties intimes, quel ne fut pas mon étonnement ! Autour de mon anus, en grappes de raisin, siégeaient des sortes de boules variqueuses. Je n'étais pourtant pas en veine ces derniers temps…

Je me suis jetée sur mon lit en pleurant. (Jusqu'à ce qu'un nouveau venu se mette à brailler plus fort que moi.) Je n'avais pas la moindre idée du mal dont je souffrais mais je restais persuadée que j'allais en mourir (ou subir une remontée d'organes). J'avais honte, tellement honte que je n'en parlais à personne, ni à mon mari (lequel de toute façon n'aime pas aborder ces choses-là), ni à mes amies (je ne voulais pas qu'elles me prennent en pitié ni qu'elles sachent que j'étais défigurée), ni surtout à mon médecin.

N'ayant pas de nouvelles depuis le jour de l'accouchement, mon médecin en question a fini par appeler pour s'assurer que tout allait bien. « J'ai quelque chose qui pousse sur les fesses, et qui me fait plus mal que l'épisiotomie », lui dis-je malgré moi. À ma grande surprise et pour mon plus grand étonnement, il savait parfaitement de quoi je voulais parler et me donna même quelques conseils pour y remédier. Incroyable ! Il existait des pommades délivrées sur ordonnance qui réduisent les hémorroïdes, soulagent la douleur et calment les démangeaisons. Mon docteur me prescrivit également des suppositoires qui, d'après les notices, sont censés avoir les mêmes effets bénéfiques. Je ne saurais vous dire s'ils sont efficaces pour la simple et bonne raison que cinq ans plus tard, la boîte est toujours dans ma trousse à pharmacie, intacte. S'il croyait que j'allais m'introduire quoi que ce soit dans l'anus vu l'état des lieux, il se mettait le doigt dans l'œil !

Mon amie Jeanne a tellement souffert des hémorroïdes pendant sa première grossesse qu'elle a consulté un proctologue pour son deuxième et son troisième enfant. Ce qui devait arriver arriva, il lui fit des piqûres de cortisone vous imaginez où. Rien que d'y penser, j'en ai la chair de poule. Jeanne affirme que ce n'était pas vraiment douloureux et que grâce à ces piqûres, elle aura évité la scène de la douche traumatisante. (Apparemment, elle a bien rigolé dans la salle d'attente. Il n'y avait que des hommes venus pour leurs problèmes de prostate et/ou dont la moyenne d'âge était d'au moins soixante-dix ans. Tous savaient pertinemment ce dont elle souffrait. Il faut dire qu'on voit rarement une femme consulter un proctologue pour une opération à cœur ouvert.)

Petite liste de remèdes
contre les hémorroïdes
(à soumettre à l'approbation
de votre médecin)

• Demandez une pommade antihémorroïdaire pour soulager douleurs et démangeaisons.
• Appliquez des compresses (faites maison ou achetées en pharmacie) chaque fois que vous le pourrez et surtout après chaque passage aux toilettes. Elles assureront une bonne hygiène locale et favoriseront la cicatrisation.
• Prenez beaucoup de bains. L'eau tiède non seulement soulage les douleurs (et nous libère du poids du corps), mais assure également une bonne hygiène qui évite tout risque d'infection. Certains préconisent les bains de siège, lesquels consistent à rester assise dans quelques centimètres d'eau très très chaude pendant vingt à trente minutes. J'ai tendance à penser qu'il est préférable de passer ce temps libre à faire la sieste. Au pays des rêves, les hémorroïdes, ça n'existe pas.

• Demandez à une âme généreuse de bien vouloir vous acheter une bouée à la pharmacie, deux si votre maison n'est pas de plain-pied. Cela vous évitera de déménager et le bébé et la bouée chaque fois que vous descendrez à la cuisine ou monterez dans votre chambre.

• Si rien n'y fait, vous pouvez toujours essayer l'intervention chirurgicale.

5

NÉVROSES, ENVIES, PHOBIES...

Pendant la grossesse, les nombreux bouleversements que subit le corps suffisent à déstabiliser n'importe quelle femme. Mais ces modifications, on finirait par les gérer si à ces perturbations corporelles ne venaient se greffer des perturbations émotionnelles tout aussi importantes. Quelle femme enceinte n'a jamais effrayé ou défié son mari, ni agacé ou contrarié ses amies par ses réactions quelque peu bizarres ? J'étais pour ma part si infernale pendant mes grossesses qu'au bout d'un moment tout le monde m'envoyait paître lorsque, selon eux, j'avais dépassé les bornes. Certaines femmes enceintes prennent facilement la mouche et sont implacables. Vous voulez un exemple ? Prenez ma copine Sophie. Lorsqu'on l'invitait à déjeuner au restaurant, elle nous faisait tout un cirque : il fallait manger à douze heures quinze pile, « avant l'heure c'est pas l'heure, après l'heure c'est plus l'heure » ; et il fallait que les chaises du restaurant aient des accoudoirs pour que madame puisse s'installer confortablement pendant sa digestion.

Vous garderez cet adage à l'esprit en lisant ce chapitre : *Les gens fous ne se rendent pas compte qu'ils sont fous.* Vous étiez tentée de sauter ce chapitre, qui manifestement ne vous concerne pas, et de passer directement au suivant ? À votre place, je réfléchirais.

Vous êtes peut-être encore plus perturbée que vous n'en avez l'air (ou que vous ne voulez le voir). Demandez aux gens autour de vous ce qu'ils en pensent, vous serez surprise d'apprendre que les Envahisseurs ont déjà pris possession de vous.

Les névroses, les envies, les phobies, c'est un peu comme les crampes avant les règles. Combien de temps vont-elles durer ? À peu près quarante semaines. Et comme tous les syndromes de grossesse, ces troubles psychiques varient non pas d'une femme à l'autre, mais d'une journée à l'autre. Voilà une bonne nouvelle pour celles qui subissent déjà ces perturbations, une moins bonne nouvelle pour celles qui soutiennent mordicus qu'elles ne se sont jamais senties aussi bien de leur vie.

Approchez, je vais vous donner un conseil : si l'une de vos amies vous affirme que sa grossesse fut la période la plus épanouissante et la plus heureuse de sa vie, ne la croyez pas. À vous qui ne connaissez pas cette extase, ce genre de déclaration peut vous faire croire que quelque chose ne tourne pas rond chez vous, que vous n'êtes pas normale, et vous donne une fausse idée de la grossesse. On dirait qu'une force biologique fait oublier aux femmes les plus mauvais détails de leur grossesse pour ne leur laisser que les meilleurs souvenirs. Résultat, leur discours dithyrambique sur cette expérience divine. Ne serait-ce pas là encore une astuce de Mère Nature pour que les femmes soient enceintes plus d'une fois ? Si l'on se souvenait de tout, il se pourrait fort qu'on ne retente jamais l'expérience.

Voici une liste des différentes manifestations des troubles psychiques liés à la grossesse. Vous les vivrez toutes à un moment ou à un autre. Espérons seulement que vous ne les vivrez pas toutes en même temps…

« JE N'ARRIVE PLUS À ME CONCENTRER ! »

Si jeune et déjà frappée par la maladie d'Alzheimer...
Jamais vous ne connaîtrez de telles pertes de mémoire,
un tel manque de logique. On peut attribuer ce passage à vide de la femme enceinte à une surchauffe
des méninges : il y a tant de choses à faire ! Choisir
le gynécologue-accoucheur, choisir l'hôpital où on va
mettre son enfant au monde, décider si l'on veut oui
ou non savoir le sexe du bébé à l'avance, si l'on doit
faire une amniocentèse, élaborer un plan d'attaque pour
annoncer au patron que l'on prendra un congé de maternité et annoncer au mari que sa belle-mère va passer
quelques semaines à la maison après la naissance... Il
est normal et « logique » que vous vous sentiez un peu
dépassée par les événements, non ?

Mais les symptômes ne s'arrêtent pas là. Bon nombre
de femmes enceintes traversent leur grossesse dans un
état de rêverie nonchalante. À savoir qu'elles sont
capables de conduire jusqu'au bureau avec le linge
propre sur le toit de la voiture, ou encore d'aller au
cinéma et d'être incapables de donner le titre du film
qu'elles viennent de voir.

Vous êtes peut-être déjà en communication directe
avec votre enfant, occupée à faire des projets, à imaginer
son visage, à anticiper votre première rencontre. Vous
vous demandez peut-être quelle personnalité aura votre
fils ou si votre fille vous en fera autant voir que vous en
avez fait voir à votre mère. Vous vous demandez si vous
aurez un jour des raisons d'être fière de votre enfant, ou
si vous aurez des raisons d'en avoir honte. Ces rêveries
vous absorbent tant que les bavardages des autres vous
agacent. Vous auriez envie de prendre tous ces gens par
la peau du cou et de les secouer comme des pruniers
en leur criant qu'ils ont l'air d'oublier que la naissance
de votre bébé va changer la face du monde. Vous vous

inquiéterez peut-être de savoir si cette perte de concentration durera après la naissance et si elle ne va pas vous empêcher de prendre soin correctement de votre enfant. Ce n'est pas le moment de vous tracasser pour ce genre de choses. Ces petites étourderies, c'est de la gnognote, comparées aux affres que vous aurez lorsque vous réaliserez que vous êtes responsable de votre enfant jusqu'au jour de votre mort. Essayez par conséquent d'apprécier ce moment de relative insouciance qui vous est donné avant la naissance, car une fois l'enfant né, vous aurez d'autres chats à fouetter, des chats autrement plus gros et difficiles à mater, comme installer le siège de bébé quelque part et partir en l'oubliant.

« LES PUBLICITÉS POUR LES COUCHES-CULOTTES ME FONT PLEURER ! »

Autre dérèglement émotionnel dû à la grossesse, et qui ne fait de mal à personne celui-là : l'émotivité. Quelle femme enceinte n'a jamais versé une larme en regardant la publicité pour les couches Pampers ou pour les petits pots Blédina ? Pour ma part, je fondais littéralement devant cette pub Peaudouce où le bébé est assis sur le canapé et vante aux adultes les mérites de ses couches. Qu'il est trognon ! Un soir, au terme de ma première grossesse, assise dans la future chambre de mon fils à écouter des comptines, je me suis mise à pleurer. C'est là que mon mari m'a conseillé d'aller voir un psy.

Ma copine Marianne, laquelle a récemment appris la bonne nouvelle, dit que souvent une bouffée d'amour pour ses parents et son mari la submerge. Elle est capable de pleurer toutes les larmes de son corps à la seule pensée que l'un d'eux pourrait se faire renverser par un camion ou être frappé par la foudre avant la naissance du bébé. C'est comme si, d'un seul coup, elle devenait sensible à la condition humaine tout entière, à l'idée que les membres de sa famille sont mortels.

Si, pendant votre grossesse, les médias parlent d'une catastrophe arrivée à un enfant, vous risquez fort de vivre les angoisses les plus pénibles de votre vie. Vous vous souvenez de cette petite fille coincée dans un puits en Amérique ? Eh bien, il se trouve qu'Annie était enceinte à cette époque. Les images de cette gamine au fond de ce trou l'avaient complètement retournée. Pensant aux parents de cette fillette, elle ne mangea plus, ne dormit plus et ne répondit plus au téléphone tant que l'enfant ne fut pas sauvée. Les messages humanitaires au sujet des enfants du tiers-monde provoquent une douleur quasi physique chez la femme enceinte, laquelle souffre comme si elle avait perdu quelqu'un de sa famille. Il n'est d'ailleurs pas rare de voir une femme enceinte, poussée par Dieu sait quel élan, parrainer un enfant du bout du monde.

Toujours dans la série des manifestations étranges de cette nouvelle émotivité : le fait qu'il nous suffit d'être enceinte pour nous sentir immédiatement liée à toutes les autres mères de la planète, de Caroline de Monaco à Denise Fabre, en passant par l'illustre inconnue du supermarché qui hurle après son fils trépignant de colère devant le rayon des jouets. Le monde se divise alors en deux groupes : le groupe de celles qui ont des enfants et le groupe de celles qui n'en ont pas. Mais au stade où vous en êtes, c'est le sous-groupe des femmes *enceintes en même temps que vous* qui vous intéresse.

Quand on est enceinte, on a parfois l'impression que toutes les femmes de la Terre le sont aussi. Impossible de faire trois pas sans tomber nez à nez avec une femme au ventre rebondi. Quand deux femmes enceintes se rencontrent, elles s'étudient quelques secondes avec curiosité, mais toujours avec bienveillance. Elles essaient de deviner à combien de mois en est leur nouvelle copine (de voir si elle est plus grosse ou moins grosse), et n'hésitent pas à échanger leurs impressions et à se raconter leur histoire gestationnelle respective.

Vous êtes enceinte en même temps qu'une femme célèbre ? Vous allez développer une certaine amitié pour cette star dont la vie ne vous laissera désormais plus indifférente. Attendre un enfant en même temps que Claire Chazal, Demi Moore, Linda Carter, Sarah Ferguson, Emmanuelle Béart, Christine Bravo, voilà qui peut vous rapprocher de ces femmes et de leurs enfants même si vous savez que vous avez peu de chances de les rencontrer un jour. On aime bien suivre les progrès esthétiques de nos collègues célèbres. Quel choc de voir Pamela Anderson, l'une des sirènes de *Alerte à Malibu*, poser pour des photos en pantalon de cuir moulant peu après la naissance de son enfant quand soi-même on a mis tant de temps à se débarrasser des vêtements de grossesse et des tee-shirts du mari. Moi, feuilleter les journaux qui dévoilent sans vergogne les formes cachées de ces nouvelles mères du petit écran, prises au dépourvu au détour d'une rue ou à l'embarquement d'un avion, voilà ce qui me plaisait le plus.

« JE LE VEUX, ET TOUT DE SUITE ! »

L'assouvissement immédiat de nos envies, tel est notre but quand nous sommes enceintes. Les réactionnaires prétendent qu'en fait nous profitons de notre état pour faire mille et un caprices. Ils n'ont pas tout à fait tort. Pendant la grossesse, certaines de nos sensations s'intensifient comme jamais auparavant. Malheur à celui ou celle qui se mettra en travers de notre chemin vers la réalisation de nos désirs.

Prenons l'exemple d'une femme qui n'est pas enceinte : cette femme est assise dans la voiture aux côtés de son mari. Ils roulent tranquillement quand soudain la femme a envie d'aller aux toilettes. Très calme, elle expose le problème à son mari et lui laisse entendre qu'elle ne serait pas contre un petit arrêt pipi à la prochaine aire de repos, mais que le cas échéant elle pourra se retenir jusqu'à l'arrivée.

La même scène avec une femme enceinte : la femme est toujours assise aux côtés de son mari mais lorsque l'envie d'aller aux toilettes se fait sentir, la femme se met à hurler comme une hystérique qu'il lui faut absolument sortir faire pipi. La pauvre est dans un tel état d'agitation que son mari, la croyant au bord de l'explosion urinaire, se dépêche de trouver un coin où s'arrêter. Mais en deux temps trois mouvements, son épouse a déjà agrippé la portière, prête à sauter hors de la voiture roulant à quarante. Elle veut soulager sa vessie, peu importe le lieu, du moment que ce n'est pas sur le siège avant de la voiture. (Oh, elle y avait bien songé, mais elle refuse d'avoir à faire le reste du voyage les fesses mouillées…) L'incapacité du mari à comprendre qu'il faut d'urgence arrêter la voiture peut provoquer bien des perturbations hormonales. Alors un conseil aux maris : ne vous posez pas de questions, pilez, garez la voiture tant bien que mal, ouvrez la portière côté passager, aidez votre femme à sortir de la voiture, amenez-la derrière un arbre ou un panneau de signalisation et faites attention à vos chaussures. Souvenez-vous : *aux grands maux, les grands remèdes.*

Cette comédie de la femme enceinte qui a envie de faire pipi choque profondément votre mari ? Attendez un peu qu'il vous voie dans la grande scène du deux où vous découvrez, le ventre creux, qu'il n'y a rien à manger… La femme enceinte n'a pas un appétit d'oiseau mais de loup. Elle dévore tout ce qu'elle trouve, et quand elle a les crocs et qu'aucune épicerie n'est en vue, elle se met à fouiller frénétiquement la boîte à gants pour dénicher le paquet de chewing-gum qu'elle y avait laissé deux mois auparavant.

Il y a peut-être une explication rationnelle à ce comportement. Une hypotension, une baisse de glucose, que sais-je encore ? Ces crises alimentaires vous angoissent, vous désolent et vous tapent sur les nerfs ? Pour les éviter, veillez à toujours avoir de la nourriture dans votre voiture, celle de votre mari, dans votre sac à main, au bureau. À propos, sur les produits que vous entreposerez à votre lieu de travail, n'oubliez pas de mettre une étiquette : « Réservé aux femmes enceintes : défense de toucher », car rien n'est pire que de se ruer vers son dernier snack et de se rendre compte que le ou la collègue lui a déjà fait un sort. Noisettes, fruits secs, Granola, bananes, voilà de quoi vous rassasier et vous éviter d'arpenter toutes les rues de la ville à la recherche d'un McDonald's entre trois et quatre heures de l'après-midi. Et la boisson ? La soif, c'est comme la faim : il faut y remédier au plus vite. Mais attendez d'allaiter et vous découvrirez alors la véritable signification de l'expression « mourir de soif ». Prévoyez plusieurs bouteilles d'eau stratégiquement réparties.

« JE HAIS MON MARI ! »

Pour commencer, n'étant pas une femme, votre mari sera incapable de se mettre à votre place. Il lui sera impossible de comprendre vos angoisses, vos sautes d'humeur, vos peurs et votre bouleversement hormonal. Cet argument suffit à le sacrer « mari le plus chiant de l'année ». Vous pouvez me croire, si votre mari prétend devant vous que vous n'avez pas changé depuis que vous êtes enceinte, il n'en pensera pas moins que vous êtes soupe au lait, imprévisible et hystérique (défauts qu'il déteste en général et particulièrement chez sa femme). J'ai pu constater qu'en présence de leurs épouses les hommes ne tarissent pas d'éloges à l'égard de leur compagne. Ils se disent fiers de la voir si courageuse et si prompte à se sacrifier et à affronter la douleur pour leur donner un enfant. Mais faites sortir les femmes et la légende de l'hystérie gestationnelle ne va pas tarder à se répandre comme une traînée de poudre. Gérard se souvient du jour où il a retrouvé sa femme allongée devant le rayon crémerie parce qu'elle avait eu des nausées. Les autres clients devaient l'enjamber pour passer à la caisse. Quelle honte ! Michael, lui, décrit l'appétit gargantuesque de son épouse qui s'en mettait plein la lampe et commence à donner des détails croustillants sur son comportement gastronomique en précisant qu'il ne pouvait jamais terminer son assiette tranquillement sans que sa femme vienne pignocher avec sa fourchette. Quant à la question préférée des femmes enceintes à leur mari : « Tu m'aimes encore malgré mes kilos en trop ? », elle agace les hommes qui à l'unanimité lèvent les yeux au ciel dès qu'on aborde le sujet. En fait, ils ne savent jamais comment répondre à cette question piège. Doivent-ils dire que rien ne saurait ternir leur amour (ce qui est une façon implicite de constater qu'elles ont grossi) ou bien est-il plus sage de nier et de soutenir qu'ils n'aiment que les femmes minces, comme elles ?

Mais il y a pire encore que perdre la boule et se faire constamment rappeler à l'ordre : les commentaires du mari ! Du genre : « Tu ne crois pas que tu en fais un peu trop, par hasard ? », ou : « À qui ai-je affaire ? La femme enceinte ou mon épouse adorée ? » Que dites-vous de : « Tu étais bien plus drôle avant d'être enceinte », « La femme de mon kiné a accouché sans péridurale, je pense que tu devrais en faire autant », « Je sais que tu as un rhume mais es-tu sûre que ces antihistaminiques soient sans danger pour le bébé ? » (C'est le médecin qui vous les a prescrits !)

Si nous avions des doléances à faire, nous dirions que nos maris ne semblent pas prendre cette affaire de grossesse avec autant de sérieux et de gravité que nous. Ils sont capables de penser à tout autre chose pendant des heures, voire des jours, tandis qu'une femme enceinte (surtout à son premier enfant) est branchée sur Radio-Grossesse vingt-quatre heures sur vingt-quatre. Pour elle, la guerre du Golfe est directement liée à son enfant : si Saddam Hussein envahit le Koweït, il va y avoir une crise du pétrole et elle n'aura pas assez d'essence pour se rendre à la maternité quand commenceront les contractions. Les maris, eux, considèrent la grossesse comme une période de surmenage pour leur épouse, mais avant tout comme un non-événement, du moins tant que l'enfant n'est pas né.

Un jour, j'ai téléphoné à mon mari qui était en voyage d'affaires pour me plaindre de son manque d'intérêt pour le petit. Quand il m'a très logiquement demandé quelles étaient les preuves de ce que j'avançais, je lui répondis qu'en sept mois pas une seule fois il ne s'était inquiété du nom que nous allions donner au bébé. Moi, depuis le moment où j'avais appris la bonne nouvelle, du matin au soir, puis du soir au matin (quand le médecin m'avait dit que c'était une fille), je pensais comment nous pourrions l'appeler. Mon mari croyait que les prénoms étaient livrés avec le bébé ou quoi ?

Il existe néanmoins un domaine où maris et femmes peuvent se partager la charge de la grossesse : les kilos. Elles sont légion ces femmes dont les maris ont grossi de cinq à dix kilos pendant qu'elles étaient enceintes. Qui sait ? C'est peut-être le stress qui leur ouvre l'appétit à eux aussi… En fait, certains maris ressentent effectivement les mêmes envies alimentaires que leur partenaire. Je ne pense pas qu'il s'agisse là d'une manifestation romantique de leur amour pour leur femme mais plutôt d'un symptôme pathologique d'égoïsme alimentaire. « Si tu manges un banana split, il n'y a pas de raison que je n'en aie pas un moi aussi. » Mon mari a poussé son symptôme du « moi aussi » jusqu'à contracter les mêmes maladies que moi, mais plus gravement. En d'autres mots, quand j'avais une bronchite, monsieur s'arrangeait pour faire une pneumonie. Il a bien joué, l'animal. Qui aurait reproché à un homme atteint de pneumonie de ne pas s'occuper de sa grosse dame lunatique qui toussotait ?

Mais croyez-moi, quand on se rend compte que l'on doit faire face à cette grossesse sans soutien ni réconfort de la part de celui-là même qui est à l'origine de cette galère, la pilule est dure à avaler. Monsieur était plus attentionné le jour du crime ! Un sourire, une balade en forêt et crac, c'est toute la vie d'une femme qui bascule. Cette vague de rancœur ne vous quittera pas de tout l'accouchement. Se retrouver sur un lit d'hôpital avec un utérus qui fait du rodéo tandis que le mari se restaure à la cafétéria en regardant la télévision, voilà de quoi prendre le mors aux dents. « C'est injuste, c'est vraiment trop injuste… »

« MAMAN, J'AI PEUR ! »

La peur est le dénominateur commun des femmes enceintes. C'est sidérant la vitesse à laquelle on passe de la joie la plus infinie à l'angoisse la plus profonde lorsqu'on apprend que l'on est enceinte. Au début on éprouve une peur abstraite, on a peur de « couver » un bébé et d'en être à jamais responsable. On cherche une solution de repli. Peu après, cette inquiétude se concrétise. On n'a plus peur, comme ça, dans l'absolu. On se retrouve confrontée à une multitude de détails qui viennent nous terrifier. Ces peurs arrivent généralement dans l'ordre suivant :

Peur de faire une fausse couche

Une fois l'émotion et le choc de la nouvelle passés, votre souci sera désormais de mener cette grossesse à terme. Vous avez déjà vécu une interruption involontaire de grossesse ou connaissez quelqu'un qui en a vécu une ? Vous savez donc que cet événement est bien plus qu'un petit incident de parcours et des crampes menstruelles particulièrement intenses. Perdre l'enfant qu'on attend, quelles que soient les conditions, est toujours une épreuve douloureuse.

Celles pour qui avoir un enfant ne pose aucun problème, ni avant la conception, ni après, considèrent la grossesse comme une période où il leur faudra faire un peu plus attention qu'avant. Pour les autres, comme moi, qui ont essayé d'avoir un enfant pendant des années ou qui pensent que leur grossesse est à risques, les premiers mois se passent dans l'angoisse la plus terrible.

Les ouvrages sur la grossesse vous diront qu'il n'y a aucune raison d'arrêter vos activités sportives si vous n'avez pas une grossesse à « hauts risques ». (Demandez à votre médecin de vous situer.) *A priori*, et en me forçant, je veux bien croire à cette sagesse populaire et médicale, mais au plus profond de moi, je ne peux m'y soumettre. Que la majorité des fausses couches ayant lieu au cours du premier trimestre soient dues à des malformations génétiques de l'embryon, je le sais bien mais je refuse de prendre le risque de provoquer moi-même cet incident avec une heure et demie de sport quotidien.

Donnez-moi une seule raison valable pour que j'accepte de me transformer en super nana, comme c'est la tendance. À quoi bon prouver que l'on peut à la fois assumer une grossesse et sauter en parachute ? Oui, certaines réussissent cet exploit. Et alors, qu'ont-elles à voir avec votre grossesse à vous ? Souvenez-vous : *la grossesse n'est pas une compétition ! Faire de son mieux pour résister aux neuf (dix) mois de gestation et donner naissance à un enfant en bonne santé, voilà l'essentiel.*

C'est pourquoi, lorsque vous apprenez que vous êtes enceinte, ménagez-vous davantage. Et si malheureusement vous faites une fausse couche, ne passez pas votre temps à vous demander ce que vous auriez bien pu faire pour l'éviter.

La sensation de tiraillement et de pesanteur au niveau du bassin que les femmes éprouvent au début de la grossesse explique également pourquoi les femmes ont toutes « cette peur au ventre » quand elles apprennent qu'elles sont enceintes. Elles comparent ces sensations à celles des règles et, croyez-moi, quand vous avez des symptômes prémenstruels qui ne vous quittent pas tandis que vous êtes enceinte, il y a de quoi paniquer. Ce n'est pas avant la dixième semaine de grossesse que j'ai arrêté de porter des serviettes hygiéniques au cas où ces crampes annonceraient bel et bien l'arrivée des Anglais. Vous avez l'impression que vous allez avoir vos règles ? Détendez-vous. C'est normal. En revanche, si la douleur s'intensifie et s'accompagne de saignements, oubliez tout ce que je viens de vous dire et consultez votre obstétricien au plus vite.

Peur que l'enfant ne soit pas normal

Vous craindrez parfois que votre enfant naisse avec de petits défauts de fabrication. Mais vous n'êtes pas au bout de vos peines et de vos peurs. Dorénavant, et jusqu'au jour de votre mort (ou de votre sénilité précoce), vous vous ferez plus d'un cheveu blanc au sujet de votre rejeton. Quand il sera triste et malheureux, vous le serez aussi. Le petit n'est pas encore né et déjà vous vous faites un sang d'encre pour son avenir. Rassurez-vous, nous passons toutes par là.

Nous avons peur que notre bébé naisse avec une malformation congénitale, tout comme nous avons peur que plus tard il attrape les oreillons, la varicelle, qu'il se casse un bras ou une jambe, qu'il fasse une crise d'appendicite, et qu'il lui arrive Dieu sait quoi encore. Mais nos craintes dépassent toujours la réalité. En règle générale, les enfants naissent avec deux bras, deux jambes et survivent tellement bien aux catastrophes de l'enfance que la seule menace à leur santé serait que nous les achevions nous-mêmes à l'adolescence.

Mais c'est égal. Il nous est impossible de ne pas imaginer l'attitude que nous aurions en cas de problème. Si quelque chose arrivait à notre rejeton, nous sommes persuadées que nous ne pourrions plus supporter de vivre. Quel amour ! Quelle fusion entre une mère et son bébé ! Quand nous découvrons ce lien absolu qui nous unit à lui, nous en sommes d'ailleurs les premières étonnées. Nous comprenons alors mieux pourquoi les mères ont envie de donner une fessée au petit sacripant qui vient de jeter du sable dans les yeux de leur tendre amour, ou de gifler l'institutrice parce que, selon elle, le chérubin est trop petit pour entrer au cours préparatoire.

Revenons-en à la peur que l'enfant ne soit pas normal. Ma théorie est la suivante : si nous nous imaginons les pires scénarios, c'est pour mieux nous préparer à toute éventualité. Un peu comme s'il suffisait d'envisager le pire pour conjurer cette souffrance qui pourrait nous prendre par surprise et porter un coup fatal à notre bonheur. Pure superstition, je ne vous le cacherai pas. Mais c'est plus fort que nous.

Voilà pourquoi tant de femmes choisissent de multiplier les tests prénataux. Un de ces tests, appelé l'alpha-fœto-protéine, permet de diagnostiquer dès le premier mois les anomalies chromosomiques et les risques de spina-bifida (se reporter au chapitre 7 pour plus d'informations).

Les échographies (trois en moyenne par grossesse) servent aussi à vous rassurer sur la constitution de votre enfant. Vous pourrez vérifier de visu qu'il a un cœur, un cerveau, bref, qu'il ne lui manque rien. Si vous avez de la chance, le bébé essaiera de vous en mettre plein la vue en vous dévoilant la face cachée de son identité. Vous pourrez donc savoir avec certitude s'il faut acheter de la peinture rose ou bleue pour repeindre les murs de sa future chambre.

Vous avez plus de trente-cinq ans ? On vous prescrira certainement les tests au nom barbare de biopsie du trophoblaste (ou choriocentèse ou encore biopsie villositaire) et celui, plus connu, de l'amniocentèse. Ces tests ont pour but de vous rassurer.

Vous croyez que des résultats encourageants vous libèrent de vos angoisses ? Naïve que vous êtes. Bon, d'accord, vous savez qu'il n'est ni trisomique ni mal formé. Vous allez maintenant vous focaliser sur d'autres détails : louchera-t-il, aura-t-il des oreilles comme celles du prince Charles ? L'inquiétude semble faire partie du contrat de grossesse. Une angoisse pousse l'autre.

Le sentiment de culpabilité nourrit cette névrose incontrôlable. Nous sommes convaincues que le temps est venu de payer les pots cassés de notre insouciante jeunesse. Si, contrairement à certains crapoteurs du dimanche, vous avaliez la fumée de vos cigarettes, vous aurez la gorge nouée en pensant que votre bébé, héritier de chromosomes dénaturés, pourrait naître avec trois oreilles. Imaginez les états d'âme de celles qui ont eu des expériences chimiques plus marginales… Les femmes qui ont le plus peur de ce retour de bâton sont celles qui étaient soûles ou un peu pompettes le jour de la conception. C'est un cercle vicieux : on se cuite pour libérer nos sens et augmenter nos chances d'être fécondée, puis on passe tout le temps de la grossesse à regretter que l'on ne soit pas restée sobre cette nuit-là.

Tout est bien qui finit bien : le bébé est normal et en pleine forme. Mais vous, qui venez de pousser comme une forcenée pour expulser cette masse de vos entrailles, aurez un moment de doute après votre dernier effort. Vous craindrez, eh oui la peur vous poursuivra jusque-là, que votre bébé ressemble plus à Chita qu'au poupon de Blédina. Croyez-moi, quand vous entendrez les cris de votre enfant et verrez sa petite tête, vous serez soulagée de constater que votre bonne étoile ne vous a pas laissée tomber.

Après l'accouchement, accrochez-vous au wagon, comme on dit, car vous allez devenir un membre actif et privilégié de la Ligue internationale de l'angoisse maternelle. Vous pensiez avoir fait le tour de la question lorsque votre enfant était blotti dans votre ventre ? Maintenant que vous l'avez dans les bras, vous n'avez pas fini de vous taper la tête contre les murs et de vous faire du mouron au sujet de cette nouvelle recrue. Vous ne vivrez plus que pour ce petit être sans défense.

Vous vous rappelez ce film avec Shirley MacLaine où la mère passe son temps à inspecter le berceau pour s'assurer que son enfant respire toujours et le pince quand elle a le moindre doute ? Si vous croyez que cette scène est une pure invention cinématographique au service de la comédie, vous vous mettez le doigt dans l'œil. Mes amies et moi étions convaincues à notre première grossesse que la vie de notre bébé dépendait exclusivement de notre force de volonté et que si nous le quittions une seconde du regard, il cesserait de respirer. Qui n'a jamais placé un petit miroir sous le nez de son bébé pour voir la buée s'y former, signe que tout va bien ? Et ces babyphones dont aucune mère ne peut se passer ? Non seulement nous le laissions ouvert en permanence mais le volume était si fort qu'en plus de la respiration et des gazouillis du bambin nous pouvions entendre les gargouillements de son ventre en pleine digestion.

Peur de devenir affreuse

Certaines femmes s'épanouissent pendant leur grossesse et ne sont jamais aussi belles que lorsqu'elles sont enceintes. Elles respirent la joie de vivre, leur visage s'illumine de santé et on les sent bien dans leur corps rebondi. Grand bien leur fasse ! Vous pouvez me taxer de femme indigne ou de célibataire refoulée, mais je maintiendrai jusqu'au bout que les bouleversements corporels sont légèrement dérangeants et souvent effroyables. Non pas qu'il me déplaise de voir une femme enceinte, au contraire. Je les trouve toutes à croquer. C'est juste que j'ai toujours eu du mal à concilier mensurations de grossesse et pantalons taille trente-huit.

Je me demandais si mon mari me trouverait sexy jusqu'au bout, si moi-même, ce qui est tout aussi important, je me trouverais sexy jusqu'au bout. La réponse franche et sincère à ces deux questions est non. Mais il y a autant de couples stimulés par la grossesse que de couples dégoûtés. (Se reporter au chapitre « Sexualité pendant la grossesse ».)

Je sais, je sais, il est banal et pénible d'accuser notre société de faire rimer bonheur avec minceur. Mais avouez qu'il y a de quoi se remettre en question lorsqu'on est enceinte ! On grossit, et on perd son statut de « jolie poupée » sous prétexte que l'on porte un poupard. Ce n'est pas évident d'accepter cette « grossitude » pendant plus d'une année, sincèrement.

Le vœu pieux de toute future mère est de retrouver sa taille de guêpe après l'accouchement. À ce sujet, j'aimerais vous prévenir contre le message on ne peut plus ambigu de notre société. D'un côté, on nous montre les photos d'une Pamela Anderson aussi svelte à l'arrivée qu'au départ. Et devant de telles pièces à conviction, nous devenons persuadées qu'il est de notre devoir de rentrer dans nos vieux jeans après la naissance de notre enfant. De l'autre côté, on vous serine à tous les coins de rue qu'« une telle est bien foutue malgré ses quatre grossesses ». Comme si le fait d'avoir des enfants nous donnait droit aux imperfections ! Cela dit, j'accepte tous les compliments, y compris les moins sincères.

Peur de ressembler à sa mère

Un jour, on est la petite fille à sa maman, le lende-main la mère d'une fille ou d'un garçon. Cette tran-sition a de quoi effrayer, vous ne trouvez pas ? Plus effrayant : on peut ressembler à sa propre mère. Cette peur n'épargne aucune de nous. Un jour, en passant devant la glace, on croit reconnaître la figure maternelle. Est-ce la mâchoire qui donne cette impression ou cette façon bien particulière de froncer les sourcils ? Quoi qu'il en soit, on ne se reconnaît plus.

Pour beaucoup de femmes, cette métamorphose peut déclencher une véritable panique. Allez-vous devenir autoritaire, exigeante et angoissée comme l'était, selon vous, votre mère ? Une chose est sûre, votre mère n'a jamais agi sur un coup de tête ni pris de folles décisions ; elle n'a jamais fait l'amour dans un Jacuzzi, et n'a jamais rêvé d'avoir une liaison avec Mel Gibson. Non, pas cette mère que vous connaissez depuis si longtemps ! (Et si c'était le cas ? – Vous ne voulez en aucun cas en entendre parler. Vous n'allez tout de même pas prendre le risque de devoir échanger Michèle Morgan contre Clémentine Célarié.)

Au fur et à mesure que votre enfant grandira en vous et que votre amour pour lui s'intensifiera, vous réaliserez tout l'amour que votre mère vous a donné. Vous com-prendrez pourquoi elle s'est toujours mêlée de votre vie et vous a toujours surprotégée. Attendez que votre petit ait deux ou trois ans et, comme elle, vous vous entendrez dire : « Fais attention ! Ne monte pas là-dessus, tu vas tomber. » Pour moi, la révélation eut lieu le jour où je me suis surprise à cracher sur mon mouchoir pour essuyer la bouche de ma fille avant qu'elle ne se rende à un goûter d'anniversaire.

Peur de ressembler à la belle-mère

Contrairement à la peur précédente, je ne parle pas ici de ressemblance physique. Il est bien évident que vous n'aurez pas peur de devenir la réplique exacte de votre belle-mère. En revanche, vous aurez peur de troquer votre statut de compagne et amie de votre mari pour celui d'éducatrice asexuée. Dans notre volonté de nous initier à la maternité avant d'avoir le bébé dans les jambes, nous commençons petit à petit à prendre les plis de notre propre mère ou, pire, ceux de la mère de notre mari. Vous vous en rendrez compte le jour où vous conseillerez à votre compagnon de bien se couvrir pour ne pas attraper froid ou lorsque vous lui prendrez ses rendez-vous chez le dentiste.

Dans cette prise de pouvoir, vous n'êtes pas seule en cause ; votre mari y a aussi sa part de responsabilité. Qui refuserait de se laisser bichonner ? Votre mari prétend que sa mère le rendait fou mais il admire son dévouement. Vous connaissez la chanson : il préférait les gâteaux que lui faisait sa mère, il trouve que sa mère repassait mieux ses chemises, qu'elle savait mieux coudre, et quand il a un rhume, il veut que vous lui prépariez une infusion avec du miel comme vous-savez-qui le lui faisait toujours.

Si les maris encouragent leur épouse à les materner, ce n'est pas seulement par désir de se faire pouponner mais parce qu'ils sont, eux aussi, impressionnés par la tâche parentale qui les attend et qu'ils n'ont eu que ce seul modèle en matière de mère. D'ailleurs certains hommes ne s'inquiètent de savoir si leur femme est bonne ménagère et organisée que lorsque l'enfant est en route.

Devoir correspondre aux conceptions romanesques que votre mari échafaude et peaufine depuis vingt ans, voilà qui est déjà bien pénible. Mais il y a pire : supporter les comparaisons avec sa première femme. Son ancienne épouse ne cuisinait jamais de surgelés, elle préparait ses cartes de vœux trois mois à l'avance. Et alors ? On s'en fout (et vous devriez en faire autant). Mettez-y le holà tout de suite. Peu importent les qualités de sa première femme, vous ne souffrirez pas qu'elle vous dicte vos actes. Faites-vous bien comprendre par votre mari. Ce n'est plus elle qui tire les cordons de la bourse, que vous sachiez.

Peur de ne pas être à la hauteur

En respectant, d'une part, notre souci extrême de perfection et, d'autre part, les impératifs catégoriques de la nature à protéger coûte que coûte l'enfant en gestation, j'ai dressé une liste des meilleures attitudes à adopter en période de grossesse. Vous avez déjà réfléchi à une stratégie personnalisée avec votre médecin ? Je vous en félicite. Malheureusement, beaucoup de femmes, par manque d'expérience et de confiance en elles, s'imposent des principes non seulement inutiles et contraignants, mais qui en outre sont voués à les déstabiliser.

Votre sang-froid et votre sentiment de culpabilité ne suffisent pas à vous guider sur le chemin de la maternité parfaite ? Vous allez très vite apprendre que le monde regorge de personnes déterminées à surveiller de près vos faits et gestes. Mes amies et moi avons surnommé ces « redresseurs de torts » la Brigade des Mères. Eh bien, il y a pire qu'une femme membre de la Brigade des Mères : un HOMME membre de cette Brigade (comme si une personne sans utérus ni diplôme d'accoucheur avait le droit de dicter à une femme enceinte la façon dont elle doit mener sa vie ! Ça va pas, non !).

La Brigade des Mères appartient à cette même catégorie que ces inconnus qui vous tapotent le ventre quand vous les croisez chez le boulanger. En matière d'informations bidon, vous pouvez leur faire confiance. Ils ont toujours mille et une histoires sordides à vous raconter. Exemple : ils connaissent une femme qui après cinquante heures de contractions a dû subir en urgence une césarienne parce que le cordon ombilical commençait à s'enrouler autour du cou de l'enfant. Pitié, épargnez-nous ce genre d'inepties ! Comme vous vous en seriez doutée, la Brigade des Mères a trouvé une explication logique à cette mésaventure. Soit la future maman dormait sur le dos plutôt que sur le côté gauche, soit elle a demandé la péridurale trop tôt selon les critères de la B.M., soit Dieu sait quelle autre stupidité du genre. De toute façon, avec elles, c'est toujours la faute de la femme enceinte.

Les membres de la Brigade des Mères prennent un malin plaisir à dire aux jeunes femmes crédules qu'il leur faut absolument se débarrasser de leur four à micro-ondes, que leur matelas contient une substance toxique, que manger des aliments cuits au beurre peut donner le cancer à l'enfant, que boire des boissons gazeuses revient à se shooter à la cocaïne. Plus la mère montre des signes de détresse, plus les membres de la Brigade se félicitent. Mission accomplie. On aurait tendance à penser que ces femmes ont eu des grossesses et des accouchements irréprochables, et des enfants parfaits. Détrompez-vous. Cela me rappelle le psychologue qui vivait à côté de chez nous quand j'étais toute jeune. Un jour, tandis qu'il était en train de donner des conseils en matière d'éducation à l'un de ses patients, ses jumeaux étaient occupés à mettre le feu aux rideaux de son bureau.

L'une de mes amies se souvient de cette fois où elle se trouvait chez le coiffeur (elle se faisait colorer la racine des cheveux) lorsqu'une parfaite inconnue s'est approchée l'air excessivement indigné et lui a dit : « Vous ne savez donc pas qu'il est dangereux d'utiliser des produits chimiques quand on est enceinte ? » Mon amie, qui avait déjà la moitié de la tête couverte de papillotes, a commencé à se ronger les sangs. Elle a fini sa coloration et a quitté le salon le cœur au bord des lèvres à l'idée qu'elle venait peut-être sans le savoir de mettre son chérubin en danger. Parlez-en si vous voulez à votre médecin avant de prendre toute décision. Mais sachez que mes enfants ont tous été exposés à des colorations in utero et qu'ils sont tout à fait normaux. Ma théorie est la suivante : il valait mieux qu'ils supportent ces produits chimiques plutôt que je laisse ma vraie nature revenir au grand galop. Cela leur aura évité qu'ils ne naissent sans père aussi sûr que mon mari n'aurait pas tardé à prendre la poudre d'escampette en voyant mes cheveux gris et ma vraie personnalité reprendre le dessus.

Vous pensez que mes histoires de coloration sont un peu tirées par les cheveux ? Attendez un peu de tomber sur la Brigade des Mères à une soirée ou au restaurant. Vous n'avez pas intérêt à boire plus d'un verre ou deux, même avec une autorisation en bonne et due forme de votre médecin. De deux choses l'une : ou la B.M. vous jette des regards noirs ou elle s'approche et vous fait tout un laïus sur les méfaits de l'alcool sur l'embryon. Combien de femmes (qui n'ont pas bu plus de neuf ou dix verres de vin pendant toute leur grossesse) se sont retrouvées dans cette position délicate à essayer de justifier leur « alcoolisme » auprès de parfaites inconnues.

Naturellement, les médecins ont des idées bien arrêtées sur la question. Pour ma part, je ne prescris ni ne proscris l'alcool pendant la grossesse. Je me contente de dire qu'être enceinte est suffisamment pénible comme cela. Avec la censure qui pèse sur les bains chauds, l'aspirine, le café, les produits chimiques, sans parler de notre vie sexuelle qui est perturbée, et nos proportions clownesques, nous pouvons nous permettre de boire un verre ou deux tous les deux mois, non ? Je dirai même plus, nous méritons bien un petit verre ou deux. Mais je ne suis pas docteur. De toute façon, la vie n'est qu'une succession de risques calculés. Je vous conseille donc de mettre au point une stratégie de grossesse qui sera à la fois saine pour le bébé et vivable pour vous.

Les aéroports sont les zones d'intervention préférées de la Brigade des Mères. Lorsque vous vous apprêtez à franchir la barrière à rayons X, vous les voyez se regrouper autour de vous et vous expliquer que si jamais vous traversez, vous allez irradier votre enfant. À propos de voyage en avion, consultez le règlement de la compagnie aérienne en matière de grossesse. Les hôtesses de l'air sont très strictes à ce sujet. Pas question d'accepter une femme susceptible d'accoucher en plein vol (vous seriez obligée de donner le nom de la compagnie à votre enfant pour vous faire pardonner…).

Peur d'être une mauvaise mère

Cette peur a deux explications possibles. Soit votre mère était un tel exemple de douceur, de générosité et de patience que vous êtes persuadée de ne jamais pouvoir lui arriver à la cheville. Soit elle était un tel monstre d'égoïsme, de négligence et de froideur que vous craignez d'avoir hérité de ses gènes. Là encore, vous ne ferez pas dans la demi-mesure.

J'aimerais beaucoup vous dire quel genre de mère vous serez, mais malheureusement une telle prédiction m'est impossible (même si je fais cent pour cent confiance à votre instinct maternel). Après mûre réflexion, mes amies et moi sommes venues à la conclusion que la grossesse est la meilleure période pour se réconcilier totalement avec sa propre mère. On est maintenant sur un pied d'égalité et on profite de cette nouvelle relation de femme à femme pour mieux comprendre ses exigences, ses inquiétudes et ses espoirs. Mais n'oubliez pas, vous n'êtes pas votre mère. Inspirez-vous des meilleurs moments de votre enfance et laissez de côté les aspects que vous ne voulez pas faire subir à votre enfant. Le métier de mère évolue de génération en génération. Vous avez neuf (dix) mois pour vous préparer à cette tâche mais sachez que vous ne saisirez tous les tenants et aboutissants de cette affaire que le jour où vous ramènerez votre petit à la maison. Entre vous deux, ce sera sans nul doute une histoire d'amour, mais de là à savoir quelles formes, quelles manifestations prendra cet amour… À chacune d'écrire sa propre histoire. Vous saurez si vous avez accompli votre mission quand votre enfant vous enverra des lettres exaltées et pertinentes pour vous raconter son travail à M.S.F. ou quand il vous enverra des photos des travaux d'irrigation auxquels il participe en Afrique noire. En attendant, aimez-le et croisez les doigts (et acceptez de voir la réalité en face. Oui, votre mère vous a aimée aussi passionnément que vous aimez votre rejeton).

Peur de l'accouchement

J'ai gardé le pire pour la fin. La peur de l'accouchement est sans conteste la bête noire de toute femme qui attend son premier enfant. Au début, elle se traduit par une simple crainte de la douleur. On sait que l'on va souffrir. Il ne faut pas être sorti de la cuisse de Jupiter pour comprendre que le chemin emprunté par le bébé est étroit et qu'un bas-ventre, ayant seulement fait l'expérience d'un Tampax maxi-plus et de quelque rare partenaire avantageusement pourvu, va rechigner à faire passer un melon dans son délicat corridor. Mais impossible de savoir à quel point cela va faire mal. Est-ce plus douloureux qu'une épilation à la cire ? Plus douloureux qu'une jambe cassée ? Qu'une dent arrachée ?

Après avoir écouté les récits successifs de toutes les femmes de votre entourage (ce qui ne devrait pas vous prendre plus de deux semaines après que vous avez annoncé la bonne nouvelle), vous aurez peur, en plus de souffrir, d'être une vraie poule mouillée au moment de l'accouchement. Vous aurez peur de ne pas avoir assez de force pour expulser le bébé, vous aurez peur de faire vos besoins sur la table de travail en poussant, vous aurez peur de vous évanouir ou de crier quand on vous installera la perfusion, peur de tomber dans les pommes ou de hurler de douleur (tout simplement), peur que la péridurale fasse plus mal que l'accouchement lui-même, peur que l'anesthésiste pique au mauvais endroit et que vous restiez paralysée à jamais. Nous allons laisser de côté les aspects physiques et émotionnels de l'accouchement proprement dit pour le moment (se reporter au chapitre correspondant), et nous attarder sur la nature de cette peur telle que nous la comprenons.

Cette terreur vient tout d'abord du fait que vous serez en bien mauvaise posture : souffrante, les jambes écartées, et affolée par cette créature qui veut à tout prix sortir de votre corps, *sans personne pour venir vous secourir*. Vous vous voyez arriver clopin-clopant à la maternité, sachant que le temps est venu pour vous d'affronter l'épreuve la plus terrible de votre vie, avec pour seules armes de défense quelques exercices de respiration pitoyables, une cassette de relaxation et votre infortuné mari ? En fait, si nous hésitons à envisager d'autres plans de défense, c'est parce que la Brigade des Mères (ces fascistes qui hantaient les cours de préparation à l'accouchement sans douleur en même temps que nous) nous aura laissé croire que nous faisons fausse route si nous abandonnons les principes de base. Je leur répondrai en ces termes, en tout bien tout honneur : FOUTAISES ! Une mère et son enfant en bonne santé, voilà le but de tout accouchement, quels que soient les moyens mis en œuvre pour y arriver. La fin justifie les moyens.

Je vais vous révéler une chose : *On ne décerne pas de médailles aux mères après l'accouchement.* Personne n'annonce vos performances au micro ; aucune médaille n'est remise à celles qui ont accouché sans péridurale, sans broncher et sans s'oublier sur la table de travail. Si tel était le cas, il n'y aurait pas beaucoup de lauréates et les autres accouchées ne manqueraient pas de jeter leur bouée antihémorroïdaire sur les médaillées.

La vérité : vive la péridurale ! Les césariennes peuvent aider à sauver une vie ou à écourter des souffrances inutiles. *Il n'y a pas d'accouchement troisième classe.* Être prête à souffrir le martyre ou à mettre la vie du bébé, ou la sienne, en danger, quand on a peur et qu'on est épuisée, je n'appelle pas cela de l'héroïsme mais un manque de bon sens.

Pour mettre votre enfant au monde, vous avez le choix entre un lit matelassé de morceaux de verre et un lit rembourré de plumes d'oie. Quelle que soit votre option, ni le médecin, ni la sage-femme, ni votre bébé n'auront plus de considération pour vous parce que vous avez décidé de souffrir au nom de je ne sais quel principe erroné de la perfection. Croyez-moi, péridurale ou pas péridurale, votre mari se prosternera devant vous pendant au moins quarante-huit heures pour lui avoir donné un enfant au mépris de tous les inconvénients.

Souvenez-vous : celles qui ont goûté à la péridurale sont celles-là mêmes qui ont la frite et un teint de pêche après la naissance de leur enfant, tandis que leurs collègues conservatrices dorment comme une souche, le visage rougi par les vaisseaux qui ont éclaté.

Une dernière chose en ce qui concerne vos peurs et vos inquiétudes : apprenez à vivre avec car elles ne cesseront pas de sitôt. Lorsque, soulagée, vous tiendrez votre chérubin dans vos bras après neuf (dix) mois de surmenage, vous couverez alors sans le savoir d'autres angoisses bien plus sérieuses : « Mange-t-il suffisamment ? », « Mange-t-il trop ? », « Sera-t-il le dernier de la crèche à marcher et à être propre ? », « Saura-t-il se faire des amis ? » Puis, quand il sera grand et aura une foule de copains, vous vous inquiéterez de savoir s'il ou si elle n'a pas de mauvaises fréquentations, s'il ou si elle ne se drogue pas, ou ne fait pas partie d'une secte. Ajoutez à ces angoisses la terreur effroyable que tous les parents ont le jour où leur enfant a le permis et part sillonner les routes de France et de Navarre. Vous comprendrez alors pourquoi vos propres parents semblaient si désemparés et fous d'inquiétude chaque fois que vous grandissiez un peu plus. Mais je m'égare…

6

VOTRE MÉDECIN ET VOUS

Le jour où vous apprenez que vous allez avoir un enfant, votre gynécologue se transforme en obstétricien. Votre obstétricien est chargé de veiller sur vous pendant votre grossesse, pendant l'accouchement, et pendant votre convalescence, autant dire pendant toute votre vie. En fait c'est le jour où il vous prescrit des hormones pour la ménopause que votre obstétricien (ou gynécologue-accoucheur) redevient comme par magie votre gynéco.

MÉDECIN OU SAGE-FEMME ?

Aucune loi, gravée dans la pierre ou imprimée sur papier, ne stipule que la présence d'un médecin est obligatoire au moment de l'accouchement. Une sage-femme diplômée d'État peut très bien faire l'affaire et vous assister soit chez vous, soit à la clinique, à condition que celle-ci se trouve proche d'un hôpital en cas d'urgence. Certains médecins en avance sur leur temps travaillent en coopération avec des sages-femmes. Ne vous étonnez donc pas de voir apparaître tantôt votre médecin, tantôt la sage-femme. Comme leur nom ne l'indique pas, les sages-femmes sont essentiellement des femmes, ce qui favorise les relations d'intimité et guérit votre pudeur : « C'est normal tous ces gaz ? » voilà une question dont vous oserez enfin vous libérer. D'après les rumeurs, ces sages-femmes auraient davantage tendance que les obstétriciens à accélérer l'accouchement par injection d'ocytocine ou par recours à la césarienne.

Mon amie Cathy avait choisi d'accoucher chez elle, assistée par une sage-femme, laquelle déploya moult moyens pour provoquer les vraies contractions : faire chauffer l'eau pour le thé, faire une balade en forêt, que sais-je encore... Une véritable amie, dévouée, rassurante, compétente. Malheureusement, l'accouchement fut plus long, plus douloureux, plus traumatisant que Cathy ne l'avait imaginé. Elle finit donc sur le siège arrière de son coupé sport lancé à pleine vitesse en direction de l'hôpital. Quelle ne fut pas sa déception quand les médecins lui refusèrent la péridurale sous prétexte que le travail était déjà bien avancé et que de toute façon il n'y avait plus rien à faire que pousser.

Cette anecdote nous apprend trois choses. La première est qu'il ne faut pas hésiter à se rendre à l'hôpital le plus vite possible, dût-on arpenter les couloirs du service maternité pendant vingt-quatre heures par la suite. La deuxième est qu'il faut garder les joies d'un accouchement à domicile, sous l'eau ou assisté par une sage-femme pour les deuxième, troisième et quatrième enfants. Comment peut-on prétendre bien choisir son accouchement si l'on n'a pas toutes les données du problème et de la situation ? Autant attendre d'avoir toutes les cartes en main. De toute façon, *un accouchement, c'est toujours une surprise*, je peux vous le garantir. Bonne ou mauvaise, mais c'est toujours une surprise. Avoir lu cet ouvrage ne changera rien à l'affaire. La troisième chose que nous apprend cette anecdote est qu'il faut toujours choisir le lieu de son accouchement en fonction de la qualité de l'assistance médicale et technique.

Vous mettez un point d'honneur à refuser la péridurale et à accoucher naturellement ? Attendez un peu que les contractions commencent… Pas une femme au monde ne saurait renoncer à cette anesthésie bénie des dieux. Je retire ce que je viens de dire, en fait j'en connais une, Julienne, qui a tenu bon. Mais je me demande si elle aurait fait preuve d'autant de bravoure si son mari ne lui avait pas promis un saphir à l'arrivée. (Vous imaginez la tête de son mari si elle lui faisait miroiter des boutons de manchettes en diamants pendant que lui subit une vasectomie ?) Coralie non plus n'a eu recours à aucune anesthésie car le bébé souffrait d'une insuffisance cardiaque. Ni Annie, laquelle accoucha plus vite que son ombre sans laisser le temps aux médecins de se retourner pour lui faire la piqûre. Mais ces femmes avouent que la péridurale leur aurait quand même ôté une sacrée épine du pied, si je puis dire.

En guise de post-scriptum à ce pamphlet contre l'accouchement à domicile, je dirais qu'un accouchement est aussi sanglant qu'un film gore et le lieu d'une naissance ressemble vite à un abattoir. Quelle femme accepterait de sacrifier ses draps et son matelas ? Si l'idée d'aller à l'hôpital vous rebute, louez une chambre dans un hôtel. Cela vous coûtera moins cher et la nourriture y sera meilleure. (Ça ne vous dirait pas de vous retrouver à l'hôtel dans une des chambres à côté d'une femme sur le point d'accoucher ?)

BIEN CHOISIR
SON GYNÉCOLOGUE-ACCOUCHEUR

Vite fait, bien fait. Vous aurez sans doute remarqué que je ne vous laisse pas vraiment le choix et que je vous impose le gynécologue-accoucheur. Je m'excuse de cet abus de pouvoir mais c'est à ça que servent les amies. Si vous désirez un discours plus objectif, plus analytique, reportez-vous aux multiples ouvrages consacrés à la grossesse. Mon devoir ici est de vous donner des tuyaux confidentiels, de vous livrer des secrets qu'on ne partage qu'avec des amies. Il se trouve que mes amies et moi avons opté à l'unanimité pour la méthode traditionnelle, à savoir l'hôpital et son sacro-saint médecin, lequel s'occupera de faire tourner rond votre premier tour de manège gestationnel. Comme tous les enfants de la télé, nous vénérons les médecins comme s'ils étaient les héros et les héroïnes d'un téléfilm du genre *Médecins de nuit*, *Hôpital central* ou *Urgences*. Les sages-femmes, elles, jusqu'à présent, n'ont jamais eu droit à leur propre série télé. C'est à se demander si elles ne sont pas victimes de la politique des Sorcières de Salem.

Alors, comment et où trouver ce médecin idéal, cette petite merveille de la médecine ? Deux stratégies sont possibles. Soit vous gardez celui ou celle qui vous sert de gynécologue depuis des années, qui vous fait vos frottis et soigne vos mycoses. Soit vous estimez que vos besoins ont changé et que votre gynéco n'est plus la personne qui convient.

Il serait faux de croire que le gynécologue est nécessairement la personne recommandée pour vous accoucher. Faire des frottis et mettre au monde un enfant ne relèvent pas vraiment des mêmes compétences... Nombreuses sont les raisons pour prendre ce choix au sérieux.

Avant tout, *faites un sondage auprès de vos amies*. Demandez-leur ce qu'elles pensent de leur propre médecin ou du médecin du coin. Les médecins, c'est comme les vins, il y a le millésime, le cru... et ce sont souvent les mêmes noms qui reviennent. Moi, j'ai trouvé le mien grâce à la copine d'une copine lors d'une visite chez mon médecin traitant. Elle avait quatre enfants et son visage s'illuminait lorsqu'elle mentionnait son médecin-accoucheur. Par la suite, une autre amie me parla de ce dit médecin avec la même admiration et le même respect. Il n'y avait plus à hésiter. Je savais que je tenais là la perle rare, l'homme de la situation. Et aujourd'hui encore je me félicite de ce choix.

« Connais-toi toi-même », voilà un autre critère de choix. Il faut vous demander quel genre de femme enceinte vous serez. S'il vous faut des certitudes et si les questions se bousculent à votre bouche, votre médecin-accoucheur devra être patient, prêt à sacrifier son temps pour vous. Si vous appréhendez la grossesse et l'accouchement, choisissez un médecin compréhensif et paternaliste. Je ne saurais trop recommander à celles qui souhaitent un accouchement « naturel » un médecin qui non seulement approuve leur choix mais qui a en plus des compétences en diététique et sait soigner les rhumes avec autre chose que de l'eau chaude et du citron.

Important : votre médecin et vous devrez avoir la même conception de ce que doit être un accouchement. Si vous avez de bonnes raisons personnelles pour exiger une césarienne quelles que soient les conditions, autant que l'accord se fasse dès le premier jour dans une entente cordiale. Il ne vous en coûte rien (au sens propre et au sens figuré) au stade où vous en êtes de soumettre votre éventuel obstétricien à quelques tests. Parlez-lui franchement de vos craintes, de vos sentiments et demandez-lui ce qu'il entend vraiment par anesthésie. Ce n'est pas le tout de savoir qu'il vous donnera la péridurale, encore faut-il savoir quand et en quelle quantité.

De même, si vous attendez un garçon et si vous voulez le circoncire, sachez que c'est l'obstétricien, et non le pédiatre, qui se charge de l'opération. Autant vous renseigner dès à présent sur sa façon de faire, ni trop, ni trop peu.

ET LE MARI DANS TOUT ÇA ?

Aucune femme de ma connaissance n'a jamais consulté son mari pour le choix de son obstétricien, sauf bien sûr si le mari est lui-même obstétricien. Nous connaissons notre gynécologue depuis des années et des années, et jamais il ne nous serait venu à l'idée de le consulter pour le choix de notre mari !

Cependant, mes amies et moi pensons qu'il est préférable d'impliquer le mari dans ce choix du médecin. Après tout, on peut supposer qu'il est plus concerné par la grossesse qu'il ne l'était par les frottis, non ? Blague à part, il est crucial que votre mari se sente aussi à l'aise et confiant que vous l'êtes avec votre obstétricien, et ce pour plusieurs raisons. La première est que la vie de son enfant et ses débuts dans la vie dépendent de ce gynéco. La deuxième : votre mari, contre toute attente, sera à vos côtés pendant une bonne partie, voire toute la durée, de l'accouchement. Autant qu'il ne déteste pas la personne qui vous tripotera et fourrera ses mains partout. La troisième raison est que votre mari doit se sentir libre de téléphoner à votre gynéco pour lui faire part de votre dernière lubie. Dès qu'un symptôme suspect ou inquiétant surgissait pendant mes grossesses, j'en référais immédiatement à mon mari, lequel appelait d'urgence le médecin. Lors des contractions, même scénario, c'est le mari qui bien souvent se charge de sonner l'alarme. Les femmes, elles, sont trop occupées pour pouvoir tenir une conversation téléphonique cohérente (signe incontestable que les vraies contractions ont commencé), ou elles ont trop peur de déranger leur médecin pour rien. C'est alors que le mari entre en scène et vous rappelle que vous avez le droit d'appeler votre obstétricien à n'importe quel moment du jour et de la nuit. N'attendez pas que bébé soit entre vos jambes…

Je ne voudrais pas vous affoler mais autant savoir que votre mari sera plus traumatisé que vous lorsque le bébé surgira de vos entrailles (que ce soit par voies naturelles ou par césarienne) car monsieur sera aux premières loges et aura une vue imprenable sur l'accouchement. Il aura certainement besoin de quelqu'un pour le réconforter. Votre mari vous aime beaucoup et ne voudrait pour rien au monde qu'il vous arrive malheur. Mais appelons un chat un chat : votre mari ne tient pas à ce que vous mouriez en couches et le laissiez seul avec cet enfant qu'il ne connaît même pas. Votre médecin devra lui garantir que vous sortirez de cette épreuve saine et sauve. Cependant, n'oubliez pas que vous restez la première concernée dans cette affaire et que c'est à vous que revient la décision finale.

HOMME OU FEMME ?

En matière de compétence médicale, aucune différence. Un obstétricien, homme ou femme, qui vous a été recommandé (qui a tous ses diplômes en bonne et due forme, et qui n'a pas de problème avec l'ordre des médecins) saura très bien gérer votre grossesse et votre accouchement. Savoir si l'on va faire appel à un homme ou à une femme est une simple question d'affinité. Attention, je n'ai pas dit que ce choix n'était pas important. Le bien-naître de votre enfant dépend autant de votre accompagnement émotionnel que de votre soutien médical.

Oublions un instant principes, bienséance et bonne conscience. Vous préférez un homme parce qu'il saura se montrer plus paternaliste et protecteur ? Ou bien une femme parce qu'elle saura vous comprendre ? Comme le disait une de mes amies : « Tu confierais ta voiture à un mécano qui n'a jamais conduit, toi ? »

Certaines femmes se sentent plus à l'aise, moins inhibées avec une obstétricienne. Le mari, lui, n'y voit aucun inconvénient et se sent plutôt rassuré de savoir son épouse entre les mains d'une femme. C'est plus sûr... Par ailleurs, une femme a besoin de séduire, de sentir qu'elle est attirante. On ne peut pas dire que cela soit très flatteur pour elle de se retrouver enceinte sur la table d'examen et sous le nez d'un médecin homme. Dans ce cas, évitez de vous torturer inutilement, choisissez une femme et qu'on n'en parle plus.

Bon d'accord, là où il y a de la gêne, il n'y a pas de plaisir. Mais pendant la grossesse, les occasions de séduire sont plutôt rares. Alors faites comme moi et profitez de la moindre occasion pour mettre votre pouvoir de séduction en marche. Le médecin qui a mis au monde trois de mes enfants est un homme et je dois dire que j'ai beaucoup apprécié cette relation privilégiée avec lui ; continuer à me faire belle pour lui en prévision de chaque visite mensuelle à son cabinet fut un véritable plaisir. C'est vrai qu'il ressemble plus à Jeremy Irons qu'à Paul Préboist et que je n'étais pas la seule femme enceinte à pavoiser devant lui. Les deux derniers mois, votre médecin sera peut-être le seul homme sur terre qui se souciera de vous et de votre bien-être. En neuf (dix) mois de grossesse, vous serez amenée à voir votre médecin une bonne dizaine de fois, sans compter les heures que vous allez passer avec lui si c'est lui qui vous accouche. Autant ne pas le choisir au hasard.

NE VOUS LAISSEZ PAS INTIMIDER PAR VOTRE MÉDECIN

Les médecins nous paraissent toujours si débordés, intimidants, et si supérieurs que nous n'osons pas les déranger avec nos petits problèmes. Nous aimerions leur poser des tas de questions, leur parler de nos inquiétudes mais la peur de leur faire perdre leur temps ou de dire des bêtises nous retient. Cela est déjà vrai quand nous souffrons de problèmes cardiaques ou de cors aux pieds, alors quand nous avons le mal des neuf mois...

Les relations d'une femme enceinte avec son médecin sont extraordinairement compliquées. Pour commencer, une femme enceinte n'est pas une patiente comme les autres ; elle n'est pas malade. Outre un suivi de routine, la femme enceinte n'exige aucun traitement médical. Le seul remède à sa condition, c'est l'accouchement. Il n'y a pas d'autre issue. Elle et son médecin attendent donc que le bébé soit mûr pour pouvoir le cueillir à l'arrivée. Voilà pourquoi la femme enceinte, saine de corps, voue une admiration infinie à son obstétricien et se sent penaude quand, son esprit venant à défaillir, elle se prend à souhaiter que son docteur lui accorde un peu de réconfort et de soutien moral. Depuis toujours, les médecins font figure de héros arrachant les gens à la mort, et nous hésitons à interrompre leur mission si nous ne sommes pas convaincues d'être en grand danger.

Karine est restée douze heures au chevet d'une de ses amies qui faisait une fausse couche. Cette amie n'était pas à sa première fausse couche et savait pertinemment ce qui lui arrivait. Elle n'avait pas jugé bon de déranger son médecin pour ça et attendait que la crise se passe. Elle avait besoin de réconfort, de compagnie (un bon calmant ne lui aurait pas fait de mal pourtant), et elle refusait d'être un boulet pour son médecin qui avait d'autres chats à fouetter, disait-elle.

Erreur grave ! Ce n'est pas son médecin qui me contredira. Tout obstétricien digne de ce nom doit veiller au bien-être émotionnel de ses patientes. Si tel n'est pas le cas, il ne faut pas hésiter à le laisser tomber comme une vieille chaussette. Le gynécologue qui me soignait pour stérilité (incroyable, mais vrai) est entré un jour dans la salle pour m'examiner. Il me demande si ça va.

Je commence à lui dire en pleurant que j'ai le cafard et me sens un peu déprimée. À ces mots, il fait demi-tour, se précipite hors de la pièce en criant : « Je vous envoie l'infirmière. » Ça n'a pas fait un pli, non seulement j'ai cessé d'aller le voir, mais je lui ai écrit une lettre pas piquée des vers. Le plus jouissif dans tout cela, c'est quand je lui démolis sa réputation auprès de mes copines. La vengeance est un plat qui se mange froid...

Cet ouvrage ne vous aura appris qu'à tirer profit de vos relations avec votre médecin ? C'est le principal. Quand je vous dis qu'il faut beaucoup de temps pour se remettre d'une grossesse décevante, je suis sincère. Si vous vous sentez mal préparée, angoissée et mise à l'écart, vous en parlerez encore dans vingt ans. Une de mes amies ne cesse de clamer à qui veut l'entendre combien elle a souffert pendant les contractions de ne pas avoir été soutenue. Il était du devoir de son médecin de la rassurer. Même chose pour les femmes qui finissent par une césarienne alors qu'elles se faisaient un honneur et une joie d'accoucher naturellement. Si cette décision de dernière minute n'est pas le fruit d'un consentement mutuel et si la femme n'est pas persuadée que c'était la meilleure chose à faire pour elle et pour le bébé, son accouchement sera un véritable cauchemar. Alors n'hésitez pas, appelez votre médecin et consultez-le chaque fois que le besoin se fait sentir. Vous n'êtes pas plus névrosée ou angoissée qu'une autre, je peux vous l'assurer.

VOUS AVEZ L'IMPRESSION DE TOMBER AMOUREUSE DE VOTRE MÉDECIN

Ces rapports de soumission et d'admiration vous laissent parfois penser que vous êtes amoureuse de votre médecin. Rien de plus normal chez une femme enceinte, surtout si le médecin est un homme. C'est sans doute ce qu'on appelle le syndrome d'identification des otages. Vous savez, comme Patty Hearst qui s'est laissé séduire par la cause de ses ravisseurs il y a une dizaine d'années. Les gens en situation d'impuissance s'identifient à leur bourreau ou à leur geôlier, lequel reste la seule barrière entre eux et une mort certaine. Cette théorie s'applique parfaitement aux femmes enceintes, vous ne trouvez pas ?

« Recherche signes d'attention désespérément. » Voilà une autre raison pour laquelle vous aurez le béguin pour votre médecin qui s'occupera de vous et vous comblera ainsi au moins une fois par mois. (Si unique et extraordinaire que soit votre grossesse, dès le cinquième mois, celle-ci n'impressionnera ni n'intimidera plus personne à part vous et votre mère. Malheureusement, il est aussi difficile de combler les besoins émotionnels d'une femme enceinte que le tonneau des Danaïdes.) Je ne voudrais pas être trop directe mais n'oubliez pas que *vous n'avez pas le monopole de la grossesse et si vous voulez que les gens continuent à vous admirer il vous faudra monnayer*. Vos amies auront autre chose à faire qu'à vous faire des offrandes et se prosterner devant vous et votre fabuleux destin. Elles ont leur vie à vivre. Quant à votre mari, il se lassera rapidement d'être réveillé en pleine nuit pour toucher votre ventre chaque fois que le bébé bouge (croyez-en mon expérience). Mais votre médecin, lui, sera patient et vous restera dévoué jusqu'au bout, à condition bien sûr de l'avoir sélectionné selon les critères de ce guide. En outre, il ou elle sera la seule personne à ne pas s'étonner en voyant que vous n'avez pas encore accouché.

7

LES TESTS PRÉNATAUX

À une époque, le seul test médical de routine que l'on prescrivait à une femme enceinte se terminait par la mort d'un lapin. On injectait le sérum prélevé dans le sang de la candidate à l'animal. Celui-ci mourait ? On pouvait officiellement déclarer que madame était enceinte. (La S.P.A. ne tolérerait plus ce genre de pratique, et puis Dieu merci, il existe maintenant d'autres méthodes sur le marché médical.) De nos jours, le test initial en laboratoire n'a plus le monopole de la grossesse. Pendant neuf (dix) mois, la femme va subir une série de tests variant en fonction de son âge et de quelques autres paramètres. Des examens de routine aux tests exceptionnels, la ronde des ponctions et prélèvements va commencer.

Laissez-moi vous rappeler que cet ouvrage n'a aucune prétention scientifique. Mon but est de vous familiariser avec les démarches essentielles pendant la grossesse. Ni plus, ni moins. Ce chapitre ressemble un peu à un cours d'initiation à une langue étrangère, qui mettrait à votre disposition une sorte de kit de survie linguistique pour que vous n'ayez pas trop l'air de débarquer dans le pays. Une fois que vous connaîtrez bien le jargon, vous saurez poser les questions essentielles à votre médecin.

La liste qui suit, en aucun cas exhaustive, est la somme des tests et examens les plus fréquemment prescrits aux femmes enceintes.

LE TEST DE GROSSESSE

Si vous ne l'avez pas encore fait, sachez qu'il y a deux sortes de tests de grossesse : ceux qui analysent votre urine, et ceux qui analysent votre sang. Comme vous vous en doutez, pour les tests à faire soi-même, vous n'aurez pas besoin, Dieu merci, de vous saigner aux quatre veines. Les tests que l'on fait chez soi et les tests d'urine que l'on fait au laboratoire, c'est blanc bonnet et bonnet blanc pour moi. Le résultat est immédiat dans les deux cas. Vous devrez uriner dans une fiole. Il n'y a pas si longtemps, les médecins, exigeant que l'urine soit aussi « pure » que possible, recommandaient de faire le test le matin. Maintenant les substances chimiques sont beaucoup plus sensibles et réagissent quel que soit le moment de la journée.

C'est votre première grossesse ? Alors vous n'aurez aucun problème à bien diriger le jet d'urine. Vous avez plusieurs enfants ? Le test sera plus difficile à réaliser car, d'une part, vous aurez perdu le contrôle de la direction et, d'autre part, il vous sera presque impossible de vous arrêter une fois lancée. Un conseil pratique : essuyez bien la paroi de la fiole après usage, au cas où vous auriez débordé. Une fiole aspergée de pipi pourrait écœurer l'infirmière et vous glisser entre les doigts.

Mon amie Lili a découvert qu'elle était enceinte lors d'un voyage aux États-Unis. Là-bas, ils ont le plus adorable des tests de grossesse que je connaisse. En cas de résultat positif, un cœur apparaît sur le stick où vous avez uriné. Ce n'est pas adorable ? Moi, je suis une inconditionnelle des sticks. Vous ôtez le capuchon et urinez sur le bout du stick. Pas besoin de savoir viser juste ; pas besoin de s'arrêter en cours de route. En plus vous avez une notice qui vous explique en détail comment lire le test. Le résultat est positif : vous êtes positivement enceinte. Le test est négatif : vous êtes peut-être sûrement pas enceinte. Les problèmes commencent quand vous avez l'impression que la lucarne du stick ne vire pas tout à fait au violet, ou que la ligne bleue supposée apparaître n'est pas franche. Cette incertitude est due au fait que vos hormones de grossesse ne sont pas encore suffisamment nombreuses. Parfois, et je sais de quoi je parle, moi qui ai mis trois ans et demi avant d'être enceinte, parfois, disais-je, le désir de grossesse vous fait croire que la ligne apparaît en filigrane et vous fait douter du verdict. Dans ce cas, allez faire un dosage de l'H.C.G. (hormone de grossesse) dans un laboratoire d'analyses. Savoir si l'on est enceinte, ce n'est pas comme savoir s'il fera beau demain. Autant être fixée le plus vite possible. J'ai du mal à comprendre ces femmes qui attendent le mois suivant pour se décider à consulter leur médecin. Plus vite vous le saurez, plus vite vous pourrez prendre les mesures qui s'imposent.

Le test sanguin permet à la fois de doser l'hormone de grossesse et de faire un dépistage du sida. Il vous suffira de tendre votre bras, serré par le traditionnel élastique, et le médecin piquera dans une veine, comme pour une banale prise de sang. C'est douloureux ? Eh bien, en fait, cela dépend de trois facteurs : l'habileté du médecin, l'état de vos veines et ce que vous entendez par douloureux. « Aïe », me semble être le mot juste pour vous répondre. « Aïe, aïe, aïe », serait exagéré. Ne vous sentez pas obligée de regarder lorsque l'aiguille s'enfonce dans votre bras et n'hésitez pas à demander à vous allonger si vous craignez un petit malaise. On ne vous prendra pas pour un bébé pour autant. C'est dangereux ? Tant que l'aiguille est stérilisée et que vous n'êtes pas allergique aux pansements, il n'y a aucun risque.

LES PRÉLÈVEMENTS VAGINAUX

Une fois que vous et votre docteur serez satisfaits du résultat des tests, il ou elle voudra vous faire des prélèvements de muqueuse et autre magma infâme au niveau de l'utérus et du vagin : une sorte de frottis. Votre gynécologue mettra le redoutable spéculum en place, l'écartera, s'assurera que votre col est bien fermé (et commence à prendre les couleurs de la grossesse), puis butinera vos parois vaginales avec un coton-tige. Les sécrétions ainsi prélevées seront disposées sur des lamelles de verre et envoyées au laboratoire, pour vérifier que vous n'avez ni le cancer de l'utérus, ni une M.S.T. quelconque.

LES TESTS D'URINE

De la première à la dernière visite chez votre médecin, vos examens commenceront invariablement par un petit tour aux cabinets. Au bout d'un moment, vos inhibitions s'envoleront et vous trimballerez votre fiole remplie de vos déchets urinaires sans plus de formalités. Une infirmière trempera un morceau de papier dans cette urine encore chaude et en entrant dans la salle d'examens, vous n'y penserez déjà plus. L'infirmière, elle, gardera un œil vigilant sur le papier. S'il change de couleur, cela signifie que vous avez un taux anormal d'albumine. Vous pouvez également faire cette recherche vous-même à l'aide de papiers index colorés vendus en pharmacie (boîte d'Albustix). Si vous n'entendez pas reparler de la fiole, c'est qu'il n'y a rien à signaler.

Pourquoi contrôler aussi fréquemment les urines ? Un taux élevé d'albumine peut témoigner d'une infection urinaire ou, plus grave, d'un début de toxémie (consulter un ouvrage médical). Pour bouter l'ennemi hors de vos frontières, il vous faudra donc surveiller vos arrières.

LA PRESSION ARTÉRIELLE

Autre rituel au cours de vos sept visites obligatoires : le contrôle de la pression artérielle. Pour que cet examen se passe dans les meilleures conditions possibles et soit fiable, il suffit que vous arrêtiez de parler et laissiez le médecin compter tranquillement. À part cela, rien à signaler. Asseyez-vous et attendez que ça se passe. Il est important de vérifier régulièrement la pression artérielle car une femme a plus de risques d'être hypertendue pendant la grossesse (on le serait à moins). J'adorais ce test : d'une part, je n'avais aucun problème d'hypertension et, d'autre part, je n'avais pas peur de le rater ou de le réussir comme la pesée. Sachez néanmoins que cet examen, au même titre que les urines, détectera les risques de toxémie.

L'ÉCHOGRAPHIE

Tandis que de l'extérieur, votre grossesse passe encore inaperçue, cette méthode utilisant les ultrasons permet de sonder l'univers de cet être humain que vous abritez. L'échographie ouvre la porte vers le monde de cette créature prête à devenir le centre de votre corps, l'amour de votre vie et la malédiction de votre popotin.

La réalisation d'une échographie exige que vous remplissiez votre vessie en buvant beaucoup d'eau une heure avant l'examen (j'y reviendrai). Pour faire l'échographie, vous vous allongez sur le dos, le médecin vous met du gel sur la peau au niveau du ventre et passe une sonde (ou capteur, que j'appelle « micro ») qui émet et récupère les ultrasons. La machine reliée à ce capteur interprète les échos et affiche l'image de votre utérus sur un écran. Au début, ces images sont incompréhensibles, mais avec l'aide du médecin, vous apprendrez bientôt à localiser le squelette, le cœur, le cerveau et parfois le sexe de votre bout de chou. Il y a deux bouts de chou ? Trois ? Voilà une surprise qu'il est préférable d'avoir en début de grossesse plutôt que sur la table d'accouchement. Votre médecin pourra en outre y voir votre placenta et vérifier que la piscine utérine de bébé est suffisamment remplie.

L'échographie est un examen merveilleux. Son coût est la seule raison qui nous empêche d'en abuser. Trois échographies par grossesse, tel est le quota qu'accepte de rembourser la sécurité sociale (sauf si on découvre quelque chose d'extraordinaire comme des quintuplés ou une portée de chiots). Il ne faudrait pas que les mères passent leur temps à essayer de savoir si leur enfant en a ou pas entre les jambes… On ne badine pas avec l'échographie ! Les examens supplémentaires seront donc réservés aux grossesses à risques.

C'est lors de la première échographie que vous prendrez véritablement conscience de votre grossesse. Votre mari, lui, y verra la preuve tangible que vous ne lui avez pas menti et mettra enfin une forme sur son enfant jusque-là sans existence réelle. Prévoyez des mouchoirs. La rencontre entre un père et son enfant est toujours bouleversante.

Si, pendant l'échographie, votre bébé se met à bouger, ou mieux encore, se met à sucer son pouce, vous aurez vécu l'un des moments les plus émouvants de votre grossesse. Cette expérience d'ultrasons, on vous recommande de la filmer, tant l'émotion est intense. Votre mari n'a aucun talent cinématographique ? Ne vous inquiétez pas, vous ne repartirez pas les mains vides. Votre médecin vous donnera un dossier où seront entreposés les clichés les plus intéressants de cette « chose » que vous nourrissez dans votre sein. C'est vrai que lorsqu'on montre les premières photos de notre chérubin aux copines et aux copains, on a du mal à leur faire distinguer le bébé au milieu de ce magma obscur.

Je vous ai dit tout à l'heure qu'il fallait boire beaucoup avant l'examen. La bonne transmission des ultrasons dépend de ce détail ô combien important. Croyez-moi, quand on est enceinte, avoir la vessie pleine à ras bord et rester allongée sur le dos peut très vite devenir très inconfortable, voire insupportable. Avez-vous seulement une idée du nombre de litres nécessaires pour remplir une vessie ? D'après mon expérience, plus qu'une personne normalement constituée en pourrait ingurgiter d'un seul trait. Jamais je n'aurais cru que l'eau puisse donner des nausées. Demandez à votre médecin s'il n'aurait pas plutôt un « micro » vaginal. Cette sonde, se rapprochant davantage de l'utérus, donne des images plus précises. On peut alors éviter de jouer les outres vivantes. Et puis vous apprécierez d'autant mieux les images de votre rejeton que vous ne craindrez pas de vous « répandre » littéralement sur la table d'examen.

L'échographie par voie vaginale est-elle douloureuse ? Pas le moins du monde. Mais si vous faites partie de ces femmes qui détestent les examens gynécologiques, vous ne trouverez pas cette sonde très sympathique : non seulement le médecin vous introduit le godemiché médical là où vous savez mais en plus il le tourne dans tous les sens afin de « voir » le maximum d'éléments. C'est alors le moment ou jamais de mettre en pratique ces exercices respiratoires que vous aurez appris pour vous détendre. Le jour de l'accouchement, ils ne vous seront d'aucune utilité.

Mais revenons à nos ultrasons. Plus tard, lorsque votre utérus baignera dans le liquide amniotique, il faudra échanger cette sonde vaginale contre un « micro » plus classique, plus rectangulaire et plus plat, que le médecin promènera sur votre ventre. À propos, le gel qu'on badigeonne avant, attendez-vous à ce qu'il jette un véritable froid sur votre bedon découvert.

DÉPISTAGE DU DIABÈTE GESTATIONNEL (GLYCÉMIE PROVOQUÉE)

Vous n'êtes pas diabétique ? C'est égal. Les modifications hormonales pendant la grossesse peuvent provoquer un diabète dit gestationnel qui disparaîtra à l'accouchement. Cette maladie est assez fréquente mais si vous suivez le régime qui vous aura été prescrit et les recommandations de votre médecin, tout ira bien. Le test permettant de voir si vous souffrez de cette maladie s'appelle une glycémie provoquée. On vous demandera de boire une sorte de soda auquel aura été rajouté un peu de sucre. (On n'est jamais trop prudent.) Attention les papilles ! Ce produit est écœurant et peut vous retourner l'estomac si vous ne prenez pas une ou deux petites précautions. Première précaution : avaler le produit très très frais. Le froid a des vertus paralysantes qui annulent le sens du goût. Deuxième précaution : ne jamais tout avaler d'un trait. Si impatiente que vous soyez d'en finir avec cet infâme produit, ménagez votre estomac qui pourrait bien se soulever contre une telle agression. Vous seriez alors obligée d'en ravaler une bouteille après avoir vomi la première.

Votre médecin vous avait donné la bouteille à l'avance ? Arrangez-vous pour la boire une heure avant l'examen. Si on vous la donne au laboratoire lorsque vous arrivez, sachez que vous aurez une heure à tuer avant que les hostilités ne commencent.

N'oubliez pas d'apporter un sandwich ou un fruit pour après le test. Vous n'aurez rien mangé avant et vous savez autant que moi qu'il n'est pire femme enceinte que celle qui ne peut se restaurer...

L'AMNIOCENTÈSE

L'amniocentèse est un examen qui permet de mettre en évidence la bonne santé chromosomique de l'enfant. Elle se fait au quatrième mois et il faut attendre deux à trois semaines avant d'en connaître les résultats. Une façon de s'assurer que le petit n'est pas atteint de trisomie, ou de quelque autre malformation génétique. En outre, et c'est son côté le plus amusant, l'amniocentèse peut vous dire avec une quasi-certitude si la créature des eaux utérines est un mâle ou une femelle.

Les inconvénients : l'amniocentèse coûte cher, et n'est pas sans danger pour l'embryon (en termes clairs, elle peut provoquer une fausse couche). Une bonne raison pour ne pas en abuser à tort et à travers et pour y avoir recours seulement quand les risques d'anomalies sont importants. Vouloir une amniocentèse pour le seul désir de connaître le sexe de l'enfant reviendrait à jouer avec le feu et la technique.

Comment se déroule une amniocentèse ? On ponctionne du liquide amniotique à travers la paroi abdominale et utérine. Les cellules fœtales ainsi prélevées sont envoyées au laboratoire où elles sont mises en culture une quinzaine de jours. Vous imaginez la taille de l'aiguille capable de réaliser cet exploit ! Qu'est-ce qui se passe, vous vous sentez mal ? Ne vous inquiétez pas, j'attendrai que vous repreniez conscience avant d'essayer de vous rassurer. *L'amniocentèse est indolore, ou presque*. (Promis, juré, craché.)

Je suis bien placée pour savoir que lorsque l'on doit faire une amniocentèse, on a très très peur. Je peux vous dire que je n'en menais pas large, allongée sur la table d'examen, le ventre badigeonné de produit désinfectant. Terrifiée et fondant littéralement en larmes, j'ai pris mes cliques et mes claques et suis rentrée chez moi sans demander mon reste. Attention, je ne suis pas en train de vous conseiller de laisser la peur prendre le dessus et de fuir vos responsabilités. Loin de là. Je veux juste vous montrer que je suis de tout cœur avec vous dans cette épreuve.

Pourquoi l'amniocentèse nous fait-elle si peur ? Il y a trois raisons. La première est que nous sommes persuadées de souffrir comme des bêtes. La deuxième : il est du devoir des généticiens et des médecins de nous prévenir que cet examen n'est pas toujours sans conséquence grave pour le fœtus. La troisième, la plus terrible : au cas où, Dieu nous en garde, les analyses concluraient que notre enfant est anormal, nous aurions à décider si nous préférons mettre un terme à notre grossesse ou la mener à terme. Cette décision est sans doute la plus terrible qu'un couple puisse prendre. Rien que d'y penser, j'en ai froid dans le dos. Vous êtes contre l'avortement ? Dans ce cas je ne vois pas de raison de faire une amniocentèse, sauf si vous estimez qu'une femme avertie en vaut deux.

Mission accomplie. Maintenant que vous êtes prête à vous couper les veines, laissez-moi voler à votre secours et vous assurer que vous avez toutes les chances du monde de donner naissance à un enfant parfaitement normal, surtout si vous avez moins de quarante ans. Même après quarante ans, vos chances restent honorables. « Si j'étais à ta place, je profiterais de ces chances pour jouer au tiercé », me répondait mon père quand je lui faisais part de mes inquiétudes de femme de trente-neuf ans au cours de ma quatrième grossesse. Selon toute vraisemblance, l'amniocentèse vous débarrassera d'une partie de vos angoisses concernant votre enfant. J'aimerais pouvoir vous dire que cet examen les dissipera toutes mais ce n'est pas si simple. Vous savez que votre bébé n'est pas trisomique et n'est atteint d'aucune malformation génétique. Voilà qui devrait vous soulager. Eh bien non. Vous allez embrayer sur d'autres phobies telles que le bec-de-lièvre, les marques de naissance. Souvenez-vous qu'en tombant enceinte, c'est un aller simple au pays de l'angoisse que vous avez acheté.

Bon, d'accord, mais est-ce que ça fait mal ? Un peu (en tant que mère de quatre enfants, je ris que l'on puisse appeler cela « douleur ». Ce message s'adresse donc aux « vierges », lesquelles, après avoir accouché, comprendront vraiment ce que douleur signifie). L'amniocentèse n'est pas douloureuse, elle aiguise vos peurs. Certains médecins vous proposent un sédatif avant l'intervention. « Pourquoi deux piqûres ? Une seule est largement suffisante », me rétorquerez-vous. Je vais vous dire pourquoi : parce que l'aiguille du sédatif fait trois centimètres et est aussi fine qu'un cheveu tandis que l'aiguille de l'amniocentèse, elle, fait vingt centimètres de long et est indiscutablement plus épaisse que la précédente. Et puis le sédatif a l'avantage de nous rassurer. C'est vrai, toutes les femmes vous le diront, l'amniocentèse est indolore. On sent légèrement l'aiguille percer la peau au début, puis plus rien. Il n'y a pas de nerfs qui traversent cette partie du corps, il n'y a donc aucune raison pour que cela fasse mal. C'est bien possible mais si l'une d'entre vous a un truc infaillible, réel ou imaginaire, pour ne rien sentir du tout, je suis partie prenante.

Après l'examen, vous repartirez comme vous étiez venue. Certes vous serez un peu plus sereine mais beaucoup plus fatiguée par toutes ces émotions. Nous vous recommandons de vous coucher en arrivant à la maison. Je ne sais pas quel effet cela pourra avoir sur le bébé mais j'estime qu'une femme qui vient d'endurer ce que vous venez d'endurer a bien mérité un peu de repos. Profitez-en car les jours qui vont suivre, tout le monde sera aux petits soins pour vous. (Une telle occasion ne se représentera pas deux fois.)

BIOPSIE DU TROPHOBLASTE (OU CHORIOCENTÈSE)

C'est moi qui ai choisi cet examen relativement nouveau pour trois de mes grossesses. Pourquoi ? Parce qu'il a lieu plus tôt que l'amniocentèse (à onze ou douze semaines), que le résultat est immédiat (vingt-quatre heures), qu'il dépiste les mêmes anomalies chromosomiques (excepté le spina-bifida) et qu'il renseigne sur le sexe de l'enfant. L'inconvénient de l'amniocentèse est que le verdict ne tombe qu'à cinq mois. À cinq mois, la grossesse est à mi-chemin et vous sentez déjà bouger le bébé. Décider dans ces conditions d'interrompre la grossesse peut être un vrai déchirement. Grâce à la biopsie du trophoblaste, vous pouvez faire le test et avoir les résultats avant d'avoir prévenu les gens autour de vous de votre état. Vous pourrez ainsi prendre les mesures qui s'imposent en votre âme et conscience, sans que l'approbation des uns et la désapprobation des autres viennent vous perturber.

La choriocentèse se fait sous contrôle échographique. C'est pourquoi vous devrez boire beaucoup avant l'examen. Un médecin viendra vérifier que votre vessie est bien remplie, tandis que vous aurez l'impression d'être une bombe à eau humaine. Une fois le dosage fait (on pourra vous demander de vous vider un petit peu), le médecin déterminera l'âge du fœtus, vérifiera qu'il est bien vivant et en bonne santé. C'est alors que le préposé à la choriocentèse entrera en scène. Vos pieds seront dans les étriers comme pour un frottis. Le médecin vous nettoiera le vagin et le col de l'utérus à l'aide de coton-tige géants trempés dans un liquide marron désinfectant appelé Bétadine. Vous aurez alors l'impression très désagréable qu'on vous lave de l'intérieur avec une serviette-éponge.

Une fois que l'on vous aura scrupuleusement purifiée, une assistante viendra localiser le bébé et son trophoblaste, qui est le nom du placenta les trois premiers mois de grossesse, à l'aide de son « micro ». Utilisant l'écran de contrôle pour se diriger, le médecin passera alors une canule par le col de l'utérus et lorsqu'il aura atteint le trophoblaste (ou chorion), une aiguille en prélèvera une partie. Je peux vous certifier que cet examen est indolore. Ce n'est même pas une épreuve émotionnelle car, observant votre bébé pendant toute la séance, vous en oublierez le reste.

À l'issue de ma troisième choriocentèse, j'ai commencé à avoir des saignements vaginaux plus importants que tous ceux que j'avais pu avoir jusqu'alors. J'étais prête à tuer le médecin qui m'avait « opérée » et à mettre fin à mes jours. Je pensais avoir défié le destin une fois de trop. J'appelai donc le cabinet, la voix paralysée de peur. Ils se montrèrent très patients, m'expliquant que cette réaction du corps n'était pas rare et que je n'avais pas à m'inquiéter. Ils avaient raison. Le lendemain je recevais un coup de fil du laboratoire m'annonçant que je pouvais me féliciter d'être la mère d'une petite fille en parfaite santé. Malgré mes trente-neuf ans, c'est à peine si je n'ai pas fait un double salto avant au milieu du salon.

À ce moment-là, la choriocentèse était loin de faire l'unanimité chez les obstétriciens, lesquels estimaient ne pas avoir suffisamment de recul pour affirmer que les risques étaient quasiment nuls. C'est pourquoi, avant de prendre une décision, j'en avais longuement discuté avec mon gynécologue-accoucheur. Bien que la médecine avait fait d'énormes progrès en matière de dépistage de maladies génétiques, il restait quelques défauts au niveau de la formation et des recherches. Par exemple, quelques années auparavant, on disait que les bébés ayant subi une choriocentèse naissaient avec des doigts en moins. Je ne suis pas qualifiée pour remettre cela en question mais je peux vous rapporter les dernières déclarations qui m'ont été faites. La sagesse veut que la biopsie du trophoblaste soit repoussée de neuf à douze semaines, pour plus de sûreté. J'insiste, cette décision, vous devrez la prendre en concertation avec votre mari et votre médecin (et toute amie prête à en discuter avec vous pour la énième fois). Autre raison pour laquelle j'avais confiance en cet examen : le médecin exécutant enseignait cette technique dans deux hôpitaux réputés et était passé maître en la matière. Aurais-je été aussi sereine s'il n'avait été qu'un simple gynécologue-accoucheur voulant varier les plaisirs ? J'en doute fort. Vous avez décidé de faire une biopsie du trophoblaste ? Voyez quel en est le spécialiste dans votre région et n'acceptez personne d'autre.

Comme l'amniocentèse, la choriocentèse vous donne le droit de rejoindre directement votre lit après l'examen et de passer la journée à lire des magazines féminins ou à regarder la télé. Vous, votre col et votre inconscient en aurez suffisamment bavé comme cela : tout le monde au dodo !

L'ALPHA-FŒTO-PROTÉINE

Cet examen permet de détecter les problèmes de moelle épinière, et de vérifier que la colonne vertébrale et le cerveau se développent normalement. Pour cela, il vous faudra encore une fois donner un peu de votre personne et de votre sang. Réalisé à quatre ou cinq mois de la grossesse, cet examen met en évidence votre taux d'alpha-fœto-protéine. Le taux est élevé ? On vous prescrira une amniocentèse en complément, peu importent votre âge et vos antécédents familiaux. D'après les statistiques, il y aurait un rapport entre certains taux sanguins et la trisomie 21.

Est-ce douloureux ? Ni plus ni moins qu'une prise de sang normale. La seule différence est que vous serez peut-être amenée à faire une amniocentèse qui, sans être douloureuse, n'en est pas moins éprouvante. Vos résultats ne sont pas engageants ? Rassurez-vous, cela ne signifie pas que votre enfant ne sera pas normal. Si le médecin prescrit d'autres tests, attendez avant de vous jeter dans la rivière. Bien souvent, cet examen donne l'alerte, pas le verdict.

LE MONITORING OU TEST ANTISTRESS

Il ne s'agit pas de vérifier votre état émotionnel mais de contrôler électroniquement le rythme cardiaque fœtal (R.C.F.). Ce test est prévu pour les femmes qui vont bientôt mettre leur enfant au monde et celles dont le rejeton tarde à se manifester, afin de s'assurer que les bouts de chou sont toujours heureux comme des bébés dans l'eau.

C'est souvent l'assistant qui procédera à cet examen. Les médecins, eux, estiment avoir autre chose à faire qu'à regarder pendant une heure les allées et venues cardiaques de votre enfant s'inscrire sur les écrans enregistreurs (que cela vous plaise ou non). On vous mettra une ceinture de monitoring, ou on vous posera sur le ventre des capteurs reliés à un appareil enregistreur. Puis on vous laissera seule dans la pièce. (Un avant-goût de ce qui vous arrivera lors de l'accouchement.) Le but de ce test est de voir quel est le retentissement de vos contractions utérines sur le rythme cardiaque de votre enfant. Les médecins veulent s'assurer que le petit n'est pas en train de s'incruster et qu'il n'a pas besoin d'un coup de pouce pour sortir. Je sais que vous avez peu de chances de connaître ce test un jour mais je ne voudrais pas que vous vous inquiétiez si le médecin vous le prescrivait. À propos, le monitoring est le moment ou jamais de reprendre vos lectures.

LA PESÉE

Monter sur la balance d'un médecin ne vous semble pas relever de l'examen médical ? Allez-y, faites-moi un procès pour diffamation. Il n'empêche que l'on vous pèsera à chacune de vos visites et que les résultats de cette pesée serviront à contrôler la bonne évolution de votre grossesse et du bébé. C'est pourquoi, je persiste et je signe, et déclare que l'examen de la pesée a sa place dans ce chapitre consacré aux tests prénataux.

Si tout va bien la pesée sera l'examen médical le plus douloureux que vous aurez à subir. Moi, je craignais comme la peste cette procédure qui venait gâcher mon plaisir de revoir mon médecin par ailleurs très courtois. Pourquoi ? Parce que j'avais toujours pris plus de poids qu'il ne fallait. Si je ne prenais qu'un kilo entre deux visites, j'étais fière et heureuse. Mais si je grossissais de trois kilos, j'avais l'impression de n'avoir aucun contrôle sur ma grossesse et de n'être pas assez vigilante. Jusqu'au jour où je me suis aperçue que je prenais à peu près le même nombre de kilos à chaque grossesse, peu importaient mes activités sportives ou mon régime alimentaire. En d'autres mots, j'ai pris autant de poids pour Jeremy (tandis que je me démenais comme une bête pour continuer à élever les deux autres bambins) que pour Jamie (pour laquelle je suis restée alitée pendant quatre mois et me suis bourrée de calcium et de protéines). Conclusion : chaque femme a son propre style et sa propre façon de réagir à la grossesse. Que votre corps ait choisi le style « ankylosé » ou aérien, il s'y tiendra grossesse après grossesse.

Une bonne raison pour prendre cette affaire de pesée à la légère, vous ne croyez pas ? Bien entendu, si vous vous nourrissez de paris-brest pendant neuf mois, il y a fort à parier que vous battiez tous les records de prise de poids. Mais si vous mangez normalement et équilibré chaque fois que vous aurez faim (laissez-vous une marge pour une barre de chocolat ou une religieuse de temps en temps), vous aurez toutes les chances de ne pas dépasser le poids que votre corps se sera fixé, et ce à chaque grossesse.

8

SPORT ET GROSSESSE

J'ai toujours considéré la grossesse comme le meilleur alibi pour ne pas faire de sport. Voilà pourquoi ce chapitre sera légèrement plus dogmatique que les autres. Son objectif : vous démontrer, en attirant d'abord votre attention sur quelques exercices physiques que vous n'auriez jamais eu envie de faire (même dans vos rêves les plus fous), vous démontrer, disais-je, contrairement aux théories contemporaines, qu'il est impossible pour une femme de conjuguer grossesse et marathon.

Attention, comprenez-moi bien. Je n'ai pas dit que je m'opposais à l'exercice physique en général. Je suis moi-même une assidue pratiquante du Gymnase Club. Quand je ne suis pas enceinte, je fais du jogging, de la musculation et autres activités à la mode, du vélo d'appartement à la boxe française en passant par l'haltérophilie. Mon credo : *il ne faut rien faire à moitié*. Autrement dit, le but de la manœuvre est de faire pousser un enfant dans les meilleures conditions possibles sans trop de dommages et de dégâts pour nous. Cela vaut la peine qu'on se discipline un peu, vous ne croyez pas ? Le travail, la famille, bref, la vie quotidienne vous prendront bien assez de temps comme cela (surtout si vous traînez une charge de quinze kilos superflus). Si malgré tout, il vous restait du temps libre, vous pourriez toujours apprendre le tricot, commencer un album photos ou entreprendre de classer vos CD par ordre alphabétique. Après l'accouchement, il sera trop tard, je peux vous le garantir.

Liste des raisons pour lesquelles mes amies et moi ne jugeons pas nécessaire pour vous de prolonger votre abonnement au Gymnase Club pendant votre grossesse

1. Vous serez trop fatiguée.
2. Vos collants vous boudineront.
3. De toute façon, vous grossirez.
4. Le sport ne vous sera d'aucune utilité pendant l'accouchement.
5. Vous mettez votre grossesse en danger.
6. À supposer que votre grossesse ne risque rien, si par malheur quelque chose vous arrivait (Dieu vous en préserve !), vous vous en voudriez toute votre vie.
7. Neuf mois pour prendre, neuf mois pour perdre : telle est la loi des kilos. (Comptez un ou deux mois de marge pour la deuxième partie des réjouissances.)
8. Plus nous nous démenons sportivement quand nous sommes enceintes, plus nous trahissons notre incapacité à nous laisser aller et à laisser faire la nature.

J'entends déjà les critiques. Médecins, gourous de la remise en forme, Cindy Crawford, Claudia Schiffer, et les femmes qui ont fait du sport pendant leur grossesse, toutes vont me maudire et rêver de m'assommer à coups de bouteille d'Evian. Qu'elles viennent si elles sont des femmes. Je suis prête à me défendre. Beaucoup d'entre vous vont vouloir me dessaisir de l'affaire, surtout les jeunes. Je respecte votre point de vue mais lisez ce chapitre, ne serait-ce que pour le plaisir de mieux me décrier par la suite. Et puis qui sait, je finirai peut-être par vous convaincre.

1. *Vous serez trop fatiguée*

Vous avez déjà l'impression que vos neurones ne fonctionnent plus ? Je n'ai plus rien à ajouter. Vous savez maintenant ce que c'est que de s'asseoir sur le bord du lit pour relacer ses chaussures et de se réveiller deux heures plus tard. Vous savez maintenant ce que c'est que de ne pas pouvoir suivre les nouveaux épisodes d'*Urgences* (un conseil, faites-les-vous enregistrer). Vous savez ce que c'est que de s'endormir pendant le travail et de se réveiller en sursaut, prise en flagrant délit.

On se dit toujours qu'après les trois premiers mois on reprendra les bonnes vieilles habitudes et qu'on se remettra au sport. On se dit toujours qu'il faut avoir bien peu de volonté pour laisser une grossesse prendre le dessus sur sa forme physique. Et puis un jour on est persuadée que les autres femmes enceintes s'en tirent mieux et se lèvent à l'aube pour aller courir tandis qu'on sort lamentablement des toilettes après avoir vomi tripes et boyaux et avant d'entamer une tranche de pain de mie pour le petit déjeuner. Bonne nouvelle, les filles : ces jeunes femmes musclées que Dieu a dotées d'une silhouette fine et élancée et de poumons à toute épreuve ont elles aussi tendance à s'empâter pendant leur grossesse. Rares sont celles qui n'obéissent pas à cette loi ou c'est au détriment du bébé et de leur santé.

Écoutez plutôt la théorie des années 1990 : votre corps est fatigué, reposez-vous. Autant je ne critiquerais pas une femme qui se démène tant et plus pour garder la forme et la ligne quand elle n'est pas enceinte, autant je tire la sonnette d'alarme lorsque la vie d'un être humain est en jeu. Réfléchissez plutôt. De la rencontre d'un petit ovule que vous avez mis des années à fabriquer et d'un minuscule spermatozoïde que votre mari a produit dans le feu de l'action, vous êtes supposée forger un adulte avec des bras, des jambes, un cœur, des poumons, des cils et les grandes oreilles du beau-frère. Si cette perspective ne vous effraie pas, vous êtes très forte, et je ne sais pas si j'aimerais vraiment vous connaître.

Un conseil : pendant votre grossesse, dormez tout votre soûl chaque fois que l'occasion vous en sera donnée. Car après, finies les grasses matinées, pendant au moins sept ans !

2. *Vos collants vous boudineront*

Au bout de trois mois, vous retrouverez votre punch et votre énergie et vous sentirez plus en forme que jamais. C'est le trimestre de Wonder Woman qui commence, comme il me plaît de l'appeler. Vous n'aurez plus de nausées, votre appétit sexuel sera revenu (en partie, me soufflent les copines). Bref, vous serez prête à reprendre votre activité sportive là où vous l'aviez laissée.

Vous ressortez alors vos vieux collants et votre body poussiéreux que vous enfilez, histoire d'aller faire un tour à la gym. En passant devant la glace, vous apercevez votre image en tenue de combat. « C'est qui ce boudin ? » vous demandez-vous en revenant sur vos pas. Puis réalisant que ce boudin, c'est vous, vous courez comme une furie jusqu'à votre lit où vous vous affalez, inconsciente.

À quoi bon le nier davantage ? Une femme qui va au Gymnase Club y va d'abord et avant tout pour parader. Tout le monde le sait. C'est vrai qu'à l'origine le Lycra est une matière aérée et souple particulièrement bien adaptée aux exploits sportifs. Mais il y a belle lurette que nous avons laissé tomber l'athlétisme. Si nous portons du Lycra, c'est parce que nous estimons qu'il met notre corps en valeur.

Le seul problème avec ces collants moulants, c'est qu'ils prennent une tout autre allure lorsqu'ils habillent une poitrine congestionnée, un ventre proéminent, des culottes de cheval, des genoux épais, et pour couronner le tout, des bras adipeux. Bref, vous l'aurez reconnu, le corps d'une femme enceinte. Vous n'avez qu'à louer une cassette de gym pour femmes enceintes, si vous ne me croyez pas. Je ne voudrais pas être méchante, mais elles ont l'air de véritables baudruches maladroites. Et encore, dites-vous bien qu'ils ont choisi les plus belles, les plus décentes ! Pour nous qui nous déshabillons volontiers dans le noir pour ne pas voir notre corps, nous préférerions mille fois accoucher sans péridurale plutôt que de nous exhiber en collants à trois ou quatre mois de grossesse.

Certaines fanatiques viennent avec le tee-shirt de leur mari pour sauver les apparences. Moi, je serais plutôt du genre à arrêter toute activité et à aller bouder dans mon coin.

3. De toute façon, vous grossirez

Je ne sais pas pour vous, mais moi j'ai un mal de chien à perdre ces trois derniers kilos superflus, et à me débarrasser de mes fesses en goutte d'huile. Vous pouvez toujours me parler d'endorphine, de bien-être physique et d'hygiène cardio-vasculaire, je reste persuadée que si nous pouvions toutes ressembler à Naomi Campbell en ne mangeant que des confiseries et en fumant des Marlboro légères, toutes les salles de gym de France et de Navarre fermeraient sur-le-champ pour laisser la place à des bureaux de tabac ouverts sept jours sur sept, vingt-quatre heures sur vingt-quatre.

En fait, pendant la grossesse, il faut accepter que notre corps se transforme en machine à fabriquer des enfants. Cette machine a besoin d'espace pour que le petit grandisse. Elle a aussi besoin de faire des réserves de graisse en cas de pénurie (des fois que le mari rentrerait bredouille de la chasse…). Faire du sport à outrance pendant la grossesse va donc à l'encontre de cette volonté naturelle. Vous trouvez cela normal, vous, de compliquer le travail de la nature en cherchant à brûler coûte que coûte les mauvaises graisses ? Pourquoi se donner tant de mal puisqu'on sait, de toute façon, qu'on ne ressemblera jamais, de près ou de loin, à la belle Naomi Campbell ?

J'ai remarqué que la plupart des exercices présentés dans les cassettes vidéo consistent à soulever des objets pour éviter que les muscles des bras et du buste ne deviennent flasques. Vous avez déjà rencontré une femme enceinte avec des bras tout plats ? Moi non plus. J'en déduis donc que toutes les femmes font ces exercices pour le moins douteux dans l'espoir de garder une tonicité musculaire qui leur permettra par la suite de retrouver leur silhouette passée avec une plus grande facilité. Je ne suis ni médecin ni très calée en anatomie mais d'après mon expérience personnelle, soulever deux boîtes de soupe Liebig vingt fois de suite n'a jamais sculpté un corps. Si deux boîtes Liebig suffisent pour conserver la tonicité des muscles, pourquoi diable mon prof de gym s'escrime-t-il à me faire soulever deux haltères de huit kilos chacun quand je ne suis pas enceinte ? Il n'est tout de même pas payé au poids !

4. Le sport ne vous sera d'aucune utilité pendant l'accouchement

Il existe un syllogisme très à la mode de nos jours : le sport assure force et vigueur. L'accouchement demande force et vigueur. Donc le sport aide à l'accouchement. Logique, non ? Eh bien, je peux vous assurer que dans la réalité, les choses ne sont pas si simples. L'accouchement commence par une série (apparemment interminable) de contractions involontaires de l'utérus. Ces contractions ont pour but d'ouvrir le col d'environ dix centimètres. La mère est alors supposée pousser pour expulser l'enfant par cette ouverture.

Vous pouvez faire autant de pompes que vous le souhaitez d'ici la semaine prochaine, votre utérus n'en sera pas plus musclé. Votre utérus se cache derrière tous les autres muscles que vous sollicitez pendant les exercices et suit son petit bonhomme de chemin sans rien demander à personne. Vous pensez avoir découvert un exercice capable d'accélérer l'ouverture du col le jour de l'accouchement ? Pour l'amour de Dieu, donnez-moi vite ce secret !

Vous pouvez également faire des ciseaux avec vos jambes, des abdominaux, et soulever de faibles poids tant que vous voudrez. Peine perdue. Vous voulez vraiment vous entraîner pour l'expulsion du fœtus ? Allez à la selle le plus souvent possible. C'est encore là que vous serez le plus proche de la vérité. De toute façon, trop d'entraînement nuirait à l'enfant et à votre santé. Retenir sa respiration et pousser des grognements fait monter la tension et ralentit l'oxygène qui passe dans le placenta.

Il y a une chose qui m'a toujours intriguée chez les femmes enceintes : leurs performances physiques n'ont rien à voir avec leur capacité à accoucher. J'ai une amie qui a fumé comme un pompier jusqu'au jour où elle a appris qu'elle était enceinte, et qui a mangé comme quatre jusqu'au jour de l'accouchement. Eh bien, en moins de quatre heures, son col était ouvert et le bébé expulsé. En revanche, je connais une fille qui a toujours pratiqué le sport avec une assiduité et une régularité exemplaires. Au bout de quarante et une heures de contractions, son col était à peine dilaté de quatre centimètres. Dans ma petite tête de médecin profane, plus une femme a les muscles lâches et souples, plus facile est son accouchement. C'est triste de voir que des femmes qui s'évertuent à rester minces et musclées échouent là où des femmes plus désinvoltes et dont la seule activité sportive est de marcher rapidement du canapé au frigo réussissent à expulser l'enfant sans le moindre problème et avec les honneurs. Que la vie est cruelle !

5. Vous mettez votre grossesse en danger

Ce que je vais vous dire dans ce paragraphe n'engage que moi et je suis peut-être la seule femme au monde à avoir vécu cette expérience.

Si tel est le cas, je vous prie de bien vouloir m'excuser et de faire comme si je n'avais rien dit. Pour deux de mes enfants, au tout début de ma grossesse, j'avais essayé de ne pas abandonner mon jogging ni mes cours de musculation. Eh bien, pendant ces deux grossesses, j'ai eu quelques petits déchirements utérins, à savoir : le placenta se décollait de la paroi utérine. L'effort que je faisais pour soulever les haltères comprimait mon utérus. C'est donc par deux fois que j'ai jeté l'éponge et me suis glissée sous les draps en pleurant sur mon sort et l'enfant que je craignais de perdre. Deux jours après, les saignements avaient cessé. Mais qui sait si je n'ai pas fait courir un énorme risque à mes enfants ? J'avais trop peur de poser la question à mon médecin ou plus exactement j'avais trop peur d'entendre sa réponse. Tout ce que je sais, c'est qu'il a écouté, échographié, échographié encore pendant toute la période de cicatrisation, et qu'il fut soulagé de voir que la plaie avait finalement disparu. C'est bien qu'il y avait danger !

Vous pourriez me rétorquer que je ne me ménageais pas assez et que j'aurais dû réduire mes efforts, les adapter à ma condition de femme enceinte au lieu de tout arrêter de but en blanc. La sagesse populaire dit que l'on peut poursuivre ses activités sportives au niveau que l'on avait avant d'être enceinte mais que l'on ne doit surtout pas essayer de battre ses propres records. Pour être franche avec vous, je ne savais pas ce que « modérer ses efforts » voulait dire. Rappelez-vous, on ne doit jamais rien faire à moitié. À quoi bon perdre son temps à essayer de rester mince et musclée si l'on ne peut pas donner le meilleur de soi-même ? Autant tout abandonner, ce que j'ai fait.

6. À supposer que votre grossesse ne risque rien, si par malheur quelque chose vous arrivait (Dieu vous en préserve !), vous vous en voudriez toute votre vie

Enceintes, nous n'avons qu'une obsession : veiller sur notre grossesse. Ce bébé que nous abritons, à peine plus gros qu'un haricot, nous le chérissons déjà et y sommes dévouées corps et âme. Malheureusement, toutes les grossesses ne finissent pas avec la naissance d'un enfant tout rose. En général, la fausse couche survient durant le premier trimestre. D'aucuns disent que si le fœtus est rejeté, c'est parce qu'il n'était pas normal. C'est pourquoi une femme qui vient de vivre une fausse couche s'entendra dire le plus sincèrement et le moins agréablement du monde : « T'en fais pas, va. Telle est la dure loi de la sélection naturelle. »

Une autre croyance veut que le sport, le surmenage, les rapports sexuels et le fait de sauter d'une table ne provoquent pas de fausse couche. Cela veut-il dire que cette scène poignante d'*Autant en emporte le vent* où Rhett pousse Scarlett dans l'escalier et où elle perd son bébé n'est pas biologiquement possible ? Bon, d'accord, je veux bien admettre qu'à dix-sept ans tous les marathons, toutes les douches et toutes les prières du monde ne sauraient interrompre le cours de la nature. Mais je me demande dans quelle mesure pourra résister à un tel traitement une femme qui comme moi aura eu des saignements et aura été traitée pour infécondité. Par ailleurs si le sport et les relations sexuelles n'ont vraiment rien à voir avec les fausses couches, pourquoi tant de médecins compétents recommandent-ils « le repos pelvien absolu » (à savoir, pas de rapports sexuels) lors d'une grossesse à risques ?

Ma question est : comment savoir que nous risquons une fausse couche avant que nous ne la provoquions nous-mêmes en voulant tester nos limites ? Comme moi avec mes haltères. Et si j'avais perdu le bébé ? Mon obstétricien aurait pu me jurer sur la tête de ses enfants (je ne pense pas qu'il en avait) que mes séances de musculation et ma fausse couche étaient deux événements indépendants, je ne l'aurais jamais cru. Je me serais reprochée jusqu'à ma mort de ne pas m'être reposée à temps, de n'avoir pas pris davantage soin de ma grossesse. Le sentiment de culpabilité, voilà une parade à toute épreuve. De même que je me tiens à distance des fours à micro-ondes lorsque je suis enceinte (d'accord, quand on sait que je n'hésite pas à me teindre les cheveux, mon attitude ne paraît pas très logique, mais soyez indulgente) au cas où contrairement aux théories scientifiques ils se révéleraient dangereux, je ne fais pas de sport non plus, au cas où. Vous avez des scrupules à cesser vos activités sportives ? Qu'est-ce que neuf (dix) mois (plus une semaine de convalescence) dans la vie d'une athlète ! Et puis vous les aurez bien méritées, ces vacances !

7. Neuf mois pour prendre, neuf mois pour perdre : telle est la loi des kilos

Après ce paragraphe, soit vous me détesterez à tout jamais, soit vous me vouerez une reconnaissance infinie

142

et serez soulagée. Le scénario est toujours le même : si vous venez d'apprendre que vous êtes enceinte, vous allez me haïr parce que je vais vous dire qu'il vous faudra attendre encore un an et demi, en théorie, pour retrouver votre silhouette de jeune fille. En revanche, si vous venez d'accoucher, vous me bénirez pour vous avoir révélé que vous n'êtes pas la seule femme au monde à devoir revêtir ses vêtements de grossesse quatre mois après la naissance de l'enfant. (Ne commencez pas à me parler de votre amie machin-truc-bidule qui est rentrée de la maternité en jean. Les miracles, ça existe, mais pas pour nous, simples mortelles. Pensez plutôt pour vous rassurer que ces femmes souffrent en secret d'un déséquilibre alimentaire.)

Après l'accouchement, à supposer bien sûr que l'enfant soit de taille moyenne, vous perdrez entre cinq et six kilos. Si vous êtes comme ma copine Monique, vous ferez alors de la rétention d'eau et regagnerez trois kilos de liquide en moins de vingt-quatre heures. Puis une fois que vous aurez sué et éliminé encore trois à quatre kilos la semaine suivante, vous vous retrouverez avec en tout et pour tout cinq à sept kilos superflus. Deuxième scénario possible : votre corps sera rembourré de quinze kilos, comme ma copine Lisa.

Quelles sont les raisons de cette surcharge ? Facile : la nourriture, encore et toujours elle. Une autre question, Votre Honneur, pourquoi sommes-nous affamées pendant la grossesse et l'allaitement ? Une explication possible serait que nous devons enrichir notre patrimoine corporel afin de subvenir aux besoins alimentaires du bébé avant et après l'accouchement. Une deuxième explication serait que nous avons besoin de prendre des forces pour nous remettre physiquement de cette grossesse et de cette naissance, lesquelles ne sont pas vraiment une partie de plaisir. C'est dommage, si nous étions un peu moins obsédées par les gros mots tels que « obèse », « kilos », « poids », nous comprendrions peut-être un peu mieux les lois naturelles qui régissent cette variation pondérale.

Moi qui étais plutôt du genre à me laisser vivre jusqu'au quatrième ou sixième mois après l'accouchement, j'ai voulu reprendre mes activités sportives six semaines après la naissance de mon quatrième enfant, période où j'ai commencé à m'entraîner comme une forcenée. Après sept ans de grossesse et de périodes d'allaitement consécutives, j'ai soudain eu envie de sevrer mon lardon le plus tôt possible, et de reprendre tyranniquement mes droits sur mon corps.

Sincèrement, je pense avoir battu tous les records d'assiduité. Une heure par jour en moyenne, voire une heure et demie, cinq jours par semaine, j'ai couru, fait de la marche, ou fait du vélo. J'ai repris mes cours de musculation avec un prof exigeant qui me faisait travailler tant et plus au point que je voyais trente-six chandelles et soufflais comme un bœuf pendant les séances d'entraînement. « Il faut souffrir pour être belle. » Oui, j'ai perdu du poids assez rapidement mais je n'ai retrouvé ma silhouette de jeune fille que neuf ou dix mois après l'accouchement.

Il y a aussi le cas d'Annie, laquelle, entre son bébé et les déménagements pour suivre son mari, n'avait pas eu le temps de se remettre au sport. Eh bien, vous me croirez si vous le voulez, mais elle aussi avait retrouvé sa taille de jeune fille neuf mois après l'accouchement. C'est le temps qu'il faut apparemment au corps pour qu'il se décide enfin à se défaire de cette graisse qu'il avait pris soin d'engranger sur les bras, les cuisses et le ventre. À condition bien évidemment que vous ne bâfriez plus comme une femme enceinte (et à condition aussi de ne pas allaiter après neuf mois), vous êtes sûre de perdre vos kilos superflus. Les gens vous diront qu'en allaitant on brûle des calories. Oui, c'est vrai, mais ils oublient que le corps ainsi stimulé fait des réserves de graisse, entre trois et cinq kilos, pour assurer la production de lait. Vos seins pèsent déjà sûrement à eux deux trois kilos de plus qu'avant la grossesse. Par conséquent, inutile d'espérer retrouver votre taille de guêpe avant d'avoir totalement cessé d'allaiter.

Autre domaine où le sport ne peut rien pour vous : le relâchement des articulations. Pour permettre à l'enfant de traverser votre bassin, les ligaments unissant vos os doivent se distendre. Cela pour vous dire que retrouver son poids d'antan ne signifie pas forcément rentrer dans ses vieux jeans. Là aussi, il faut être patiente. Ce n'est qu'au bout de neuf mois, un an, que tout rentrera dans l'ordre.

Quel soulagement si les femmes (et leurs médecins) arrêtaient de croire qu'il suffit des six semaines traditionnellement préconisées pour se remettre d'un accouchement ! Cessons de colporter ces âneries qui inquiètent inutilement les femmes quand, un mois et demi après avoir donné naissance à un être humain, elles n'ont toujours pas retrouvé leur silhouette d'antan. Vous serez différente, psychologiquement et physiquement, alors ne vous attendez pas que tout redevienne comme avant en un clin d'œil. Si vous gardez des allures de femme enceinte tant que bébé n'est pas capable d'avaler autre chose que du lait maternel, c'est parce que la nature veut vous éviter de faire des écarts et de retomber enceinte tout de suite. Vous voyez, vous n'avez rien à vous reprocher. Après cinq mois, vous êtes toujours obligée de porter de larges vêtements ? Encore une idée de Mère Nature...

8. *Plus nous nous démenons sportivement quand nous sommes enceintes, plus nous trahissons notre incapacité à nous laisser aller et à laisser faire la nature...*

Oyez, oyez. La déclaration que je vais vous faire est de la plus haute importance. Elle résume la philosophie qui sous-tend l'ensemble de cet ouvrage. Dans la vie, comme pendant la grossesse : *ménagez-vous !* Il est temps de reconsidérer l'image que vous avez de votre corps. Non, sa fonction première n'est pas de vous transporter de joies en plaisirs, d'obéir à tous vos caprices ou encore de vous imposer des contraintes. Votre corps a été créé pour une seule et unique raison : nourrir et abriter un bébé. La nature, prudente, vous contrôle à distance car elle sait que si vous gardiez les commandes, vous feriez capoter l'entreprise gestationnelle. Modérez vos envies et laissez-vous guider ; la nature se charge du reste. Vous n'avez aucun pouvoir de décision sur le sexe de votre enfant (à moins que vous ne souscriviez à la théorie du salé et du sucré), vous n'avez aucun pouvoir de décision sur le moment de la naissance (à moins de déclencher l'accouchement), et surtout vous n'avez aucun pouvoir sur votre corps lui-même. C'est plutôt logique, quand on y réfléchit. Vous n'avez pas la moindre idée de comment se fabrique un enfant. S'il fallait passer un permis d'enfanter avant d'avoir un bébé, il y a belle lurette que notre espèce aurait disparu de la surface de la Terre.

Ma théorie est la suivante : les femmes continuent à se démener pendant leur grossesse pour tenter désespérément de reprendre le contrôle d'une vie qu'elles croient dominer. Leur corps se déforme à outrance, leurs émotions s'emballent, et elles ont peur de donner la vie, de devenir maman. Personne ne peut vous condamner parce que vous essayez de maîtriser la réalité en agissant comme si de rien n'était. C'est d'ailleurs la méthode qu'ont adoptée les gens dans les années 1970 avec le L.S.D. Continuer à vivre « normalement » pour ne pas se marginaliser, tel était le mot d'ordre. Mais tout comme cette méthode s'est révélée inefficace à l'époque, elle se révèle inefficace de nos jours. Vous pouvez toujours visionner jour après jour vos cassettes vidéo « Des muscles d'acier », « Un ventre plat toute l'année », vous resterez impuissante face à ce corps en disgrâce. Vous pouvez toujours rejoindre la secte Jane Fonda, Claudia Schiffer ou Cindy Crawford si vous pensez que cela vous aidera à parfaire votre grossesse. Mais sachez que vos efforts seront vains et inutiles. Vous avez décidé de continuer le sport (et d'ignorer les propos de ce guide) parce que l'exercice vous fait du bien et vous amuse ? Très bien, donnez-vous alors à fond – dans la limite du raisonnable.

EXCEPTIONS À LA RÈGLE

Voilà. Maintenant que j'ai clairement défini ma position quant au sport pendant la grossesse, j'aimerais revenir sur deux points. Il existe deux formes de sport modéré que j'ai oublié de mentionner dans mon pamphlet, à savoir la relaxation et l'assouplissement. Très bénéfiques ! Danser, nager (si vous osez vous mettre en maillot de bain), faire du yoga, ou marcher (mon activité préférée), voilà de quoi vous oxygéner et vous débarrasser de vos problèmes sans suer comme une bête ni vous épuiser. Comme je l'ai déjà dit, pendant la grossesse, il arrive que l'on perde un peu les pédales. C'est pourquoi cela ne fait pas de mal de pouvoir se « détendre l'esprit » de temps en temps. La grossesse fait également peser sa volonté sur votre corps, ce qui peut vous causer toutes sortes de douleurs. Mon amie Patricia, pour qui *a priori* le sport n'avait aucun intérêt, dut s'y mettre au cours de sa troisième grossesse, sous l'œil expert et vigilant d'un ennemi de la sciatique (il faut savoir que le nerf sciatique peut être mis à rude épreuve pendant la grossesse). Ses nouvelles activités ne l'auront pas empêchée de prendre un bon paquet de kilos (au moins quinze), mais l'auront soulagée de ses douleurs rénales. Le meilleur conseil que l'on puisse vous donner est de faire vos exercices en plein air le plus souvent possible. Un, vous y rencontrerez moins de miroirs ; deux, vous y rencontrerez moins d'odeurs (et nous savons toutes quel effet désastreux peut avoir une odeur sur une femme enceinte...).

Beaucoup de femmes adorent nager pendant leur grossesse. Au bout de quatre mois, vous découvrirez vous aussi les avantages de la flottabilité. En fait, nager vous ôte un sacré poids. Je dois dire que j'appréciais particulièrement ces expériences d'apesanteur mais je les pratiquais à l'ombre de ma salle de bains, et non sous les sunlights des piscines municipales. La marche, voilà une autre activité intéressante, laquelle vous permet de stimuler votre circulation sanguine tout en réfléchissant. La marche, elle est surtout utile pendant les contractions car quand vous marchez, le bébé presse sur le col et favorise la dilatation. Mais chaque chose en son temps.

LES EXERCICES LES PLUS EFFICACES

Voici une série d'exercices visant à renforcer ce qu'on appelle le « plancher pelvien ». Je ne sais pas où se situe mon plancher pelvien mais je sais que certains exercices peuvent aider à contrôler la vessie et à conserver une certaine disposition à la jouissance après l'accouchement. Pourquoi faut-il le renforcer, ce plancher ? Parce que en passant par le bassin, l'enfant l'oblige à se déformer.

Ne soyez pas surprise si lors de l'accouchement votre vagin et les tissus alentour subissent une très forte pression. Ce que les femmes ne révèlent jamais aux autres, c'est que les muscles pelviens se distendent et se détendent de façon dramatique. Pourquoi tant de mystère ? Parce qu'elles ont honte des séquelles, à savoir l'incontinence et la flaccidité des chairs. En d'autres termes, une femme qui a enfanté une ou deux fois par voies naturelles découvre bientôt qu'elle fait pipi dans sa culotte chaque fois qu'elle éternue ou lorsqu'elle court ; bref, les vicissitudes de sa vessie commencent. La flaccidité fait référence au relâchement des muscles vaginaux qui, serrant avec moins de puissance le pénis du partenaire, rendent l'orgasme plus difficile à atteindre. On comprend mieux pourquoi certaines mères ne font jamais allusion à leur plancher pelvien. Qui serait fière de dire qu'elle mouille ses culottes et qu'elle est passée du Tampax normal au maxi plus (lequel lui échappe aussi quand elle éternue) ? Le mystère féminin risquerait d'en prendre un sacré coup !

J'entends déjà les tollés de la foule qui gronde, sceptique. Ce n'est pas en vous cachant ce genre de problèmes qu'on vous aidera à y faire face ou à les éviter. Si mes propos sont infondés, dites-moi alors pourquoi tant d'obstétriciens sont prêts à vous rajouter deux ou trois points de suture pour recoudre votre épisiotomie. Ils ne cherchent tout de même pas à bloquer l'issue !

La leçon va commencer : assise sur les toilettes, les jambes écartées, commencez à uriner puis stoppez le jet d'urine. Répétez l'opération plusieurs fois. Les muscles que vous sollicitez pendant cet exercice vous aideront à aborder l'étape suivante, une fois que vous serez passée maître du « respirer-bloquer ».

De l'avis de toutes, ces séances d'entraînement urinaire ne sauraient renforcer à elles seules vos muscles vaginaux. Force et endurance, tel est le but à atteindre. Passons donc à l'exercice suivant : au volant de votre voiture arrêtée à un feu rouge, essayez de contracter vos muscles vaginaux le plus longtemps possible, jusqu'à ce que le feu se mette au vert par exemple. Ou encore, assise sur votre canapé, à regarder la télévision, voyez si vous pouvez bander ces mêmes muscles pendant toute une séquence publicitaire. N'oubliez pas de respirer.

Comment savoir si on fait les exercices correctement ? Si vous commencez à avoir des angoisses, et à être mal à l'aise, c'est gagné ! Sans mentir, cet entraînement vous rend un tantinet nerveuse, voire vous donne le vertige. Ça ressemble à un orgasme, ça a les effets d'un orgasme mais ce n'est pas un orgasme.

Plus le terme de la grossesse se rapproche, plus ces exercices sont difficiles à faire car les tissus souterrains commencent à gonfler sous la pression du bébé. Vous avez l'impression que vos exercices sont inefficaces ? Poursuivez-les quand même. Dès que l'enfant est né, reprenez-les et pensez à vous entraîner ainsi le plus souvent possible, et ce toute votre vie. Vous, votre mari (et qui sait peut-être votre amant) me remercierez plus tard de vous avoir dévoilé ce secret.

9

SEXUALITÉ PENDANT LA GROSSESSE

Vous qui lisez ce livre et qui êtes probablement déjà enceinte devez penser présomptueusement que ce chapitre n'est pas pour vous. Après tout, si vous ne connaissiez rien au sexe, vous ne seriez pas dans cette galère, pas vrai ? (D'un autre côté, si vous étiez aussi calée que vous le prétendez, il y a fort à parier que vous n'y seriez pas non plus !) Vous estimez tout savoir dans ce domaine ? Vous n'allez pas tarder à revenir sur vos positions, aussi vrai que la plupart des femmes enceintes se rendent compte au bout des premières semaines que l'amour en temps normal et l'amour pendant la grossesse sont deux choses carrément différentes.

Nous sommes toutes d'accord pour dire que normalement notre sexualité est une affaire de corps et d'esprit. En fait, un rapport sexuel réussi est toujours plus émotionnel que physique, du moins pour mes amies et moi. « C'est dans la tête. » Le corps d'une femme enceinte se transforme de façon radicale et ces transformations s'accompagnent dans leurs moindres effets de changements psychiques ; je ne vous apprends rien. Cette métamorphose va inévitablement affecter la façon dont votre mari et vous allez vivre votre sexualité. Tous les avis divergent sur la question, mais on peut néanmoins classer tout le monde dans l'une des deux catégories suivantes : ceux qui aiment plus faire l'amour pendant la grossesse, et ceux qui aiment moins faire l'amour pendant la grossesse. (Les choses se compliquent lorsque dans un couple l'un se situe résolument dans le premier groupe tandis que l'autre appartient sans conteste au second...)

Sur le plan physique, votre corps est déjà sensiblement différent. Et si vous êtes comme moi, il va prendre des proportions dignes d'un personnage de dessin animé. « Gros » est l'adjectif tout terrain : de gros seins, un gros ventre, et comme toutes les copines, un gros popotin, de gros bras, de grosses cuisses et même un gros visage. En fait, le plus grand défi sexuel consiste à bien s'orienter entre les collines et les vallées de ce corps rebondi pour parvenir au septième ciel. De votre façon d'appréhender votre corps, et votre esprit, dépendra votre sexualité. Et si vous restez persuadée que cela va être une partie de plaisir, attendez un peu de lire les commentaires des hommes que j'ai interrogés à ce sujet. Les uns sont excités par ce corps fertile, tandis que les autres en ont une peur panique. (Voilà de quoi vous donner une petite idée de ce que sera la réaction de votre mari.)

« Hormonal » est un adjectif tout aussi important. La progestérone, ce poison dont j'ai parlé dans le quatrième chapitre, influe également sur le psychisme. Non seulement il vous faut passer d'un état normal à celui de femme enceinte et encaisser le coup sans vous laisser déstabiliser, mais en plus votre libido s'affole. Un jour, on se sent aussi aguicheuse et sexy que la copine de Roger Rabbit, le lendemain aussi terne que Mary Poppins. Et puis il y a d'autres jours encore où le sexe vous laisse si indifférente que vous êtes prête à tuer quiconque s'approche de vous (comme le diable de Tasmanie de la Warner Bros, pour rester dans le registre du dessin animé). À moins que vous ne vous montriez très explicite, par exemple que vous changiez de couleur en fonction de votre humeur, votre mari ne saura jamais à quel saint se vouer. Au début, mon pauvre mari évitait de croiser mon regard tant qu'il n'était pas assuré que mon comportement était suffisamment cohérent pour ne mettre ni sa santé ni sa vie en danger.

Non contente de vous demander de vous adapter à votre nouvelle sexualité avec ses nouvelles données physiques et psychiques, la nature complique encore les choses en vous demandant de composer également avec les changements émotionnels de votre mari. Répondre aux besoins affectifs de votre mari, en plus des vôtres, vous paraît au-dessus de vos forces en ces temps déjà bien difficiles ? Faites comme les femmes ont toujours fait : *ne vous souciez pas de votre mari et occupez-vous plutôt de vous*.

1 + 1 = 3

On ne voit pas encore que vous êtes enceinte et pourtant vous sentez que vous n'êtes plus tous les deux seuls au lit. Vous et votre mari ne pouvez oublier ce nouvel intrus. À peine plus grand qu'un grain de café, l'enfant perturbe déjà votre vie de couple par sa présence. (Je sais que beaucoup d'hommes ont fantasmé sur l'idée de ménage à trois, mais croyez-moi, ce n'est pas exactement l'idée qu'ils s'en faisaient.) Au début, ce petit « témoin » freinera et censurera vos ébats amoureux. Si tel est le cas, ne vous inquiétez pas : une irrépressible envie de faire l'amour vous aidera vite à dépasser ce complexe d'inhibition. Si ce complexe persiste, sachez que vous ne serez pas le premier couple dont la sexualité sera gâchée par l'arrivée d'un enfant. Attendez d'avoir deux ou trois autres gosses qui rentrent et qui sortent de votre chambre à coucher en courant… Vous n'osez ni crier ni gémir à cause de la présence d'un fœtus ! Attendez d'avoir un gamin de six ans qui cache son magnétophone en position d'enregistrement sous votre lit. (Là, oui, on peut parler d'inhibition !)

L'AMOUR À LA PAPA... ET MAMAN

Tout à coup, loin de votre monde d'adolescents, votre mari et vous serez projetés dans l'univers des responsabilités *parentales*. Ces responsabilités sont parfois si effrayantes qu'elles peuvent engendrer de profonds changements sexuels au cours de la grossesse. Ces traits de caractère mêmes qui vous séduisaient chez l'autre au début vous deviendront odieux chez le père ou la mère de votre enfant. Ma copine Dominique, laquelle avait pour habitude de se promener en tenue légère dans la maison avant d'être enceinte, fut immédiatement rappelée à l'ordre par son mari qui la pria de bien vouloir porter un pyjama, le haut et le bas, dès qu'elle fut enceinte. Ce déshabillé qu'il trouvait si excitant autrefois n'était plus maintenant qu'un accoutrement ridicule et déplacé pour la mère de son enfant.

Thérèse, mariée à un musicien, avait quant à elle des rapports sexuels fréquents et endiablés avec son mari avant sa grossesse. Puis, elle commença à ne plus apprécier le fait qu'il rentre tard et encore moins qu'il aille faire la fête avec les copains. Au bout de quelque temps, le corps tatoué de son mari ne l'inspirait plus du tout et elle se prit même à regretter de ne pas être mariée à un type normal, tel qu'on peut en voir dans les catalogues des Trois Suisses et de Damart.

L'un des obstacles psychiques les plus difficiles à surmonter durant la grossesse est directement lié à la sexualité de *nos propres parents*. Secrètement, nous caressons toujours l'espoir qu'ils ne faisaient jamais l'amour, ou du moins il nous répugne d'en imaginer les détails. Si votre mari commence à transférer sur vous les mêmes

154

idées chastes et vertueuses qu'il nourrissait pour sa mère, vous voilà bien partie pour compter les moutons tous les soirs avant de vous endormir. Vous avez certainement entendu parler du complexe de « la vierge et de la putain », complexe selon lequel l'homme ne couche qu'avec des putains mais exige une vierge pour la mère de ses enfants. Il paraît qu'Elvis Presley ne toucha plus jamais Priscilla une fois qu'elle mit Lisa-Marie au monde. (C'est du moins l'explication que donne Priscilla pour justifier le fait qu'elle ait fini dans le lit de son professeur de karaté.) Cela fait des années que les psychanalystes fouillent ce domaine encore inexploité qu'est la vie émotionnelle des hommes, et ce n'est sûrement pas moi qui vais faire avancer le Schmilblick. Le seul conseil que je peux vous donner si vous pensez être mariée à un homme du genre d'Elvis, c'est de lutter. Votre partenaire vous prend pour un bonnet de nuit sous prétexte que vous êtes enceinte ? Débarrassez-vous sans tarder de toutes vos robes Laura Ashley et optez pour les robes noires avec de profonds décolletés. Ne lésinez sur aucun moyen pour lui rappeler que vous êtes toujours cette belle et sexy jeune femme, cette femme même qu'il a un soir séduite en lui faisant un enfant.

« C'EST LUI OU MOI »

La crainte de blesser l'enfant en faisant l'amour est une crainte qui revient souvent chez les hommes. Ils ont peur, à les en croire, que le bébé ne soit exposé aux coups de boutoir de leur gros et puissant organe. On les reconnaît bien là ! Toujours à surestimer la taille et la capacité de pénétration de leur pénis ! J'ai même entendu des hommes affirmer qu'ils pouvaient toucher le bébé du bout de leur pénis pendant des rapports soutenus. Je suis toujours fascinée par l'assurance (ou bien est-ce la sottise ?) avec laquelle certains font cette remarque. Il faudrait un pénis vraiment très long et vraiment très sensible pour accomplir cet exploit que les hommes redoutent tant... Quel homme ! L'oiseau rare que nous aimerions toutes rencontrer, pas vrai ? Blague à part, bon nombre d'hommes sont perturbés par l'idée de pilonner leur bébé et s'abstiennent de faire l'amour à leur femme tout le temps que dure la grossesse. Ce qui, entre nous, n'est pas un si grand sacrifice pour eux mais nous donne, à nous les femmes, un surcroît de travail car en général, pour remplacer la pénétration pendant les neuf (dix) mois, ils nous suggèrent de pratiquer le sexe oral. Une corvée de plus pour la future maman.

Si infondée soit-elle, cette crainte de faire mal au bébé n'est pas dénuée d'intérêt. Plusieurs de mes amies m'ont affirmé n'avoir pas eu de plaisir pendant leurs rapports parce que leur mari, d'une virilité à toute épreuve, dépassait le seuil de l'agréable. Vous avez une raison particulière de redouter une fausse couche ? Vous aurez alors envie de suspendre les ébats aussi longtemps que vous le dictera votre médecin (ou votre instinct) car le sperme contient en effet une substance chimique qui peut contribuer à la dilatation éventuelle du col de l'utérus. Bien que cela ne soit vrai qu'en fin de grossesse, il faut en tenir compte pour ce qu'on appelle les grossesses à risques. (Demandez à votre médecin si vous faites partie de cette catégorie.)

LE TEMPS DE L'INSOUCIANCE

Finie la crainte de tomber enceinte ! Je sais, ça peut paraître ridicule mais entre vouloir un enfant et ne pas douter de ce désir, il y a une marge. Une fois le bébé conçu, si vous avez bien suivi « la voie de la résignation », vous vous détendrez et cesserez de vous tourmenter à ce sujet. Quel soulagement de ne plus avoir à redouter les capotes percées, les pilules inefficaces… Après quinze ans passés à avoir eu peur que mes moyens de contraception ne me jouent des tours, quel bonheur de ne plus avoir à y penser ! Vous étiez abonnée à tous ces moyens contraceptifs visqueux, tels que les spermicides, les diaphragmes, les préservatifs, les gels ou autres substances gluantes ? Vous allez enfin pouvoir vous en donner à « corps joie ».

Chacun voyant midi à sa porte, je me sens obligée de vous parler de ces personnes qui prétendent que l'amour, sans risque de tomber enceinte, perd tout intérêt. Pour elles, si la peur n'évite pas le danger, elle engendre le plaisir. Ces amateurs de sensations fortes, en majorité des hommes, sont du genre à n'apprécier un sport qu'en fonction du danger qu'il fait encourir à leur santé ou à leur vie. Dans l'esprit de ces casse-cou, le seul fait que leur parachute ne se soit pas ouvert leur enlève toute envie de s'adonner davantage à la chute libre. Autrement dit, après avoir exulté parce qu'ils avaient toujours échappé de justesse à la grossesse, maintenant qu'ils ont raté leur coup, ces risque-tout se tournent vers des jeux plus périlleux.

Certaines personnes de mes connaissances, et notamment des femmes, considèrent la conception d'un enfant comme la seule et unique raison valable de faire l'amour. Lorsqu'elles apprennent qu'elles sont enceintes, la moindre initiative sexuelle de la part de leur mari leur semble déplacée, voire inutile. Pour elles, être enceinte signifie ne pas avoir à se raser les jambes pendant neuf mois. C'est ce que j'appelle la secte du « vase sacré » : ces femmes ne veulent à aucun prix être souillées avant la fin de leur gestation. C'est probablement aussi le genre de femmes dont le mari pense que la grossesse est le moment idéal pour aller voir ailleurs. « Et alors ? » me direz-vous. Alors si cette situation vous convient, tout va pour le mieux dans le meilleur des mondes.

PETITE GRAINE RENCONTRE TERRE FERTILE

Autre point positif de la grossesse : ce sentiment toujours nouveau de puissance et de fertilité. Rares sont les hommes qui ne bombent pas le torse quand on leur apprend qu'ils ont fécondé leur femme. Ils sont toujours fiers de savoir que non seulement leur canon est en parfait état de marche mais qu'en plus il crache des munitions « qui pètent le feu ». La grossesse a beau exister depuis la nuit des temps, et faire un enfant a beau être d'une banalité rare, lorsque vous et votre mari y parviendrez, vous aurez l'impression d'être les seuls détenteurs du brevet de fabrication. Étant alors persuadés d'avoir le bon mode d'emploi, vous mettrez vos talents créateurs en pratique et ne cesserez de retourner cette terre fertile encore et encore.

AH, SI J'AVAIS UN DÉCODEUR !

L'intensité des émotions et la rapidité avec laquelle on passe de l'une à l'autre, voilà bien ce qui caractérise la vie émotionnelle de la femme enceinte, surtout en matière de sexualité. Un jour vous aurez des envies bestiales et attendrez en vous rongeant les ongles que votre mari revienne du travail, impatiente. Votre mari arrivera enfin et commencera à lire son courrier au lieu d'étudier les clichés de l'échographie que vous aviez pris soin d'accrocher en évidence sur la porte du frigo. Vous vous énerverez, et lui jetterez à la face que cela prouve bien une fois de plus qu'il se fiche éperdument de votre bébé et de vous. Avant que vous soyez calmée et en mesure de penser à faire l'amour à nouveau, vous serez déjà dans votre baignoire... endormie.

Pour prendre une image de mécanique, c'est un peu comme si votre « moteur émotionnel » restait coincé en quatrième et que vous fonciez sur le moindre sentiment à 140 km/h. Pis, vous n'avez plus de freins... Plus question dans ces conditions d'avoir une « petite » faim, d'avoir « légèrement » envie de faire l'amour, ou d'être « un tantinet » impatiente face à l'incapacité de votre mari à comprendre et à prévoir vos humeurs.

D'après les résultats de mon enquête auprès de mes amies, les deux tiers des femmes enceintes redoublent d'intérêt pour le sexe, tandis que le dernier tiers finit par s'en désintéresser presque complètement. Par exemple, mon amie Tracy était dans un état d'excitation permanente, et son mari ne se faisait pas prier pour assouvir ses envies. En revanche, Sandra, obnubilée par sa grossesse, se fichait pas mal de faire l'amour ou pas. Mais son mari, lui, était si excité qu'ils n'ont pas chômé, malgré son indifférence à elle. Quant à Marianne, elle ne lâche plus son mari d'une semelle dans l'espoir qu'il lui fasse l'amour (maintenant qu'elle n'a plus de nausées), mais il semblerait qu'il ait bel et bien la trouille de son ventre rebondi.

LE MARCHAND DE RÊVES...

Pendant le deuxième trimestre de ma grossesse, je pensais presque tout le temps au sexe. Quand je n'y pensais plus, j'en rêvais. Ces rêves étaient absolument divins, je vous le dis franchement. Les aventures érotiques de certaines femmes enceintes me portent à croire que la progestérone est un puissant hallucinogène, avec des effets nocturnes indescriptibles. Attention, je ne vous parle pas de ce rêve banal où vous prenez le train en compagnie de Tom Cruise. Non, je vous parle de ces rêves d'un réalisme parfait, truffés de détails érotiques où vous êtes dans les bras de stars de cinéma ou de votre mari, ou encore dans les bras de cet homme que vous avez croisé le matin même : le facteur, le voisin, le meilleur ami de votre mari. Peu importe le flacon pourvu qu'on ait l'ivresse... Il n'est plus question de goût ni même de convenance. Moi, j'ai commencé à m'inquiéter lorsqu'un prêtre est apparu dans l'un de mes rêves. Depuis cette nuit-là, je suis toujours gênée de voir que j'ai un petit faible pour les hommes en soutane.

Non seulement elle fait des rêves merveilleux mais en plus *il est fréquent que la femme enceinte ait de véritables orgasmes lors de ses rêves érotiques*. La première fois, je me suis réveillée en sursaut. Quelle secousse ! Au moins huit sur l'échelle de Richter. Croyez-moi, cela fait un choc de s'apercevoir que l'on peut vivre une telle expérience sans que personne nous touche. Généralement, je réveillais mon mari pour prolonger la magie du rêve. Non, vous ne rêvez pas que vous avez un orgasme, vous vivez un orgasme, un vrai.

À VOS MARQUES, PRÊTES, PARTEZ

Les femmes qui ne sont pas dégoûtées du sexe pendant la grossesse se rendent compte que leur désir a changé, qu'il est plus intense qu'avant. En fait, elles n'ont jamais eu envie de faire l'amour à ce point depuis les premières boums où elles se faisaient peloter. L'explication la plus logique à ce regain d'intérêt pour le sexe, à cette « recrue des sens », est l'exquise amplification des organes génitaux. Ces derniers sont stimulés en permanence et nous nous abandonnons à leur sortilège. Lorsqu'on est enceinte, et les lèvres et le bout des seins deviennent plus colorés et plus sensibles, mais se gorgent aussi de sang légèrement au début, énormément à la fin. Cet engorgement est semblable à celui des préliminaires. Une autre bonne raison pour pratiquer la marche à pied pendant la grossesse.

« MAMMAIRE NOËL »

Lorsque la poitrine d'une femme enceinte se développe d'un seul coup, le mari de ma copine Sandra appelle cela le retour de « Mammaire Noël ». Au début, vos seins sont un peu plus gonflés que la normale, comme quand les Anglais sont sur le point de débarquer. Mais au bout d'un mois, vous vous rendrez compte qu'ils ont vraiment grossi, à tel point que vous ne rentrerez plus dans vos soutiens-gorge et que pour la première fois de votre vie vous aurez une profonde gorge. Ce changement se fait très rapidement. Moins d'une semaine. Qu'est-ce qu'une semaine dans la vie d'une femme enceinte ? Autant dire que la métamorphose est instantanée. Vos seins grossiront encore et encore tout le long de votre grossesse, distancés à la fin par votre ventre. Du coup, votre poitrine sera moins spectaculaire qu'au début.

Pendant les deux, trois premiers mois de la grossesse, surtout si c'est la première, votre corps ne changera pas beaucoup en apparence sauf vos seins, lesquels seront fermes et lourds, comme dans les romans d'amour. Ce n'est pas les hommes qui se plaindront de cette évolution.

Vos seins deviendront particulièrement sensibles, surtout les deux premiers mois. Vous avez tout intérêt à notifier ce petit détail à votre mari si vous ne voulez pas que sa passion pour ses nouveaux jouets ne vous fasse hurler de douleur. Après lui avoir fait la leçon sur le doigté et la douceur requis, vous découvrirez les vertus érotiques de votre nouvelle poitrine. Certaines femmes atteignent même l'orgasme par simple stimulation des seins. Attention : quelques recommandations s'imposent. À mesure que la date de l'accouchement approche, il faut savoir que cette stimulation peut provoquer ou intensifier les contractions. Je ne plaisante pas ; l'excitation des seins est le pendant organique de l'ocytocine, une substance qui déclenche le travail. « À consommer donc avec modération », si vous avez la moindre crainte par rapport à un accouchement prématuré ; ou alors consultez votre médecin. Et inversement, si la date prévue du terme est passée et que vous vous impatientez de voir arriver le loustic, ne lésinez pas sur les caresses. Cette stimulation a en plus l'avantage de raffermir les mamelons dans l'attente de l'allaitement, dussiez-vous allaiter.

Soit dit en passant, au cas où vous ne liriez pas cet ouvrage chapitre après chapitre, je vous rappelle que le mot d'ordre est : profitez de la taille exceptionnelle de votre poitrine en prenant des photos souvenirs, car après l'accouchement et l'allaitement, vos seins seront plus petits et beaucoup moins guillerets qu'avant. Désolée si je vous fais perdre vos illusions, mais si je ne vous dis pas la vérité, qui le fera ?

« JE PASSE À L'ORAL ! »

Le sexe oral est un jeu et rien ne saurait lui faire perdre ce caractère ludique pendant la grossesse. Cependant votre mari devra préalablement être mis au courant de certaines modifications physiologiques. S'il ne se rend pas forcément compte du changement de couleur de votre sexe pendant les rapports sexuels, pendant le sexe oral, ces changements ont toutes les chances de lui sauter à la figure, si je puis dire. Alors pour éviter qu'il ne les découvre par lui-même et qu'il n'ait une mauvaise surprise, parlez-lui de ces changements au plus vite. Les surprises ne sont pas toujours de bons aphrodisiaques…

Il serait également délicat de votre part de le prévenir des variations gustatives. Ces variations s'expliquent de façon scientifique : la muqueuse utérine passe d'un état alcalin à un état acide (à moins que ce ne soit le contraire ?). Mais si naturel que soit ce phénomène, il n'en surprendra pas moins votre tendre et cher époux. Ma copine Susie, mère de trois enfants, affirme que son mari, grâce à son sens développé de l'odorat, était toujours mis au parfum avant elle quand elle était enceinte.

TOUJOURS PLUS GROSSE

À mesure que mon intérêt pour le sexe redoublait d'intensité, moi, je doublais de volume. Quelle injustice ! Si amoureux et patient que fût mon mari, je savais que parfois me faire l'amour relevait plus de l'acte de charité que de l'acte passionnel. Bon, je sais qu'il ne faut jamais généraliser mais un bon nombre d'hommes ne voient pas d'un très bon œil que leur femme pèse plus qu'eux.

Comme je l'ai déjà mentionné, lorsque j'attendais mon deuxième enfant, j'ai eu des saignements à trois mois de grossesse. Mon médecin m'a aussitôt conseillé de suspendre les rapports sexuels pendant quatre à six semaines. Vous connaissez mon sens de la rigueur, j'ai tout laissé tomber pendant sept semaines. Bref, au moment où je fus mise sur la touche, j'étais encore bien roulée et sexy, mais le jour où il nous a semblé raisonnable et sans danger de nous remettre en selle si je puis dire, j'avais alors la carrure d'un personnage de *Fantasia*. Naïvement, j'ai fourgué mon aînée à une amie, et me suis soigneusement préparée pour la rencontre au sommet. Lavée, coiffée, pomponnée, maquillée, je me suis glissée, ou plutôt engoncée, dans un collant de danse et un body. Il ne me manquait plus que l'ombrelle et j'aurais pu faire partie du ballet-funambule des hippopotames dans le dessin animé de Walt Disney. Mon mari a éclaté de rire en me voyant (quel inconscient !), mais le moment étant à la joie et à la bonne humeur, il aurait préféré mourir que de rater cette occasion.

Cela n'empêche pas certains hommes d'adorer les rondeurs et l'effronterie de leur femme, et d'être excités par leurs jolies « grosses ». Le mari d'Anaïs, lui, n'en avait jamais assez. Plus sa femme grossissait, mieux c'était. Pendant leurs rapports, il beuglait et poussait des cris comme un cow-boy sur son cheval sauvage. Les seins gigantesques et le popotin moelleux de sa femme étaient pour lui autant d'invitations à l'amour. Il se plaisait également à lui crier des cochonneries pendant l'acte, car on ne parle pas comme cela à une mère.

LE TEMPS DES MISSIONNAIRES EST RÉVOLU

Les premiers mois, vous pouvez garder toutes vos positions. Le seul obstacle sera cette poitrine sensible dont nous avons déjà parlé et qui ne souffrira pas le poids d'un homme sur elle. Au fur et à mesure que le ventre s'arrondira, faire l'amour sera comme faire du rodéo sur un chameau. Vous découvrirez alors deux inconvénients à cette bonne vieille position du missionnaire.

Premièrement, lorsque vous restez sur le dos, bébé appuie fortement sur l'une de vos artères et vous coupe la circulation.

Deuxièmement, votre gros ventre rebondi qui vous sépare de votre partenaire rend la pénétration de face impossible, à moins que votre mari ne soit doté d'un membre long de soixante centimètres, auquel cas il devrait songer à se faire rétribuer en proportion de ses attributs d'étalon.

Souvent, à mi-chemin, beaucoup de couples adoptent la position dite de la « levrette », position au cours de laquelle la femme est à quatre pattes et l'homme derrière elle. Cette position permet au pénis de s'introduire en profondeur, alors pour éviter de faire mal à sa partenaire, l'homme doit modérer ses ardeurs. Mes amies et moi vous recommandons vivement la position joliment appelée « la position de la petite cuiller ». Les deux partenaires se couchent sur le côté, la femme tournant le dos à l'homme. Position câline, efficace, et qui vous permet de serrer votre oreiller si vous le souhaitez. (Plus de détails sur la femme enceinte et son oreiller dans les chapitres suivants.)

Anaïs, toujours prête à faire des expériences, m'a dévoilé une position géniale. Si bonne que j'en ai fait part le lendemain à Marianne. En fait, Anaïs et son mari faisaient l'amour dans la salle de bains. C'est d'ailleurs dans cette pièce, paraît-il, que fut conçu l'un de leurs enfants. Elle se penchait au-dessus du lavabo tandis que lui arrivait par-derrière. D'après eux, c'est pile poil la bonne hauteur, sans compter qu'ils pouvaient suivre leurs exploits dans la glace au-dessus, sans voir ni le gros ventre ni les cuisses d'Anaïs ainsi cachées. Seule était visible sa poitrine généreuse et inspiratrice.

LE POINT G

J'ai gardé le meilleur pour la fin. Nous allons maintenant parler d'orgasme. Saviez-vous que l'orgasme est différent suivant que l'on est enceinte ou pas ? Je sais qu'il est difficile de mesurer ou de décrire un orgasme mais je vais faire de mon mieux pour vous en donner une petite idée. Après des heures et des heures de discussions à ce sujet avec mes amies (un de nos sujets préférés), nous sommes finalement d'accord sur trois points essentiels. Premier point : si vous êtes enceinte et toujours intéressée par le sexe, vous réagirez au quart de tour. Deuxième point : même si vous réagissez plus vite qu'avant, vous mettrez plus longtemps à atteindre le septième ciel. Troisième et dernier point : cela vaut la peine de s'y attarder un tant soit peu car l'orgasme d'une femme enceinte est plus fort et dure plus long-temps que celui d'une femme ordinaire. En fait, après l'onde de choc principale, vous continuerez à sentir comme des secousses post-orgasmiques pendant près d'une heure. Ces secousses peuvent parfois inquiéter car elles contractent l'utérus de façon importante. Parlez-en à votre médecin, lequel, en accord avec bon nombre de ses confrères, vous confirmera que si votre grossesse prend ces allures de tours en montagnes russes, cela signifie que le bébé est bien accroché.

10

COMMENT S'HABILLER ?

MODE SPÉCIAL GROSSESSE

Mes quatre expériences de mère m'auront appris une chose : *aucune femme ne tombe enceinte pour le plaisir de porter des vêtements de grossesse*. À moins de vivre sous les tropiques ou d'appartenir à un clan de nudistes, vous serez obligée d'adapter votre garde-robe à votre nouvelle silhouette. Je vous souhaite bien du plaisir ! La première difficulté sera de trouver un style qui vous convienne et qui ne fasse pas trop ringard. La deuxième difficulté sera de ne pas vous ruiner. Mon but dans ce chapitre est donc de vous aider à surmonter cette épreuve du prêt-à-porter maternel.

Il y a quelques années, la tendance était de cacher la grossesse et d'attirer l'attention sur le visage épanoui de la femme enceinte plutôt que sur son ventre rebondi. Résultat : plus il y avait de tissu mieux c'était, et bien souvent la panoplie de la femme enceinte se constituait d'une robe en polyester extrêmement évasée, style sac à patates, sur laquelle on avait pris soin de coudre un joli petit ruban rose au niveau du col. Heureusement, les stylistes ont eu pitié de notre mode potagère et ont redonné un peu de forme à ces épouvantails à moineaux.

Les magazines de mode suggèrent aux femmes de se regarder nues dans un miroir à trois faces, et d'établir leur garde-robe en fonction de leurs atouts et de leurs défauts ainsi évalués. Vous trouvez ce conseil un peu cruel ? J'ai le regret de vous dire que vous devrez faire cette inspection, au demeurant très instructive, au moins une fois par mois. N'oubliez pas qu'une femme enceinte change de circonférence plus vite que son ombre. Certes on peut rechigner à prêter ainsi le flanc à la critique mais je vous assure que le jeu en vaut la chandelle. Considérez votre corps comme un objet d'études, et en hommage à la méthode Coué, répétez-vous que tout rentrera dans l'ordre après l'accouchement. Cela pourra toujours vous aider.

Les paragraphes qui suivent sont une description sommaire des trois différentes phases, ou trimestres, de la grossesse et de la mode qui leur correspond (*grosso modo*).

Les trois premiers mois

Vous n'en êtes pas à votre premier enfant ? Passez directement au paragraphe concernant le deuxième trimestre. Le ventre d'une femme qui a déjà enfanté se relâche cinq minutes après la conception. Eh oui, les abdominaux n'ont plus autant de tonicité et de force qu'avant la première grossesse.

Vous en êtes à votre premier ? Vous aurez une poitrine plus volumineuse, c'est tout. Bien sûr, vous vous sentirez un peu gonflée comme avant vos règles. Mais qu'importe ? Personne ne s'en rendra compte. À supposer que vous passiez votre temps à manger, comme toute femme enceinte qui se respecte, vos kilos supplémentaires ne se verront pas avant plusieurs semaines.

Vous pourrez continuer à porter la plupart de vos vêtements, quitte à ne pas boutonner votre jean jusqu'en haut et à abandonner vos pantalons de cuir pour plus de confort. Commencer la journée en se sentant relativement mince et la terminer en se sentant indubitablement enceinte, voilà le rythme quotidien et ô combien amusant des futures mamans. Pour ma part, je partais le matin, avec mon petit pantalon cigarette, mince et pimpante jusqu'au bout du chemisier. Le soir, en rentrant, je déboutonnais mon pantalon et tirais le chemisier par-dessus avec l'impression désagréable d'être un gros cendrier.

Attention : l'été, on fait davantage de rétention d'eau. Conséquence : on se sent encore plus gonflée et l'effet « peau d'orange » s'accentue. Assurez-vous, d'un petit coup d'œil détaché et froid dans la glace, que vous avez raison de vous montrer en maillot de bain deux pièces sur la plage.

Le deuxième trimestre

C'est là que les choses commencent à se gâter. Vous serez trop mince pour les vêtements de maternité surdimensionnés ; trop grosse pour les vêtements de votre armoire. Une seule solution : acheter des vêtements classiques deux ou trois tailles au-dessus. Vous trouvez que c'est une perte d'argent ? N'oubliez pas que vous continuerez à les porter tant que vous n'aurez pas retrouvé votre poids normal, et lors de votre prochaine grossesse. Dans ma penderie, trônent toutes les tailles, du trente-huit au cinquante, reliques de mes quatre expéditions successives au pays de la grossesse. Tant et si bien que mes amies savent qu'elles peuvent toujours trouver chez moi vêtement à leur taille, quelles que soient leurs mensurations.

Autre source intéressante de vêtements d'intérim en attendant le troisième trimestre : la garde-robe de votre mari. Laissez tomber ses costumes trois pièces (sauf si vous avez l'âme d'un clown) et piochez dans ses jeans, ses sweat-shirts, ses polos, et ses chemises. Votre mari n'est pas d'accord ? Mettez-lui le prix de deux ou trois robes de maternité sous les yeux. Si minutieux soit-il, il ne résistera pas longtemps à cet argument. Le seul problème est que, tôt ou tard, viendra le jour où vous n'entrerez plus dans les vêtements de votre mari, et ce quelle que soit sa taille. Quel choc de se rendre compte que l'on pèse plus que son mari ! Vous pouvez me croire.

L'inspection dans le miroir à trois faces m'était devenue insupportable vers le milieu de ma grossesse. Je ressemblais à tout et à rien. Ma poitrine avait encore doublé de volume, je n'avais plus de taille et mon ventre s'arrondissait tant que mes seins pouvaient s'y reposer. C'est la période où, hésitant sur l'origine de votre état (grossesse ou boulimie), les gens préfèrent se taire. En revanche, soyez sûre que derrière votre dos, ils ne se privent pas pour en parler. Vous serez alors certainement tentée d'acheter un tee-shirt imprimé : « Je ne suis pas grosse, je suis enceinte. » N'en faites rien. Que les choses soient claires : le ventre d'une femme enceinte n'est ni un bus, ni un emplacement publicitaire, alors évitez d'y placarder des slogans du genre « bébé à bord ».

À la boursouflure avant de votre bedon correspond la boursouflure arrière de votre popotin ; bombement important que beaucoup de femmes oublient de voir, tant leur attention se focalise sur leur ventre. Quoi qu'il en soit, votre arrière-train empêchera robes et vestes de retomber correctement. En voulant ignorer cette bosse postérieure, vous courez le risque de vous habiller de façon ridicule à votre insu pendant des semaines.

Ce trimestre sonnera également le glas pour les cuisses. Préparant le corps à sa lourde tâche, la nature donne plus d'épaisseur aux cuisses afin de renforcer les piliers qui soutiennent l'édifice. Simple question d'architecture. Si vous êtes comme mes copines et moi, bonne pâte, vous aiderez certainement la nature dans son travail de consolidation en vous relevant chaque nuit pour manger un bol de céréales et en vous offrant des tartines trempées dans du chocolat au lait pour le quatre-heures, satisfaisant du même coup vos besoins en calcium.

À ce stade, de mes joues de hamster jusqu'à mes chevilles de sumo, l'on pouvait voir que j'étais enceinte. Chaque matin, sous la douche, ce corps que j'étais en train de savonner, je savais qu'il ne m'appartenait pas, et qu'il avait bien peu de points communs avec celui d'avant. J'appelle « grossesse à corps et à cri » cette phase où vous savez que le bébé a non seulement pris le contrôle de votre utérus mais de votre corps tout entier. Vous comprendrez mieux pourquoi je refusais de mettre des collants. Engoncés dans le Lycra, mon ventre, mes hanches, mes cuisses, mes genoux et mes chevilles gonflées (lesquelles gardaient une teinte violacée à cause des varices) semblaient tout droit sortis d'un de ces numéros de baudruche où le clown fait des saucissons à pattes avec des ballons.

Aimant à me taquiner, mon mari avait inventé une blague (pas drôle du tout) qu'il me répétait à chacune de mes grossesses lorsque j'atteignais les six mois. Quand il me voyait fouiller frénétiquement dans mes affaires, à la recherche de quelque chose de décent à me mettre, il me suggérait de porter une robe et de la boucler. Satisfait, il se tordait de rire tandis que je cherchais un projectile autour de moi. Outre son mauvais jeu de mots, cette blague faisait cruellement référence à ma première grossesse où je portais une robe très large que j'essayais de dompter avec une ceinture. On aurait dit un ballon de basket emprisonné dans un parasol. Il ne faut jamais mettre de ceinture quand on est enceinte. Rien que pour cette leçon, ça valait la peine de lire cet ouvrage.

Les trois (quatre) derniers mois

Plus d'erreur possible, vous êtes bel et bien enceinte. Le troisième trimestre est le moment ou jamais pour enfin afficher vos rondeurs. Tout d'abord, votre ventre sera si rond et si proéminent que vos cuisses auront l'air maigrelettes en comparaison. Deuxièmement, personne ne pourra plus douter que vous êtes enceinte, quelle que soit votre tenue. Enfin, vous n'aurez qu'à vous laisser porter par la mode des magasins spécialisés. Au cours du troisième trimestre, tous les vêtements de maternité épouseront parfaitement vos formes.

Comme au deuxième trimestre, il ne faudra pas oublier vos arrières, ou vos habits risquent de sérieusement vous trahir. Vous n'avez pas encore eu besoin d'acheter des vêtements de grossesse ? Attention, vos hauts pourraient bien craquer sous peu. En outre votre démarche en canard, largement cambrée, a toutes les chances de faire pendre le bas de vos robes sur l'arrière de vos genoux tandis que devant, vos dessous commencent à poindre à l'horizon. Que faire ? Pour éviter cette exhibition involontaire, je vous conseille de mettre des vêtements de maternité, lesquels ont bien évolué depuis quelques années.

Les magasins spécialisés

Il y a celles qui sont pour et celles qui sont contre. Certaines femmes adorent les vêtements de grossesse, et ne pourraient vivre sans. D'autres estiment que c'est une perte d'argent et qu'il suffit d'un peu d'imagination et de fantaisie pour se saper à moindres frais. Les inconditionnelles sont en général des femmes qui se précipitent chez Prénatal une heure après les résultats de leur test. Elles viennent explorer les coins et les recoins de cet univers retranché, contrôlé la plupart du temps, il faut bien le dire, par des postménopausées et où les hommes ne semblent guère avoir leur place. Visiter un magasin spécialisé relève du rite féminin et la femme enceinte y évolue en compagnie de sa mère, ou de toute autre guide femelle, afin d'être initiée aux mystères des culottes de maintien et des soutiens-gorge d'allaitement.

Il existe une seule chose que vous pouvez récolter à volonté dans ce genre de magasins, sans pour autant grever votre budget : les félicitations. À la seconde où vous franchirez le seuil et annoncerez que vous êtes qualifiée pour faire vos achats dans ce magasin, on ne tarira plus d'éloges. *Vous êtes enceinte*. Les clients, les vendeuses, tout le monde semblera fasciné par votre grossesse. On s'inquiétera de connaître la date prévue de l'accouchement, de savoir si c'est une fille ou un garçon, si vous comptez allaiter, j'en passe et des meilleures. Les magasins spécialisés font partie des rares endroits où vous êtes assurée de rencontrer des gens aussi intéressés par votre grossesse que vous. Pas étonnant, ils sont payés à la commission.

Et le prix ? Bien souvent les femmes qui n'aiment pas les vêtements de grossesse leur reprochent d'être un peu chers. C'est vrai que, côté esthétique, les habits ont bien évolué et qu'on ne peut guère les accuser de « saper » la silhouette de la femme enceinte. Cela dit, les magasins sont nombreux et les choix variés. Un conseil, ne portez pas que des vêtements de grossesse. D'un autre côté, je ne vois aucun intérêt à crier sur les toits que l'on n'a jamais porté d'habits conçus pour femmes enceintes. Pour moi, ce snobisme n'est qu'une façon détournée de se vanter de n'avoir pas grossi. Une telle affirme qu'elle rentrait dans les vêtements « normaux » ? Grand bien lui fasse ! De deux choses l'une : ou c'est faux ou elle s'est fagotée n'importe comment pendant le dernier trimestre.

Au cours de mes investigations, si peu professionnelles soient-elles, j'ai découvert que les articles les plus vendus chez Prénatal, Aubert et compagnie, étaient les soutiens-gorge d'allaitement, les maillots de bain, les collants et les caleçons. On comprendra aisément que les soutiens-gorge d'allaitement soient des best-sellers. Quels autres magasins pourraient vendre de tels articles ? Si vous avez décidé d'allaiter votre enfant, vous serez bien contente qu'ils s'ouvrent sur le devant sans que vous ayez à vous déshabiller entièrement. Quant aux autres articles, leur intérêt est expliqué dans les paragraphes qui suivent.

LE NÉCESSAIRE DE GROSSESSE

Le maillot de bain

La grossesse durant presque une année, il y a de fortes chances pour que vous soyez enceinte pendant l'été. Vous aurez donc besoin d'un maillot de bain. Si vous avez la chance d'en être seulement à votre cinquième mois ou en deçà, vous pourrez vous contenter d'un modèle classique, version extra-large, ou bien essayer le style cuisses de mouche et taille de bourdon avec le bikini-ventre-en-liberté. Cellulite s'abstenir.

Passé le cinquième mois, il vous faudra un maillot de bain de maternité, quel que soit votre poids. Les maillots classiques vous gêneront aux entournures à cause de cette bosse que vous ne voyez pas. Eh oui, je veux parler du popotin soi-même, ce traître qui vous attaque toujours par-derrière. Un petit coup d'œil dans le miroir à trois faces et vous vous apercevrez qu'un gros arrière-train recouvert d'un mince triangle de tissu n'est pas un spectacle transcendant, surtout si vos cuisses sont un peu grassouillettes. Sans parler du ventre qui va encore une fois tirer la couverture à lui et découvrir le bas. Sans commentaires…

Vous êtes du genre à piquer des crises de nerfs quand vient le temps d'essayer les maillots pour l'été ? Attendez de voir les échantillons pour femmes enceintes. Il y en a vraiment pour tous les goûts ! Du modèle sainte-nitouche au style extravagant, en passant par les rayures jaunes et noires, genre Maya l'abeille, la gamme est variée. (Vous m'en mettrez trois caisses.) Moi, j'ai jeté l'éponge et suis allée me rhabiller. Ma salle de bains était devenue le seul endroit où j'acceptais de me baigner.

Cela dit, les maillots de maternité ont quelques avantages. Pour commencer, avec leur soutien-gorge intégré et renforcé, ils vous maintiennent parfaitement la poitrine. Quel soulagement pour une femme d'avoir enfin un réel soutien ! Deuxièmement, ils ont davantage de tissu à l'arrière. Vous n'aurez donc pas à exposer la peau vierge et tendre de votre popotin. Enfin, ils ont cette poche ventrale qui vous donnera certainement envie de porter votre maillot jour et nuit, tant elle est confortable.

Évitez les frous-frous et les dentelles. Choisissez toujours un décolleté plongeant. Toutes les occasions sont bonnes pour exhiber sa poitrine plantureuse. Sans compter que le décolleté est un bon moyen pour détourner l'attention de vos jambes. Vous pensez comme moi que le noir mincit ? Détrompez-vous, ce n'est pas la couleur qui compte lorsqu'on est enceinte mais la coupe. Je vous conseillerai donc de proscrire les motifs à fleurs ringards et banals pour donner libre cours à votre fantaisie. Puisque vous êtes suffisamment courageuse pour vous montrer en maillot de bain, autant ne pas faire les choses à moitié. Allez-y, tout est permis. N'oubliez pas : *les femmes enceintes ont le droit de nager, et nous menaçons de nous asseoir sur quiconque nous regardera de travers !* Ou plus modestement, rappelez-vous que vous ne vous en sortez pas si mal pour quelqu'un qui a un enfant dans le ventre et que les auditions pour le concours Miss Monde peuvent attendre. Et puis, ce sera la première fois de votre vie que vous n'aurez pas à rentrer votre ventre…

Les leggings

À mi-chemin entre le collant et le pantalon, le legging se porte avec un long tee-shirt par-dessus pour cacher culotte de cheval et ventre rebondi (ou avec un petit haut dans le caleçon quand on va à la gym ou que l'on est aussi mince que Cindy Crawford). Vous faites partie de ces femmes qui portent le legging sans chemisier long ni veste ? La honte ! Sachez que la ceinture de votre legging n'intéresse personne, absolument personne, que vous soyez enceinte ou non. À bon entendeur, salut !

Les femmes enceintes semblent très attirées par les leggings. Elles en aiment l'élasticité. Vous vous sentez gonflée ? Pas de problème pour enfiler votre legging. Vous souffrez de nausées permanentes et ne pouvez rien avaler depuis quelques jours ? Pas de problème non plus pour vous y glisser. Un legging peut servir plusieurs mois tant sa capacité à se tendre et se détendre est importante. C'est à croire qu'ils sont tous taille unique. Par contre, vers la fin de la grossesse, l'inévitable arrivera : vous vous pencherez ou éternuerez, et crac, l'élastique se déroulera jusqu'au bas du ventre. Croyez-moi, ça fait bizarre. Combien de femmes ai-je vu rattraper ainsi leur ceinture pour se reculotter, sous le regard étonné des gens. Cet effet « store vénitien » arrive également couramment avec les bas et les collants. Un conseil : achetez deux ou trois leggings et deux ou trois collants de maternité bien avant d'en avoir besoin. Ces versions originales vous seront mieux adaptées. Et puisque, de toute façon, vous finirez par en acheter, autant les rentabiliser le plus tôt possible.

A priori, je ne suis pas une grande amatrice de leggings, surtout quand ils sont portés avec des chaussures plates et sans chaussettes. Les femmes sont aveugles ou quoi ? Elles ne voient donc pas que leur grossesse prend également possession de leurs chevilles et de leurs genoux ? Je reconnais néanmoins qu'il existe bien peu de vêtements aussi confortables et conciliants. Vive les leggings, donc.

Enceinte, pensez toujours à porter vos leggings avec des bottes ou des chaussures à talons. D'une part, le poids de votre corps sera rééquilibré, et d'autre part, on ne verra pas vos chevilles. Mon accessoire préféré : les fuseaux. Vous gainant davantage la jambe, ils créent l'illusion qu'elle est plus fine et plus longue qu'en réalité. Autre avantage : ils ne s'arrêtent pas au niveau de votre cheville grassouillette.

Les soutiens-gorge

Vous avez plutôt le profil Jane Birkin, et Olive, la femme de Popeye ? Qu'à cela ne tienne ! *Enceinte, il vous faudra porter un soutien-gorge*. En fait, plus vous grossirez, plus vous serez enceinte, plus il faudra penser à porter un soutien-gorge la nuit pour éviter que vos seins ne se baladent chaque fois que vous vous retournez. Vos muscles seront mis à rude épreuve, et sachant que la grossesse et l'allaitement traumatisent votre poitrine, le moins que vous puissiez faire est de leur offrir un peu de tendresse et de soutien, non ? De plus, si vos seins sont particulièrement sensibles, un bon soutien-gorge les protégera des agressions de ce monde sans tendresse.

Vous ne tarderez pas à réaliser que vos soutiens-gorge sont trop petits pour vos seins de future maman. Au début, si vos formes ne sont pas trop généreuses, une taille supérieure fera amplement l'affaire. Mais un jour viendra où les soutiens-gorge de maternité vous deviendront indispensables.

« Pourquoi acheter un de ces articles monstrueux et hors de prix, quand on se sent à l'aise dans un 95D traditionnel ? » me direz-vous. Cessons de dénigrer les magasins de maternité. Ces derniers vendent parfois des produits vraiment plus confortables, plus pratiques et mieux adaptés au corps de la femme enceinte. Exemple : les soutiens-gorge de maternité. Les soutiens-gorge de maternité ont, pour commencer, plusieurs positions d'agrafage dans le dos. Vous pouvez ainsi en modifier la taille à mesure que vos seins gonflent et que votre cage thoracique s'étend pour faire de la place au bébé. Vous avez décidé de boycotter les soutiens-gorge de maternité ? Sachez que vous devrez souvent renouveler votre stock de soutiens classiques si vous ne voulez pas mourir étouffée. Deuxième avantage : les bretelles et les bandes sont plus larges pour un meilleur soutien et une meilleure répartition du poids de votre usine à lait. Un soutien-gorge renforcé, c'est le béton armé des grosses poitrines. Troisième avantage : les bonnets ont plus d'amplitude et vous couvrent mieux les seins. Ce modèle n'a pas pour but de réduire votre pouvoir de séduction mais la tension exercée sur vos muscles. Vous en trouverez également avec armatures si, contrairement à moi, vous les supportez.

À huit mois de grossesse, si vous avez l'intention de nourrir votre enfant au sein, achetez deux ou trois soutiens-gorge d'allaitement. La différence avec les précédents ? Ils s'ouvrent sur le devant afin de vous éviter d'ôter votre soutien-gorge à chaque tétée. Soit le bonnet s'enlève entièrement, soit il s'ouvre comme une fenêtre. Ne les choisissez pas au hasard, car vous aurez à les porter plus longtemps et plus souvent que vous ne l'imaginez. Moi, par exemple, pendant les six mois où j'ai allaité mon premier enfant (et les périodes de plus en plus courtes de mes allaitements successifs), j'ai porté des soutiens-gorge d'allaitement jour et nuit. Je ne pouvais laisser cette fabrique de lait porter le poids de sa production sans aucune assistance. Autre raison : je pouvais ainsi porter des coussinets d'allaitement (ou pare-lait) en permanence. Croyez-moi, à minuit ou à midi, une fuite est très vite arrivée.

Ne vous imaginez pas que les soutiens-gorge de maternité et d'allaitement ressemblent aux parachutes en coton que portaient vos grands-mères. On trouve de jolis modèles en dentelle blanche, voire en dentelle noire. Rassurez-vous, le soutien-gorge d'allaitement ou de maternité ne sonnera pas la fin de votre sex-appeal (ce qui est loin d'être le cas pour les culottes).

Prenez le temps de les essayer. C'est le moment ou jamais de faire appel aux conseils d'une femme expérimentée qui saura évaluer votre taille actuelle et future. N'hésitez donc pas à lui laisser prendre la situation en main pendant une demi-heure, vous ne le regretterez pas.

Les culottes

Les sous-vêtements de maternité sont loin de faire l'unanimité chez les femmes enceintes. Toutes tombent cependant d'accord sur le fait que *les culottes de maternité sont vraiment horribles*. Vous êtes maintenant prévenue, n'allez pas faire un scandale chez Prénatal lors de vos emplettes. Ces culottes ressemblent à celles que nous portions lorsque nous étions petites filles. Larges, elles vous couvrent si bien le ventre que leur élastique vient frotter contre votre poitrine.

Pourquoi mettre de telles horreurs ? Deux raisons : le confort et pour éviter l'effet « store vénitien » dont je vous ai parlé pour les collants et les caleçons. Le confort, c'est subjectif me direz-vous. Bon nombre de mes amies ont porté un string pendant leur grossesse (je n'arrive pas à le croire). Bref, quel que soit le genre de sous-vêtement que vous choisirez, de toute façon vous devrez porter des culottes car, pendant la grossesse, vous aurez des pertes vaginales plus abondantes.

Contrairement aux soutiens-gorge, pour les culottes, privilégiez la quantité plutôt que la qualité. Vendues par lots de deux ou trois, toutes feront l'affaire pourvu qu'elles aient un fond en coton. Elles vous serviront le temps que vous accouchiez et que vous ne saigniez plus (ou pour être plus précise le temps que vous n'ayez plus de lochies : pertes mêlées de sang, de muqueuses et de tissu utérin). Malheureusement, ces culottes vous iront encore très bien après la naissance, surtout une fois que vous les aurez rembourrées de serviettes hygiéniques extra-maxi-plus pour éponger ces coulées sanguinolentes qui émaneront de votre corps. À utiliser donc pendant la grossesse et jusqu'au retour de couches. Elles se tachent ? Jetez-les. Vous aurez au moins la satisfaction de vous débarrasser d'un de ces articles de grossesse.

La théorie du « minimum vital »

De nombreux styles, des prix variés. Les vêtements de grossesse s'adaptent à tous les goûts et à toutes les bourses. Un conseil : choisissez le style qui vous met le mieux en valeur, et dans lequel vous vous sentez à l'aise, et n'en changez plus. Cette théorie du « minimum vital » vous fera économiser de l'argent, vous fera gagner du temps le matin et vous évitera de vous ridiculiser en débarquant un jour affublée de cette petite salopette en jean que vous trouviez si jolie en vitrine. Personne ne vous reprochera d'être tout le temps habillée pareil pendant votre grossesse. Et puis vous pouvez toujours varier les couleurs. Il semblerait que certains magasins préconisent ma théorie du « minimum vital » en vendant des lots de quatre ou cinq vêtements pour constituer la panoplie de la femme enceinte.

Le « minimum vital », version boulot

Les femmes qui travaillent dans des bureaux ou qui doivent soigner leur apparence pour leur travail devront éviter le style legging et chemise longue. Trop décontracté. Elles devront par ailleurs se méfier des vêtements de grossesse traditionnels qui risqueraient de leur donner l'allure sévère d'une hôtesse de l'air. Mais le choix est vaste, et vous trouverez certainement votre bonheur.

Pour vous aider, je peux vous conseiller d'emprunter les habits de votre mari. Dans cette société encore machiste, il est toujours de bon ton de suivre la mode masculine. Pantalons en laine, chemises blanches, gilets. Laissez tomber les vestes si vous ne voulez pas avoir la carrure d'un déménageur. Ma copine Marianne est arrivée un jour à un repas d'affaires avec le pantalon de son mari tenu par des bretelles pardessus un body. Succès garanti. Son ventre et sa poitrine étaient joliment mis en valeur. Souvenez-vous que le but est de ressembler à une petite fille qui porte les vêtements de son père. Si les habits de votre mari épousent parfaitement vos formes, allez puiser ailleurs.

Si ce n'est déjà fait, achetez un blazer. Un blazer vous donne une allure nette et soignée tout en cachant vos imperfections. Rien de plus mignon qu'un petit ventre rebondi qui pointe sous un blazer, boutonné ou non.

Faites en sorte que la veste retombe bien sur vos cuisses pour qu'elle dissimule bien tout ce qu'il faut cacher. Proscrivez les épaulettes ou vous aurez l'air ridicule.

Vous préférez les jupes et les robes ? Une seule mise en garde : les collants. Si vous avez les jambes d'une jeune fille, pas de problèmes, mais si vous avez des varices, des taches rouges et de la cellulite jusqu'aux chevilles, portez des collants opaques dans les teintes sombres. Là encore, essayez les bas de maternité, vous m'en direz des nouvelles...

Autres « minimums vitaux »

Personnellement, j'ai eu autant de styles vestimentaires que de grossesses. Ces styles, ce n'est pas moi qui les ai inventés. Voilà pourquoi je les appellerai respectivement les styles Sandra, Anaïs, Coralie et Lydie, en hommage à leurs créatrices.

Le style Sandra était fortement inspiré de la mode romantique. Il s'agissait pour l'essentiel de petites robes en velours, ou en crépon, de couleurs pastel, avec décolletés en V ou à bretelles. Cette allure printanière me donnait un air virginal et innocent ô combien agréable, et pouvait être soulignée par un chapeau de paille à large bord. Je dois dire que j'avais un franc succès et que, paraît-il, j'étais l'image même de la femme enceinte épanouie. Je pense que les gens appréciaient le côté à la fois enfantin et maternel de ce style. Je donnais l'impression d'être prête à assumer mon devoir de mère en toute légèreté et en toute sérénité.

Pour ma deuxième grossesse, j'avais adopté le style Anaïs. Ce style inspiré des États-Unis utilise le jean comme matière première (jupes, shorts, robes, salopettes). Conjugués à des chemisiers blancs pleins de frous-frous, de dentelles, et de vestes à larges franges, ces « jeans » me donnaient un air fringant de country music. Une façon amusante de s'habiller sans trop de fausses notes pendant la grossesse.

Le troisième style, dit Coralie, est directement influencé par la mode hippie. Pantalons et tuniques en imprimés bariolés, voilà la base de ce renouveau « woodstockien ». Bon, on a parfois l'impression de porter une chemise de nuit mais qu'importe, les Français ne s'en offusquent pas pour autant. Et puis on peut rajouter toutes sortes d'accessoires amusants tels que les chapeaux cloches et les ceintures tubes. Ce style a l'avantage d'affiner la silhouette en cachant les parties charnues de l'anatomie. Si réussie que soit cette mode, elle ne correspondait guère à ma personnalité. Je préfère les vêtements plus près du corps et plus stricts. Je dois être un peu étriquée comme fille...

Ces styles, il faut bien le dire, ne conviennent pas du tout à une femme dont l'apparence compte pour son travail. La quatrième fois que j'ai appris que j'étais enceinte, je travaillais pour une boîte privée. Je me suis tournée vers ma copine Lydie pour lui demander quelques conseils vestimentaires. De longues vestes, des bas noirs et des hauts talons, tels étaient ses accessoires de mode. Ce style « femme d'affaires tonique » concilie sex-appeal et sérieux. Une jupe portefeuille sur un chemisier blanc et un blazer, voilà de quoi faire bonne impression au bureau. Vous n'aimez pas les jupes ? Adoptez le pantalon cigarette extensible ; il vous donnera une silhouette fine et fuselée tout en vous assurant un air de maîtresse femme. Bien dans son métier, bien dans sa grossesse.

À l'époque, j'avais deux robes de grossesse spécial femme d'affaires que je détestais. Avec quelle hâte je rentrais chez moi le soir pour me débarrasser de ces horreurs, aussi seyantes qu'un soutien-gorge à une jument, aussi froissables que du papier sulfurisé ! Ce que je préférais porter pour mon travail : une combinaison pantalon de velours noir à col roulé, avec de longues manches et, le fin du fin, se terminant en fuseau. J'avais l'impression que mon corps tout entier était confortablement gainé. Quel bonheur ! Je mettais différentes vestes, de longs gilets ou de longs sweat-shirts par-dessus pour varier. Cette combinaison était mon « minimum vital ». Elle eut tant de succès que je l'avais ensuite prêtée à Annie. Maintenant, c'est Marianne qui la porte après en avoir changé la fermeture usée par tant de succès.

Je profite de l'occasion pour vous donner un conseil ô combien utile : *empruntez les affaires de vos amies*. Quelle amie s'offusquerait puisque, de toute façon, très rares sont les femmes qui continuent à porter les vêtements qu'elles mettaient pendant leur grossesse. Ma combinaison fétiche, il ne nous viendrait pas à l'esprit de la porter alors que nous ne sommes pas enceintes, pourtant, ce n'est pas à proprement parler un vêtement de grossesse. On pourrait généraliser et dire qu'une femme qui a retrouvé sa silhouette après l'accouchement ne portera pas un habit susceptible de lui rappeler sa grossesse. Au cours de mes quatre expériences, j'ai entassé tant de vêtements que je compte ouvrir une « bibliothèque de prêt » pour mes amies. Et puis je n'en aurai plus besoin. On croise les doigts.

Les accessoires

Je déteste mettre des babioles. Je me sens idiote quand j'en porte (sans compter que je ne suis pas très douée en composition). Cependant les accessoires aident à briser la monotonie du « minimum vital », à moindres frais. Lili, par exemple, peut porter des rivières de fausses perles tout en ayant l'air d'une diva. Carole, elle, a le chic pour se faire un look écharpe de première. Le seul conseil que je vous donnerai en la matière et que j'ai appris à mes dépens : après six mois de grossesse, quand votre ventre est rond comme un ballon de basket, écharpes et colliers sont à proscrire. Après avoir été ballottés à droite et à gauche de votre bosse, ils finissent par prendre l'un de vos seins au lasso. Ce qui, avouons-le, n'est pas du meilleur goût.

La théorie des « dessous irréprochables »

Quand vous vous habillez, posez-vous la question de savoir si en cas d'hospitalisation, vos sous-vêtements vous feraient honte ou non. Cette préoccupation reprend le souci qu'avait votre mère à vous renouveler régulièrement votre stock de sous-vêtements pour qu'ils soient toujours impeccables, au cas où quelqu'un les verrait. Les femmes honnêtes vous avoueront avoir fait quelques entorses à la règle pendant leur grossesse. Elles faisaient alors attention de ne pas se pencher ou de ne pas ôter leur veste. Qui n'a jamais porté une culotte lâche à la taille maintenue par un élastique dont les deux bouts étaient respectivement accrochés à la boutonnière et au bouton du pantalon ? Mes amies et moi plaidons coupables. (À propos, vous pouvez utiliser ce truc dans les premiers mois de votre grossesse mais procurez-vous des grandes culottes le plus tôt possible.) Qui n'a jamais porté ces collants dont l'entrejambe est trop court et qui nous font marcher comme des pingouins ? Et les chemisiers, trop courts pour couvrir le ventre de la femme enceinte, qui s'arrêtent juste au niveau de la culotte justement maintenue par l'élastique ? La veste peut cacher ces petits défauts mais imaginez que le vent se mette à souffler ! Imaginez que vous renversiez du café sur votre veste ! Imaginez que ce soit la canicule et que vous ne puissiez porter de veste ! Que ferez-vous ? Vous resterez assise sur le canapé sans bouger ? Vous vous précipiterez chez vous pour vous changer ? Je vous en conjure, troquez vos vêtements trop petits le plus vite possible.

Récapitulatif de la conduite à observer
en matière de mode spécial grossesse

1. Inutile de jouer les fières. Achetez les vêtements dont vous avez besoin dans les magasins spécialisés.
2. Au minimum, achetez un soutien-gorge, un collant, un legging, un jean et un maillot de bain chez Prénatal et autres magasins spécialisés.
3. Choisissez-vous un style et suivez-le scrupuleusement. Ce n'est pas le moment de faire des expériences vestimentaires.
4. Passez aux grandes tailles le plus tôt possible. Vous vous éviterez désagréments et gêne.
5. Empruntez un maximum d'affaires.
6. N'achetez jamais un vêtement excessivement cher en vous disant que, de toute façon, vous continuerez à le porter après la naissance de l'enfant. Je veux bien être pendue si vous portez cet habit une fois votre silhouette retrouvée.

11

LES MARIS

Grande est la tentation pour une femme enceinte de ne s'occuper que de ses propres émotions, de ses pensées et de ses inquiétudes, et de délaisser, par manque de temps ou d'intérêt, son petit mari et ses sentiments face à cette grossesse. Rien de plus compréhensible. Après tout, qui se fait vampiriser par une étrange créature, qui subit les effets des hormones folles, qui se chargera de livrer le colis ? Tout ce qu'ils ont à faire, eux, c'est de s'occuper de nous. Remarquez, c'est là que commencent leurs problèmes. À en croire les maris de mes amies, s'occuper de nous est une tâche contraignante, voire effrayante. L'un d'eux m'a même suggéré d'intituler ce chapitre : « *Vous êtes qui, vous ? Et qu'avez-vous fait de ma femme ?* »

Volatilisée, disparue celle qu'il a épousée. Non contente de changer d'aspect, elle change également de comportement. Non pas qu'il fût (Dieu l'en garde !) éperdument amoureux de l'ancienne version mais au moins il y était habitué. Une boursouflure, pâle copie de son ancienne femme, voilà ce qu'elle est devenue. Sans généraliser, je peux dire que pour mon mari l'équation est simple : c'est la même, c'est bien ; elle est différente, c'est mal. Il n'appréciait guère les surprises du soir : qui serait là pour l'accueillir après le travail ? Sa petite femme, tranquille, indépendante, ou bien cette furie, enceinte, les nerfs à fleur de peau, brandissant son agenda et qui s'était installée chez lui depuis peu ?

Nombreuses sont les fois où il me trouva prête à lui tomber sur le râble comme une panthère en colère. Qu'il m'aide à installer le berceau, tout de suite, maintenant, avant qu'il aille aux toilettes, voilà peut-être ce que j'attendais de lui. D'autres fois encore, je l'obligeais à reprendre la voiture pour aller me chercher des yaourts aux fraises. Sa bête noire : les conversations du genre : « Tu ne peux pas comprendre ce que c'est d'être enceinte. Tu ne peux imaginer tout ce que j'endure… » S'il était d'accord sur le principe, il détestait nos conversations parce qu'il savait bien que je ne le lâcherais pas tant que je ne lui aurais pas parlé en long, en large et en travers de mes préoccupations et de mes doléances. « Pourquoi tu ne lis pas les livres sur la grossesse que je t'ai offerts ? » « Pourquoi tu ne me dis plus que je suis sexy ? » J'avais peur d'être égoïste et de ne pas être une bonne mère. J'avais besoin de l'entendre me dire que j'étais la générosité même, qu'il n'y avait pas plus dévouée que moi sur terre. Que sais-je encore ? Tous les moyens étaient bons pour lui donner un aperçu de ce que j'endurais, au risque de nous assommer tous les deux.

Normalement, en cas de coup dur, on s'assoit et on parle. Ça peut toujours arranger les choses. Eh bien, cela n'a aucune valeur quand l'un des deux est atteint « du mal d'enfant ». Pendant la grossesse, l'homme et la femme sont à couteaux tirés, incapables d'exprimer leurs sentiments et de deviner ce que l'autre pense ou ressent. Simple question de biologie. Mais ne vous en faites pas, tout rentrera dans l'ordre une fois que l'enfant sera né et que vous et votre mari aurez retrouvé votre équilibre physique et émotionnel. Contrairement à la gestation, l'éducation est un travail d'équipe. Vous et votre mari serez beaucoup plus complices en matière de joies et de craintes. Vous serez à égalité face à la grande question : « Mais comment diable élève-t-on un enfant ? »

Il se peut qu'un jour, au bout du rouleau, vous soyez tentée de demander à votre mari s'il vous trouve folle. Inutile ! Un homme avec un tant soit peu d'instinct de survie sait qu'il doit vous ménager. Autrement dit, il vous mentira. Je sais de quoi je parle : j'ai souvent parlé avec des hommes en compagnie de leurs femmes puis à huis clos. Ils applaudissent la bravoure, la beauté, l'épanouissement de leur femme quand celle-ci est présente. Mais une fois la femme hors de portée de voix (et de lancer de pierres) c'est un autre son de cloche qui résonne. Pour peu qu'ils soient entraînés par d'autres maris, ces énergumènes opprimés ne se contrôlent plus. Leurs femmes deviennent alors des schizophrènes pleurnichardes, qui roupillent, s'empiffrent et leur cassent les pieds. Et c'est toujours par la même remarque idiote que ces maris débridés concluent leurs discours : « Il n'y a pas de quoi en faire une montagne. Ma mère avait cinq enfants, n'avait ni voiture ni femme de ménage et elle n'a jamais perdu la tête pour autant, elle. » Je sais combien ces mots peuvent être blessants, mais inutile de monter au créneau.

« Enceinte ? La belle affaire ! Pas de quoi en faire tout un monde. » On voit bien que ce n'est pas eux qui ont le gros ventre ! Vous aurez beau dire, vous aurez beau faire, votre mari ne comprendra jamais que le comportement d'une femme enceinte est dicté par les changements hormonaux et émotionnels qu'elle subit. Il soutiendra mordicus que le simple fait d'être enceinte ne saurait expliquer l'irritabilité et la boulimie alimentaire et sexuelle de sa femme. « Elle doit avoir une tumeur au cerveau, ou quelque chose dans le genre. »

Par ailleurs, ces hommes ont toujours des histoires d'horreur à raconter. L'un va raconter que sa femme reste au lit toute la journée en pyjama. Un autre va évoquer le jour où sa femme a menacé de mort un serveur qui s'excusait de ne plus avoir de céleri rémoulade. Et il y en a toujours un pour signaler que sa femme est rentrée un soir en pleurs, parce que quelqu'un est passé devant elle à la caisse du supermarché, parce qu'une femme l'a regardée des pieds à la tête, ou encore parce qu'un homme a refusé de lui céder sa place dans le métro. (Cette dernière plainte est monnaie courante chez les femmes enceintes, lesquelles ne supportent pas que les hommes ne leur accordent pas les égards dus à leur état. Un peu de respect pour ce qu'elles sont en train de réaliser, quoi !)

Attention, je ne mets pas tous les maris dans le même panier. Sur dix maris, neuf vont prôner la guerre d'usure le temps de la grossesse, tandis qu'il y en aura un qui affirmera ne jamais s'être senti aussi proche de sa femme que depuis qu'elle est enceinte. Nous avons toutes entendu parler de ces hommes exceptionnels qui clament à qui veut les entendre que la grossesse de leur femme les concerne également et qu'ils veulent en partager les moindres signes. Vous savez, ceux qui accompagnent leur femme chez le médecin et qui filment les visites de routine. Personnellement, je trouve ce comportement un peu louche. Ces hommes ne savent pas quoi faire de leur temps libre ou quoi ?

L'inconvénient, certes minime, d'avoir un mari si compréhensif, est que ce dit mari va vouloir s'investir dans cette grossesse corps et âme. Il va devenir malade, prendre du poids, ne plus dormir, avoir des nausées, des vomissements, comme sa femme. C'est ce qu'on appelle en termes pompeux le syndrome de « couvade ». La raison pour laquelle je trouve cela détestable est qu'en moins de temps qu'il ne faut pour le dire, vous serez désignée volontaire pour le soigner, lui. De même que lorsque vous attrapez la grippe tous les deux, monsieur s'arrange toujours pour être plus malade que vous, il se pourrait bien qu'en l'occurrence il soit aussi plus enceint. Une seule solution : dites-lui d'aller au travail et de se mêler de ses affaires.

Mon mari fait piètre figure à côté. Lui détestait tout ce qui se rapporte de près ou de loin à la grossesse et à l'enfantement. (Être père, voilà tout ce qui lui plaisait et si nos enfants avaient pu être livrés en quarante-huit heures chrono, il m'en aurait été éternellement reconnaissant.) Pour commencer, il ne supporte pas que quelqu'un ait besoin de plus d'attention que lui. Tant et si bien que lorsque j'avais des nausées, il faisait une intoxication alimentaire, lorsque j'avais des saignements, il était persuadé de couver un ulcère. Il faut ajouter que tout ce qui concerne les fonctions du corps le terrifie. Après quinze ans de vie commune, le fait que je puisse à la fois faire pipi et poursuivre une conversation avec lui le choque toujours autant. Vous imaginez sa réaction si je lui avais demandé d'assister à un examen gynécologique…

Vers la fin de mes grossesses, je lui prenais la main pour la mettre sur mon ventre. Quand les saltos avant et arrière du bébé redoublaient en force et en vigueur, il craignait que l'un de nous ne se blesse et estimait que c'était mon devoir de mère de mettre fin à tout ce ramdam. Ne pouvant me regarder souffrir sans être très malheureux, à chaque accouchement, quelle que soit l'heure de la journée, il s'endormait (ou pour être plus honnête, il s'évanouissait). Rien ne le rebute autant dans la vie que de couper le cordon ombilical et d'aller à la chasse aux mobiles musicaux et aux layettes chez Prénatal. Mais lorsque les enfants étaient nés et que j'avais survécu, il se transformait en Superpapa. Alors, inutile de vous faire du souci si l'instinct paternel de votre mari ne s'est pas encore manifesté. Tout vient à point à qui sait attendre.

LES ENTRAÎNEURS

Les gens attendant leur premier enfant s'inscrivent presque tous à des cours de préparation à l'accouchement. Pourquoi ? Un : tout le monde le fait. Deux : l'obstétricien l'ordonne. La plupart des femmes espèrent que la technique d'accouchement sans douleur de Lamaze leur permettra d'affronter les contractions et l'accouchement sans anesthésie ou tout au moins leur permettra de tenir jusqu'à la péridurale. Les maris, eux, n'y voient aucun inconvénient. (Ils ont appris à ne pas contrarier leur femme.) Neuf maris sur dix pensent que ces cours préparatoires sont une obligation. Aussi peu d'entre eux rechignent-ils, du moins pas avant les quinze premières minutes de la première leçon. En fait c'est l'occasion pour eux de participer enfin à cette grossesse que leur femme avait jusqu'alors monopolisée.

Questionnés *a posteriori* sur ces cours, les maris de mes amies répondaient à l'unanimité en levant les yeux au ciel. Ouais, d'accord, ils y avaient appris pas mal de choses et peut-être qu'après tout cela aura été utile. Quant à savoir s'ils avaient apprécié : la réponse est non. Primo, la complicité masculine en ce domaine n'existe pas. Ce n'est pas parce que la grossesse réunit tous les maris qu'ils se sentent pour autant proches les uns des autres, contrairement à leurs femmes qui, dès la première leçon, connaissent déjà par cœur et le numéro de téléphone et les histoires des autres participantes. Secundo, les films montrant de réels accouchements sont effroyables, écœurants ! Ajoutez à cela la vision d'une salle remplie de grosses bonnes femmes (dont la leur) allongées sur le dos, les jambes écartées, en pleine simulation d'accouchement. De plus, se promener du parking à la salle de cours un oreiller sous le bras comme s'ils se rendaient à une « rêve partie », très peu pour eux.

Si incroyable et cruel que cela puisse paraître, la médaille de mécontentements revient aux monitrices. Je ne voudrais pas condamner tout un corps de métier, mais c'est vrai que certaines sont un peu bizarres. Ni épouses, ni mères… Tenez, pour ma première grossesse, celle qui préparait à l'accouchement décrivait carrément le moment du travail comme une communion sacrée entre les époux. Elle les imaginait nus, perlés de sueur, le père massant le ventre de la mère en signe de réconfort. Si elle avait eu des enfants, elle aurait su que si le mari vient à toucher sa femme en plein travail, celle-ci risque de lui arracher la main à belles dents.

Lors de ma deuxième grossesse, nous avons opté pour les cours à domicile. Au bout du deuxième soir, mon mari, excédé par cette instructrice baba cool, s'est levé en plein sermon, a commandé une pizza par téléphone, et l'a mangée devant elle sans même lui proposer une olive (habitude qu'il garda à chaque séance). Chaque fois qu'elle nous proposait de visionner un accouchement, mon mari la fusillait du regard, l'accusant de vouloir lui couper l'appétit. Il est même allé jusqu'à lui offrir de l'argent si elle acceptait de signer notre diplôme préparatoire sur-le-champ.

Je vais peut-être me faire des ennemis, mais tant pis. Advienne que pourra. Cette mode qui veut que le mari assiste sa femme du début à la fin me paraît inutile et limitée. Entendez-moi bien, je n'ai pas dit qu'un homme ne devrait pas assister à l'accouchement et à la naissance de son enfant. Il faut qu'il en ait envie. La naissance d'un enfant est, sans conteste, le plus beau miracle d'une vie. Cependant, les femmes devraient penser à inviter une autre femme à leur accouchement, de préférence une femme qui a eu des enfants, mais toute copine de bonne volonté fera l'affaire. Vous aurez peut-être de la chance et trouverez que votre infirmière-accoucheuse remplit parfaitement son rôle de soutien. C'est vrai que ces femmes sont admirables et peuvent devenir de très bonnes camarades d'accouchement.

La tendance étant aux salles de travail spacieuses, la présence d'une ou deux copines en plus de vous, de votre médecin, de votre sage-femme et de votre mari ne saurait poser problème. Surtout si votre accouchement dure plus de trois ou quatre heures (ce que je peux vous assurer), vous serez bien contente de trouver à vos côtés une autre personne que ce type qui vous a mise dans ce pétrin. Dans ces cas-là, une amie n'est jamais de trop et votre mari, reconnaissant, sera heureux de pouvoir aller se réfugier dans un coin et faire une pause de temps en temps.

LES HOMMES AUSSI ONT DES ANGOISSES

Loin de moi l'idée d'insinuer que c'est à vous d'y remédier mais n'oubliez jamais que vous n'êtes pas la seule à changer de statut. Vous n'êtes pas la seule dans la maison à avoir des craintes et des inquiétudes. Les hommes aussi ont des angoisses et les paragraphes qui suivent (sans ordre ni logique) en donnent quelques exemples.

1. S'il devient papa, il ne pourra plus se faire dorloter comme un bébé

Beaucoup d'entre nous sommes mariées à des hommes qui ont besoin d'être cajolés, bichonnés, bisoutés. Aussi craignent-ils, à juste titre, que vous ne soyez plus disponible si vous faites la même chose au bébé. Selon l'expression de mon mari : « Tu es un gâteau et chaque fois que tu es enceinte ma part devient plus petite. »

2. Un bébé, ça coûte cher. On va se retrouver sur la paille

Même si vous ne faites pas faillite tout de suite, votre mari ne pourra pas s'offrir cette moto dont il rêve depuis tant d'années. Cette angoisse financière, on la retrouve en tête de tous les sondages, probablement parce que les hommes sont supposés subvenir aux besoins de l'enfant, du moins le temps où vous ne pourrez plus y pourvoir vous-même. Ils se demandent s'ils seront à la hauteur. Vous travaillez tous les deux, et vous de votre côté comptez reprendre votre activité professionnelle le plus tôt possible ? C'est égal ! Un bébé reste et restera toujours un gouffre à fric et le temps ne changera rien à l'affaire... Nous les femmes avons cependant déjà décidé que le jeu en valait la chandelle, autrement nous n'aurions jamais accepté d'être enceintes.

3. Sa femme va se transformer en un véritable monstre

Un peu brutal comme expression, non ? Peut-être serait-il plus juste de dire qu'il craint simplement de ne pas être autant émoustillé par le nouveau gabarit de son épouse. Ou bien encore qu'il a peur que vous deveniez une de ces femmes qui ne s'habillent plus et ne se lavent plus les cheveux dès qu'elles tombent enceintes.

4. Sa femme ne sera plus jamais la même

N'oubliez pas : votre mari a épousé une femme avec une silhouette, un galbe bien précis et la grossesse va changer de façon radicale ces mensurations de départ. Ceux qui pensent que leur femme, bien qu'enceinte, reste sexy ou mignonne n'échappent pas à la règle et se demandent parfois si leur épouse fera le nécessaire pour retrouver, *grosso modo*, ses mensurations d'antan ou si elle est à jamais condamnée à cette nouvelle circonférence. Prenez Grace Kelly ou Elizabeth Taylor après plusieurs grossesses : plus rien à voir avec ces déesses vues dans *Le Père de la mariée* ou *Fenêtre sur cour*. Vous voyez, même les meilleures d'entre nous ne sont pas épargnées.

5. Sa petite femme raisonnable et équilibrée va laisser place à cette créature pleurnicharde, impatiente et affamée qui ne pense qu'au bébé et qui a des gaz

Il aura beau essayer de se convaincre que ces troubles de la personnalité liés à la grossesse sont temporaires, il craindra de perdre à jamais l'ancienne version rigolote de sa femme. N'ayant pas eu l'occasion d'expérimenter eux-mêmes ni la grossesse, ni le syndrome prémenstruel, les hommes ne peuvent imaginer les effets de la grossesse sur l'organisme. Loin d'être causés par le bébé, pensent-ils, ces changements d'humeur sont tout bonnement les symptômes d'une psychose. Pour peu que leurs amis leur aient parlé de la dépression postnatale, ils vont de surcroît craindre que vous ne restiez folle à jamais.

6. Paniqué quand le travail commencera, il ne pourra conduire sa femme à l'hôpital

De même que notre hantise est d'oublier un jour notre bébé quelque part, nos maris, eux, sont affolés par l'idée de tout rater quand le Grand Moment arrivera. Chaque fois qu'il vous conduira à l'hôpital pour vos cours de préparation ou simplement pour repérer la route, il s'imaginera au moment fatidique, désemparé, paralysé par la peur. Pas de panique ! Si jamais votre mari ne se souvient plus du trajet, vous serez là pour le lui rappeler entre deux cris.

7. C'est lui qui devra vous accoucher

Votre mari imagine déjà la scène : la voiture tombera en panne, il y aura une tempête de neige (j'en passe et des meilleures !), juste au moment où vous devrez vous rendre d'urgence à la maternité et il devra faire l'accouchement lui-même. Cette appréhension n'est pas sans fondement. Nous avons tous entendu parler au moins une fois dans notre vie de tel ou tel couple ayant dû affronter vents et marées pour arriver *in extremis* à l'hôpital, ou encore de femmes qui ont accouché chemin faisant dans un bus ou un taxi. Mon beau-frère, lui, avait sorti la voiture du garage à reculons sans fermer sa portière. Ce qui devait arriver arriva : la portière a été arrachée. Vous croyez qu'ils ont renoncé pour autant ? Jamais de la vie ! Les gens sont capables de faire des choses incroyables sous la pression. Rouler sans portière en est une.

8. Il s'évanouira pendant l'accouchement ou, pis, il restera conscient et devra assister à toute la scène

S'évanouir pendant l'accouchement, voilà bien la peur la plus fréquente chez les hommes. Il faut dire que c'est un cliché propagé par bon nombre de films télévisés ou cinématographiques. Il faut savoir que le travail et l'accouchement ne s'expédient pas en deux minutes et ne risquent pas de vous prendre au dépourvu. Par conséquent, ce n'est pas le genre de chose devant lequel on peut s'évanouir. Vomir, je ne dis pas, mais s'évanouir, non.

9. Le médecin le forcera à couper le cordon ombilical

Voilà, par contre, de quoi tourner de l'œil. Premièrement, le cordon ressemble tant à un boyau qu'on est loin de vouloir le sectionner. Deuxièmement, quand on le coupe, du sang et autres trucs dans le genre peuvent gicler çà et là. Si votre mari n'est pas prévenu, il y a de fortes chances pour que ses appréhensions deviennent réalité et qu'il s'évanouisse effectivement. Mon amie Clara a formellement interdit à son mari de couper le cordon lui-même. Quand on l'a déjà vu bricoler, on comprend pourquoi. De toute façon, il n'y tenait pas particulièrement et ne fut pas mécontent de laisser cette corvée aux professionnels.

10. Sa femme souffrira et il n'y pourra rien

Voilà une attention bien banale et attendrissante. La plupart de mes amies m'ont rapporté que le plus dur pour les maris au moment de l'accouchement, c'est de devoir regarder souffrir celle qu'ils aiment, sans pouvoir intervenir. Ils éprouvent alors une certaine culpabilité, une culpabilité que les femmes sur la table de travail, d'une façon ou d'une autre, feront en sorte d'éveiller en eux, le cas échéant. À peine avais-je ôté mes vêtements de ville et endossé la chemise de l'hôpital que mon mari me suppliait de demander la péridurale. « Toi et moi savons pertinemment que de toute façon cela s'achèvera dans la douleur, alors épargne-nous tous les deux et prends la péridurale maintenant », tel était son raisonnement.

11. Finies les relations sexuelles avec sa femme

Pour beaucoup d'hommes, la poitrine et le sexe de leur femme ne sont destinés qu'à une seule chose : EUX.

La voix de la raison leur dit qu'ils devront les partager avec le nouveau-né ; mais la voix de leurs instincts sexuels refuse tout compromis. Nombreux sont les hommes qui se demandent si le fait de voir une boule surgir des entrailles de leur femme ne va pas constituer un remède radical contre l'amour. Mon amie Patricia n'a jamais soulevé ce problème avec son mari ; prenant la situation en main, elle s'est contentée de délimiter le périmètre d'observation de son mari pendant l'accouchement : pas plus bas que les épaules. Si le docteur avait alors proposé de mettre un miroir entre les jambes de Patricia afin qu'ils puissent, elle et son mari, assister à la sortie du bébé, elle aurait sans hésiter défié le sort et brisé la glace sur la tête du médecin.

12. Sa femme va mourir sur la table d'accouchement et il va se retrouver avec un bébé dont il ne sait rien

Hommes et femmes avouent avoir des craintes quant à la mort en couches. La femme étant aux premières loges, on comprend aisément qu'elle y pense. En ce qui concerne le mari, outre la peur de perdre quelqu'un qui lui est cher, il redoute de rester seul avec le bébé. À de rares exceptions près, les hommes estiment que s'occuper des nouveau-nés est une tâche qui incombe à la femme. C'est pourquoi ils commencent à suer sang et eau à l'idée de devoir prendre en charge toute l'éducation d'un enfant sans une femme pour jouer les premiers rôles. En outre, le bébé est un parfait inconnu. S'il devait arriver malheur à sa femme, pourrait-il pardonner à cet étranger de lui avoir ravi sa seule famille ? À propos, sensible comme vous l'êtes en cette période de votre vie, laissez-moi vous rappeler ce que vous savez déjà : les femmes ne meurent plus en couches.

13. Il est lié à cette femme à jamais

Quand on est mariés et sans enfants, l'idée d'une séparation éventuelle est certes douloureuse, mais on se dit qu'on réussira, bon an mal an, à surmonter cette épreuve et que de toute façon la vie continue. Toutefois, lorsque vous avez des enfants avec une personne, vous signez pour plusieurs décennies de vie commune. Ces enfants seront quoi qu'il arrive votre projet commun, peu importe votre maîtresse, ou votre degré de « désamourachement » à tous les deux. Bonne nouvelle ! Avec des enfants, on est si occupés et fous d'inquiétude qu'on n'a pas le temps de s'apercevoir que son mariage est allé à vau-l'eau.

14. Il n'arrivera pas à la cheville de son père

Qui dit bon père dit héros. (La mère, pour sa part, bonne ou mauvaise, devient inévitablement l'objet d'étude du futur psychanalyste de ses enfants.) Le problème est qu'un fils qui a aimé et admiré son père a toujours peur de ne pas être à la hauteur dans le même rôle. Après tout, il n'est jamais qu'un adolescent dans la peau d'un jeune homme mûr et responsable, tandis que son père, lui, eh bien son père, il a toujours été un PÈRE. Ce qui est sûr, une fois qu'il aura lui-même un enfant, votre mari considérera son père comme un être humain à part entière, aussi incertain mais aussi dévoué à son rôle paternel que lui.

15. Il arrivera à la cheville de son père

Malheureusement, beaucoup d'hommes ont grandi aux côtés de pères loin d'être exemplaires, voire sans père du tout. Dans le cas où votre mari n'aurait pas aimé son père plus que cela, devenir à son tour papa peut l'intimider. Pas de livre ni de cours sur la façon de devenir un bon parent. Deux possibilités : soit l'homme reprend l'éducation que lui ont donnée ses propres parents (c'est la version optimiste), soit il développe une théorie utopique du bon père d'après ses frustrations et rêves d'enfant, rêves eux-mêmes inspirés par les contes de fées et les séries américaines.

Pour les jeunes pères, comme pour les jeunes mères, un seul conseil : suivez votre instinct et tout ira bien. Le plus important, c'est d'être présent et d'aimer votre enfant. Si vous savez l'écouter, vous apprendrez le reste en chemin. Mes amies et moi pensons que toutes ces inquiétudes constituent la plus lourde charge d'une grossesse. Alors vous qui allez être papa, considérez, vous aussi, cet ouvrage comme une sorte de soutien. Nous ne vous délivrerons pas de vos craintes mais nous vous tiendrons compagnie (et peut-être nous moquerons-nous aussi un peu de vous) tandis que vous les vivrez.

12

LA DERNIÈRE LIGNE DROITE

Un mois avant la date prévue pour l'accouchement, il n'existe pas une seule femme qui ne soit déjà prête à mettre fin à ce marathon et à déposer le paquet. (Sauf ma copine Lydie, laquelle, dans sa frénésie de rangement prénatale, avait entrepris des travaux et craignait que le plancher ne fût pas installé à temps.) Si enthousiastes et transportées de bonheur qu'elles soient pendant les huit (neuf) premiers mois, les femmes enceintes finissent par perdre et leur patience et leur bonne humeur. Qui oserait leur jeter la première pierre ? Elles peuvent à peine respirer, s'habillent en XXL, passent des nuits sans sommeil, souffrent de brûlures d'estomac chroniques, font indigestion sur indigestion, et savent pertinemment que le bébé, tôt ou tard, bon an mal an, ne va pas tarder à sortir. Le plus vite sera le mieux… Sans compter qu'il est bien plus facile de prendre soin d'un enfant à l'abri dans son nid utérin que dehors.

À ce stade de la partie, les dés sont jetés et il n'y a pas grand-chose de plus que vous puissiez faire. Les invitations ont déjà été honorées, vous avez terminé vos cours de préparation à la naissance et même s'il vous reste quelques cadeaux à ranger, la chambre de bébé est sans doute prête ou sur le point de l'être (vous attendez qu'on vous livre les meubles). Bref, il ne manque plus que le loustic. Et puis vous êtes certainement déjà en congé de maternité. Vous allez donc avoir beaucoup de temps libre, temps pendant lequel vous pourrez tout à loisir passer de l'ennui le plus profond à la crise d'impatience la plus aiguë, en passant par une phase d'angoisse la plus incontrôlable.

À cette agitation, à cette inquiétude viendront s'ajouter les commentaires bien intentionnés des gens que vous côtoierez et qui commenceront sérieusement à vous courir sur le haricot. Des commentaires du genre : « Ben dis donc, t'as pas maigri, toi ! T'aurais pas dû déjà accoucher ? » Impossible d'aller acheter le pain sans entendre le même refrain : « Ben dites-moi, il en met du temps, le petit, à se décider. » Votre mère, votre belle-mère, sous prétexte de tailler une petite bavette, vous téléphoneront tous les matins pour mieux s'assurer que vous n'avez pas déjà mis l'enfant au monde sans les avoir averties. Le but de ce chapitre est de vous donner quelques petits conseils pour vivre au mieux ce dernier mois de grossesse. Tout vient à point à qui sait attendre mais si vous trouvez que la plaisanterie a suffisamment duré, reportez-vous aux chapitres suivants : vous verrez que ce n'est que le début de la fin.

JE NE PEUX PLUS RESPIRER

Si vous mesurez moins d'un mètre soixante et nourrissez en votre sein un bébé de taille normale, remplir vos poumons d'air vous sera pénible, voire impossible. Le placenta (cette capsule transparente et gélatineuse dans laquelle évolue votre enfant) ne cesse de se développer, tant et si bien qu'à la fin vos poumons et votre diaphragme se retrouvent comprimés. La plupart des bébés sont alors en position dite de largage, tête en bas, pieds en haut. Ce sont ces mêmes pieds (et les petites fesses de votre lardon) qui sont responsables de votre étouffement. Je suis peut-être folle mais personnellement je trouve cette difficulté à respirer insupportable et angoissante. Se sentir enfermée comme ça de l'intérieur, il y a de quoi devenir claustrophobe, croyez-moi. Un conseil, tenez-vous aussi droite que possible, croisez vos bras sous votre poitrine et soulevez-la pour faire plus de place. On appelle cela « pousser les murs ».

La meilleure position à adopter est la position du chien. Mettez-vous à quatre pattes. Le bébé basculera vers l'avant, soulageant ainsi votre colonne et vos organes prisonniers. Vous vous sentirez tellement bien que vous serez tentée de garder cette position de rampant jusqu'à l'accouchement. En parlant d'accouchement, cette position est également conseillée pendant le travail. Il faut savoir varier les plaisirs… Pourquoi cette suffocation, cette impression d'être aussi poussive qu'une locomotive à vapeur ? N'oubliez pas que vous serez en surcharge de quinze à vingt kilos.

Attention, peut venir s'ajouter à ce problème de respiration la « rhinite chronique » dite de grossesse. Les symptômes ? Un nez bouché en permanence. Voilà de quoi égayer vos nuits. Ce phénomène se comprend facilement : la muqueuse qui tapisse vos cloisons nasales est de même nature que celle qui tapisse les parois de votre vagin.

Résultat : votre nez a tendance à se gonfler comme son homologue inférieur. Mais si cet engorgement stimule le bas, votre sinus, lui, est loin d'être à la fête. Pour lui ce sera le halètement sans le plaisir. Mais ô miracle ! Dès l'expulsion du bébé, vous pourrez respirer en toute liberté et aurez l'impression d'avoir un nouveau nez. En attendant, il ne vous reste plus qu'à prendre votre mal en patience et à renifler.

JE NE PEUX PLUS RIEN AVALER

En soi, ce n'est pas vraiment un problème mais il me semble important de le signaler. Tout comme vos poumons et votre diaphragme ont été squattés, squeezés par le bébé, votre estomac sera aplati comme une crêpe. Impossible pour vous de mettre les bouchées doubles ; vous ne pourrez goûter que deux ou trois fois chacun de vos repas. Voilà une bonne nouvelle, me direz-vous. Attention, ne vous emballez pas trop vite ! Vous ne perdrez pas de poids pour autant. Vous mangerez moins à la fois, certes, mais en contrepartie vous mangerez plus souvent. De toute façon vous n'aurez rien d'autre à faire...

Les indigestions : voilà de quoi freiner votre appétit d'ogresse du troisième trimestre. Les moins chanceuses, celles qui souffrent de brûlures d'estomac et de gaz depuis le début, verront leurs symptômes s'aggraver. Les fesses de votre enfant compriment votre œsophage tant et tant que celui-ci voudra jouer les fils de l'air et vous « rendre » tout ce que vous lui donnez à manger. Vous reviendrez à vos premières denrées de grossesse à moins que vous ne suiviez les remèdes de bonne femme et que vous mangiez épicé dans l'espoir de provoquer les contractions. Quel que soit votre régime, les pastilles Rennie feront un excellent dessert.

JE NE FERME PAS L'ŒIL DE LA NUIT !

Difficile de s'endormir. Impossible de rester endormie ! Ce n'est pas parce que vous êtes fatiguée que vous dormirez mieux la nuit suivante... On a coutume de dire que c'est là une façon de nous habituer au rythme nocturne de la jeune maman. N'importe quoi ! Le jeûne prépare-t-il à la famine ? En ce qui me concerne, je ne crois pas que la nature, qui a permis aux caméléons de se fondre aux couleurs de leur environnement, aurait été assez bête pour guérir le manque de sommeil par un plus grand manque de sommeil. Ça ne tient pas debout !

Vous ne dormirez pas pour deux raisons. Premièrement, le bébé prend votre corps pour un terrain de sport et vous comprime, et piétine tous les organes, à part le visage et les pieds (lesquels font de la rétention d'eau). Deuxièmement, votre esprit, inquiet, brasse et rebrasse des millions d'idées, et il vous est impossible de le mettre en veilleuse la nuit. (Le plus ironique dans cette histoire est que vous aviez pourtant l'impression jusqu'à maintenant que votre cerveau tournait déjà au ralenti.)

Il est temps pour vous de vous réconcilier avec vos oreillers, lesquels vont devenir vos meilleurs amis, vos meilleurs soutiens. Gardez jalousement celui qui vous accompagne dans vos rêves depuis des années, subtilisez celui de votre mari ou achetez-en. Procurez-vous-en trois. C'est le minimum vital en l'occasion : un entre les genoux pour caler les hanches (je vous expliquerai plus en détail plus tard), un sous votre gros ventre et le troisième sous la tête et les épaules. Mieux encore : achetez un de ces polochons géants en forme de U : les *natal comfort*. Ils sont si grands qu'une fois sur le lit ils vous cachent votre mari. J'avais appelé le mien Paul, pour taquiner mon mari qui prétendait en être jaloux. Heureusement, ou malheureusement, mon mari ne me trouvait pas des plus attrayantes et ne s'est jamais vraiment plaint de cette barrière entre nous. Je me demande si au fond cela ne l'arrangeait pas...

Mes relations avec Paul se gâtaient lorsque je voulais changer de position. Je roulais d'abord sur le côté puis avec mes deux bras et mes deux jambes, j'agrippais Paul que je ramenais avec moi de l'autre côté. On aurait dit une femme qui se bat avec un alligator. Le lit se mettait alors à trembler et mon mari, sous la violence de la secousse, manquait chaque fois de passer par-dessus bord.

Contre l'insomnie, je n'ai pas grand-chose à vous conseiller. Je vais peut-être me faire des ennemis chez les médecins mais tant pis. Une femme enceinte qui arrive au terme de sa grossesse et pour laquelle le voyage s'est bien passé a bien mérité un petit verre de vin avant d'aller se coucher. Un petit grog et un bon bain chaud (pas trop chaud quand même), voilà le remède miracle qui aide efficacement ces insomniaques angoissées que sont les futures mamans.

Un des principaux responsables de cette crise d'insomnie : les crampes. Comment et pourquoi surviennent-elles ? Aucune idée. Quoi qu'il en soit, ces crampes sont on ne peut plus banales et fréquentes. Vous rêvez que vous êtes dans les bras de Schwarzenegger et serrez amoureusement votre polochon. Soudain une crampe vous attaque sauvagement et vous vous tordez de douleur, essayant désespérément de masser le traître mollet. Dans une telle situation, il n'y a rien d'autre à faire que poser le pied par terre et marcher.

JE NE PEUX PAS MARCHER

On reconnaît facilement une femme enceinte à sa démarche chaloupée. Pas besoin de voir son gros ventre, l'observer de dos suffit. Premier indice : ses chaussures, larges, spacieuses, et désespérément plates. Il se peut même qu'elle porte des charentaises (au point où elle en est…). La pauvre chérie doit avoir les pieds tellement gonflés qu'elle n'a de toute façon pas vraiment le choix. Ses pieds, perdus dans ses chaussures informes qui se traînent et raclent le sol, font un bruit de vieille locomotive poussive. Les jambes écartées, un pied soutient la hanche droite et l'autre la gauche. D'où la démarche chaloupée dont je parlais tout à l'heure et cette impression que la femme enceinte se dandine en poussant son ventre dans un chariot.

Avant que je tombe enceinte, je méprisais ces femmes bossues à l'allure négligée, et me demandais comment l'on pouvait oser se montrer ainsi dans la rue. Elles pourraient au moins serrer les jambes quand elles s'assoient, pensais-je avec indignation. Ma mère qui n'avait jamais dépassé les soixante kilos lorsqu'elle était enceinte jusqu'aux yeux, chaque fois qu'elle voyait une de ces âmes en peine, levait les yeux au ciel et me murmurait à l'oreille que je n'avais pas intérêt à me laisser aller comme ces femmes si je ne voulais pas être reniée.

Je me suis laissé aller, dans la limite de la décence, et me fichais alors peu ou prou de savoir qui me reniait et qui m'approuvait. Elle ne croyait tout de même pas que j'allais faire des efforts pour elle ! Je n'en faisais déjà pas pour mon mari... Elle n'a pas été déçue du voyage comme on dit. Non, la seule personne pour laquelle je me ressaisissais, c'était mon obstétricien. Lorsque j'entrais dans son cabinet, je ressemblais à Miss Maternité : les jambes et les aisselles fraîchement épilées, la peau parfumée, des chaussures à talons, les cheveux propres (voire bouclés) et une bonne dose de maquillage sur le visage. Je me disais que si je n'étais pas capable de me ressaisir au moins une heure par mois, je ne pourrais plus me regarder en face. Juste après la visite, je me précipitais à la maison pour enfiler un truc large, élastique, bouffant.

Il faut dire que de la salle d'attente au cabinet, il n'y avait pas loin. Il m'était donc facile de sauver les apparences auprès de mon médecin. S'il m'avait fallu faire plus de pas devant lui, il n'aurait pas manqué de remarquer que je ne pouvais plus joindre les deux genoux et que mon déhanchement était davantage dû à un déséquilibre qu'à ma volonté de plaire. Imaginez que vos os soient maintenus en place par des élastiques. Eh bien, pendant la grossesse, ces élastiques se détendent et les os s'écartent pour faire de la place au bébé lors de l'accouchement, l'issue finale. Comme vous le savez déjà, la cage thoracique s'élargit pour que le bébé puisse investir la région pulmonaire. Vous serez sans doute heureuse d'apprendre que votre périnée s'écartera lui aussi pour permettre à cette grosse tête de sortir. Après tout il faut peut-être se féliciter de ce relâchement global, lequel peut être un véritable cauchemar si vous vous levez brutalement en pleine nuit pour aller faire pipi : vous vous affalerez sur le sol, car vos jambes seront encore trop molles pour tenir debout. Vous avez toujours rêvé de faire le grand écart ? C'est le moment ou jamais. Vous n'aurez pas de problème de souplesse. D'un autre côté, comment vous relèverez-vous une fois que vous aurez réussi votre exploit ? Si vous êtes seule, vous avez de bonnes chances de rester dans cette position jusqu'à ce que le bébé vienne mettre le nez dehors et vous déséquilibre.

Après vous avoir énuméré les raisons pour lesquelles il vous est quasiment impossible de marcher en fin de grossesse et vous avoir décrit les transformations biologiques qui handicaperaient la personne la plus vigoureuse, j'ajouterai le fait évident qu'au stade où vous en êtes vous abritez un enfant bien gros, bien mûr, plus le liquide amniotique et le magma placentaire qui va avec. Tout cela va bientôt « tomber » et vous ôter un poids non pas des épaules mais de l'estomac et des poumons. Vous respirerez mieux, certes, mais pour marcher, ce sera une autre paire de manches… Vous vous souvenez de ce jeu qu'on pratique quand on est gamin qui consiste à courir avec un ballon entre les jambes ? Eh bien, c'est exactement ce qui se passe quand on marche à neuf mois de grossesse sauf que maintenant c'est plus dangereux parce que le ballon est gonflé d'eau.

À propos d'enfant dans les jambes, Corinne, une amie, a inventé une expression pour désigner ces bruits huilés qui s'échappent parfois d'entre les jambes quand le bébé est bas et qu'il comprime le col de l'utérus : « les pets vaginaux ». Ne vous inquiétez donc pas si vous avez l'impression parfois d'être un coussin péteur ambulant.

Mais revenons à votre incapacité de marcher. Il existe une autre et dernière explication au fait que vous ne puissiez plus faire de grandes enjambées comme au temps jadis : les kilos (encore et toujours eux), ces quinze à vingt kilos de graisse, d'eau et de bébé venus rembourrer votre corps. En temps normal, toute personne qui a une surcharge pondérale marche déjà comme un canard, bien que ses ligaments ne soient pas relâchés et que la tête d'un bébé ne menace pas de surgir entre ses jambes à tout instant. Vous ne vous précipiterez plus sur le téléphone, vous ne sauterez plus de joie et perdrez l'équilibre en sortant de voiture. Vous en prendrez, des gamelles, mais rassurez-vous, le bébé, lui, en sortira toujours indemne.

J'AI MAL AUX REINS

Si vous avez la moindre occasion de vous faire masser le dos vers la fin de votre grossesse, n'hésitez pas. Renseignez-vous auprès des autres mères, des sages-femmes et des instructeurs ; ils connaissent certainement une masseuse ayant l'habitude de traiter les douleurs et points sensibles chez les femmes très enceintes. Il existe même des tables de massage avec un trou au milieu pour que vous puissiez y glisser votre gros ventre, une sorte de petit nid confortable pour vous et votre angelot. Merveilleuse invention, vous ne trouvez pas ? Pouvoir enfin se mettre sur le ventre après des mois de condamnation à la position dorsale ! Dernière chose : le corps d'une femme enceinte a des raisons que l'homme ne connaît pas. Si libérée et naturelle que vous soyez, libre à vous de faire appel à un masseur en temps normal mais lorsque vous êtes enceinte, insistez pour que ce soit une femme qui vous masse.

À propos, les ouvrages sur la grossesse recommandent que les maris apprennent quelques techniques de massage et quelques points de pression pour soulager leur femme pendant la grossesse et l'accouchement et décrivent toujours ces moments comme des instants de communion parfaite. L'expérience prouve que tout cela n'est que publicité mensongère, une pure vue de l'esprit. Une nuit, au bord de la crise de nerfs, j'ai demandé à mon mari de me masser le bas du dos. Erreur grave ! Il pétrissait plus de la pâte à pain qu'il ne me soulageait. Tout ce que j'avais gagné, c'est une grosse tache rougie dans le dos. Les femmes s'accordent pour dire que si leur mari ose porter la main sur elles pendant l'accouchement pour les masser, elles les envoient paître sans plus de formalités (pour plus de détails sur la sainte horreur d'être touchée pendant l'accouchement, voir chapitre 15).

Patricia, une amie, à chaque fin de grossesse, souffrait de sciatique, assez fréquente chez les femmes enceintes. La douleur partait du dos et s'étendait jusqu'au bas des jambes. On comprend aisément pourquoi c'est toujours le dos qui trinque. Le poids du ventre tire sur la colonne vertébrale et la femme enceinte est obligée de se tenir beaucoup plus cambrée qu'à l'ordinaire pour compenser cette courbure exagérée. De même, si votre poitrine est particulièrement lourde, elle peut tirer sur les épaules et le haut du dos. Pour vous soulager, allongez-vous sur le côté gauche avec un oreiller entre les genoux et un deuxième sous la tête et les épaules (le côté gauche est le côté recommandé par les médecins car dans cette position le sang circule plus librement de votre cœur à vos jambes et jusqu'au bébé). Vous pouvez également essayer les exercices dont je vous ai parlé au chapitre 8 ou vous asseoir en tailleur par terre (à l'indienne comme on dit à l'école primaire). Ainsi, votre gros ventre repose sur vos mollets et non plus sur votre colonne. Si malgré tout cela vous ressentez encore des douleurs, demandez à votre médecin de vous prescrire quelques sédatifs.

JE VAIS EXPLOSER !

On croit naïvement au premier enfant que le ventre atteint sa limite d'expansion au huitième (neuvième) mois. On a l'impression d'avoir gobé un ballon de basket, on a la peau tendue comme celle d'un tambour, et nos vêtements de grossesse épousent parfaitement nos formes. Arrivent les quatre dernières semaines…

Le ventre d'une femme enceinte sur le point d'accoucher n'est pas vraiment comme on se l'imagine, bien rond, bien gracieux, mais anguleux et pointu comme si le ventre n'était que de la peau sur les os de l'enfant. On sait qu'une femme ne va pas tarder à mettre l'enfant au monde quand son ventre commence à saillir. C'est la quadrature du cercle. Le bébé est alors à maturité, bien gros, bien fort, reconnaissable à main nue, et à l'œil nu. Si votre bidon n'est pas biscornu et ne menace pas de lâcher la soupape de sécurité, à savoir le nombril, cela signifie tout simplement que le bébé n'est pas encore à point. Il ne faudrait pas le démouler trop chaud, comme on dit.

LE TRAVAIL PEUT COMMENCER
D'UNE MINUTE À L'AUTRE

Durant cette dernière ligne droite, vous serez amenée à voir votre médecin plus souvent, une fois toutes les deux semaines puis une fois par semaine. Ne vous étonnez pas si tout à coup il se remet à sonder vos organes et à faire des touchers rectaux. Il détecte tout bonnement les signes avant-coureurs du travail. « Vous en êtes à un centimètre de dilatation et votre col est effacé de moitié. » (Traduction : votre col se prépare à l'accouchement. Pour plus de détails, voir chapitres 15 et 16.) Vous sortirez de son cabinet, l'angoisse au ventre, persuadée que les contractions vont commencer avant que vous n'ayez eu le temps de préparer le dîner. Vous alerterez vos amies et parents pour qu'ils se tiennent prêts. Sans nouvelles du bébé après trois jours, vous attendrez la prochaine visite chez votre docteur avec impatience, pour qu'il vous en dise un peu plus sur votre effacement et votre dilatation. Si étrange que cela puisse paraître, nous attachons beaucoup d'importance à ces informations comme si elles étaient fiables à cent pour cent. On est loin du compte… Le monde pullule de femmes vivant des semaines entières avec un col effacé à soixante-dix pour cent et dilaté de trois centimètres. Tout aussi nombreuses sont celles qui perdent les eaux après dîner et accouchent avant le petit déjeuner alors que leur médecin les avait renvoyées chez elle avec un col fermé comme une huître.

Ne prenez donc pas ces mesures pour argent comptant. Je sais que vous ne m'écouterez pas, comme vous ne m'avez pas écoutée quand je vous disais de ne pas vous fier à la date prévisionnelle du terme. Allons, allons, soyez honnête. Je sais ce que c'est. L'erreur est féminine.

JE NE TIENDRAI PAS UNE JOURNÉE DE PLUS

Quand vous en aurez ras la ceinture (au sens propre et au sens figuré), vous serez tentée d'essayer tous les remèdes de bonne femme censés provoquer les contractions. Qu'on en finisse ! Je sais que c'est un sujet délicat, mais vous n'allez pas me dire que vous n'avez jamais entendu parler de ces procédés miraculeux et que l'idée ne vous a jamais effleurée de les tester. Vous savez bien : faire de longues balades, faire l'amour, manger épicé, boire de l'huile de foie de morue, sauter de la table par terre. Autant de remèdes contre le mal des neuf (dix) mois qui s'éternise.

Marcher reste encore ce qu'il y a de plus commun et de plus officiel. J'ai pour ma part découvert l'ocytocine sous perfusion : très efficace. Mais vous connaissez maintenant mon impatience et mon désir de toujours trouver des raccourcis. J'ai essayé le régime balade pour trois de mes grossesses. J'étais prête à tout pour faire activer les choses. Je courais entre les rayons du supermarché (on aurait dit un char à voiles avec le vent en poupe) et je m'arrangeais pour ne jamais prendre les escalators. Malgré tous mes efforts, mes enfants n'ont jamais compris mon préavis de déménagement. J'avais beau faire, j'avais beau courir, ils restaient bien au chaud à l'intérieur. La situation a évolué à partir du moment où j'ai perdu les eaux. J'eus à peine le temps de faire quatre fois le tour du pâté de maisons que l'hôpital m'avait déjà réservé un lit.

Après la perte des eaux, tout n'est plus qu'une question d'heures. Plus : vous risquez une infection. Appelez votre médecin si vous pensez avoir des fuites ou un jet d'urine incontrôlable. En fait, si, à la date prévue, vous ne voyez rien venir, votre médecin prendra les choses en main et percera lui-même la poche des eaux avec ce qu'on appelle un « perce-membrane ». Je l'aurais bien fait moi-même mais je n'avais pas le bras assez long...

Mon amie Caroline jure que faire l'amour provoque les contractions. Cette hypothèse est scientifiquement approuvée, à en croire mes lectures. Le sperme contiendrait une substance proche de l'ocytocine. Ma théorie à moi : lorsque « vous savez quoi » pénètre dans le col, celui-ci se réveille après huit (neuf) mois de léthargie et ce réveil en fanfare déclenche l'ouverture des portes. Mais Caroline est connue pour sa sexualité débridée. À mon avis, elle avait trouvé là un prétexte pour que son mari se dévoue et accepte de lui donner un petit coup de main au lieu de regarder la télévision.

Les femmes au bord de l'accouchement sont toutes plus irrationnelles les unes que les autres. Moi, j'aurais vendu mon âme au diable pour passer plus rapidement de mon état de femme enceinte à celui de maman, condition que je préfère, et de loin. Vous serez sans doute plus raisonnable que moi, une qualité d'autant plus admirable qu'elle est rare chez les « bientôt mamans ». Vous serez sans doute aussi impatiente que moi de voir votre enfant sortir, mais votre bon sens et votre calme olympien vous feront accepter les caprices de la nature. Être réveillée en pleine nuit par des contractions franches et secouer son mari en lui annonçant que le grand moment est arrivé, puis foncer dans les rues de la ville, voilà qui peut être un moment doux et inoubliable. Mais si romantique que soit le scénario, je me suis toujours arrangée pour que mon médecin accepte de provoquer mes accouchements à un moment qui conviendrait à la fois au bébé, au docteur et à moi-même. Comme ça, j'étais sûre que l'enfant serait mûr, que mon médecin serait repu, reposé et à portée de main, que mes cheveux seraient lavés, mes jambes rasées, et mes ongles de pieds vernis. J'étais sûre également que le trajet à l'hôpital se ferait à la lumière du jour et que nous ne nous perdrions pas en route. Aucun doute, c'est moi qui ai raison de provoquer mes accouchements au lieu d'attendre le bon vouloir de Mère Nature ! Je plaisante, bien sûr. J'aime la provocation...

13

MATERNITÉ : LE NÉCESSAIRE

VOTRE VALISE

En plus de votre gros ventre, vous devrez transporter à l'hôpital une valise pleine de choses utiles. À moins que votre enfant naisse prématurément ou que vous refusiez d'admettre que vous êtes bel et bien enceinte, vous aurez préparé cette valise bien à l'avance. Elle n'est pas prête ? *Tant pis, filez à la clinique*. De toute façon, tant que l'enfant n'est pas né, vous n'aurez besoin de rien. Une fois remise de vos émotions, votre calme retrouvé, vous pourrez toujours demander à quelqu'un (à part votre mari) de vous apporter quelques affaires. Si vraiment vous ne pouvez pas faire autrement, faites appel à votre mari mais n'oubliez pas de lui faire une liste des articles qu'il vous faut. Si vous vous contentez de lui dire de vous apporter des vêtements pour le jour de la sortie et de quoi prendre une douche, il y a de fortes chances pour qu'il vous rapporte une robe longue, des baskets, un rasoir et de la mousse à raser.

Ayez pitié de votre mari et du personnel de l'hôpital qui vous porteront vos affaires, ne prenez qu'un petit (bon d'accord, moyen) sac. Vous déménagerez au moins une fois au cours de votre séjour, alors évitez de prendre trop d'affaires si vous ne voulez pas en perdre la moitié en route. Vous avez peur qu'un sac de taille raisonnable (à savoir plus petit qu'une malle) ne suffise pas ? Rassurez-vous, tout ce dont vous aurez besoin, votre enfant et vous, c'est de quoi vous habiller pour le jour J de votre sortie et de quelques affaires de toilette.

Tenues de sortie

Il est évident que je ne peux pas prévoir le temps qu'il fera le jour de votre sortie de la maternité. Un froid de canard, un soleil de plomb ? Je ne saurais donc vous dire ce qu'il vous faudra prendre en cette occasion. Je le regrette bien, croyez-moi. Je peux en revanche vous faire quelques suggestions d'ordre général.

1. Si impatiente que vous soyez de remettre votre vieux jean et de retrouver votre ancienne silhouette, portez un vêtement large. Après la naissance de l'enfant, vous aurez encore votre gros ventre et ressemblerez encore à une femme enceinte pendant quelques jours (voire quelques semaines). Les vêtements de grossesse, voilà qui vous ira parfaitement. Ne vous démoralisez pas pour autant ; quelqu'un portera des habits tout neufs et de petite taille : bébé. De toute façon, à partir de maintenant et pour les semaines à venir, personne ne fera plus attention à vous et à votre garde-robe quand l'enfant sera dans la même pièce que vous.

2. Portez des chaussures sans talons. Après avoir accouché et être restée alitée si longtemps, vous vous sentirez un peu groggy et chancelante. La dernière chose à faire serait d'essayer de porter votre bébé sain et sauf jusque chez vous tout en cherchant à ne pas perdre l'équilibre sur votre paire de talons aiguilles. Sans compter que vous ferez toujours de la rétention d'eau et que vous n'aurez guère envie de vous boudiner les pieds.

3. Portez une robe « aérée » et absorbante. Remplir les formalités de sortie, installer le bébé dans le siège auto et prendre place dans la voiture, voilà de quoi être trempée comme une soupe. En outre, il y a fort à parier que bébé vous bavera dessus au moins une fois avant que vous ne soyez arrivée à destination.

Si vous avez décidé d'allaiter, vérifiez que votre robe s'ouvre largement sur le devant pour éviter de vous déshabiller à chaque tétée. Vos seins seront souvent de sortie dans les semaines à venir. Vous serez amenée à donner le sein dans le bus, chez des amis, et quand vous ouvrirez la porte au livreur de Chronopost (qui vous apporte votre énième cadeau), votre poitrine le regardera droit dans les yeux. Alors un conseil, mettez votre pudeur dans votre poche. De toute façon, vous vous dégraferez bientôt sans la moindre honte devant votre propre père. Berk ! Vous ne me croyez pas ? Attendez d'avoir passé une heure exilée dans votre chambre à allaiter votre enfant tandis qu'à côté les invités continuent de s'amuser sans vous. Vous les rejoindrez en courant comme un otage qui vient d'être libéré après des mois de séquestration.

4. Soyez séduisante. On ne vous demande pas de vous transformer en poupée Barbie (je vous ai déjà dit tout à l'heure que vous ne serez plus le point de mire) mais n'oubliez pas que vous allez être mitraillée une bonne douzaine de fois entre le moment où vous quitterez la maternité et celui où vous franchirez le seuil de votre maison. Les photos sont nos pires ennemies. Maquillez-vous, coiffez-vous et lavez-vous les dents pour l'amour de votre chérubin. Puis levez le bébé à hauteur de votre visage pour vous protéger des flashs. En dernier ressort, menacez d'ouvrir les appareils photo de quiconque voudra prendre un gros plan.

Apportez shampooings, savons et lotions

Après un accouchement, quel bonheur de prendre une douche et de se brosser les dents ! Quel délice de se sentir enfin propre et fraîche ! C'est presque aussi gratifiant que d'avoir perdu huit kilos. Les affaires de toilette de l'hôpital, si tant est qu'il y en ait, sont de mauvaise qualité et distribuées en quantité réduite. (Du style : « La nourriture est dégueulasse et les portions minuscules. ») Faites-vous plaisir, prenez vos propres produits, un bon shampooing, un gel douche ou du savon et quelques laits. Mais attention, pensez que votre nouveau-né a un odorat encore vierge et innocent. Ce n'est pas le moment de lui faire tourner de l'œil en imprégnant la pièce de Giorgio Armani. Choisissez plutôt des eaux de toilette légères et bannissez les parfums capiteux. De plus, si vous allaitez, ne mettez ni poudre ni parfum sur vos seins. Que diriez-vous si quelqu'un venait saupoudrer du talc sur vos mets préférés ?

Laissez vos bijoux à la maison

À condition qu'elle ne vous bloque la circulation ni ne vous comprime le doigt, vous pouvez toujours porter votre alliance. Autrement, les bijoux sont à proscrire. Vous pourriez les perdre. Pas besoin de montre non plus. Au mieux, votre entraîneur en aura une ; au pire, il y aura une pendule dans la salle de travail. Vous savez, ces grosses pendules qu'on avait dans les préaux de l'école ? Et puis qui sait ? À vous voir toute nue sans vos boucles d'oreilles, sans votre collier, votre mari aura peut-être l'idée de vous acheter une petite babiole en récompense de votre bravoure.

Apportez un ou deux oreillers

Je ne reviendrai pas sur l'amour grandissant que vous porterez à vos oreillers au cours de votre grossesse. Vous aurez dormi avec eux, vous les aurez serrés contre vous, vous les aurez emmenés avec vous pour la petite balade en voiture de chez vous à l'hôpital. On pourra dire qu'ils vous auront soutenue et qu'ils auront assuré votre confort à chaque instant. Le moins que vous puissiez faire pour les en remercier est de leur tenir compagnie sur votre lit de maternité. J'ignore avec quoi sont rembourrés les oreillers des cliniques mais je serais bien tentée de dire avec de la sciure et du plâtre. Non seulement vos oreillers vous aideront à passer des nuits douillettes (vous l'aurez bien mérité) mais ils vous seront très utiles pour vous caler, votre bébé et vous, pendant les tétées. Et puis ils vous rappelleront la maison. (Il ne faut pas oublier de laisser vos plus belles taies chez vous pour des raisons évidentes.)

Laissez le paragraphe qui suit sur le bureau de votre mari ou épinglez-le chez vous bien en évidence.

Oyez, oyez,
vous les maris !

Ce guide vous invite amicalement à vous présenter à la maternité avec un petit cadeau pour votre femme peu après la naissance de l'enfant. Avec un bijou, vous serez sûr de lui faire plaisir : il lui ira parfaitement avant même qu'elle ait perdu ses kilos superflus.

Ce cadeau symbolisera toute la reconnaissance et l'admiration que vous lui portez. Quand on voit que des gens reçoivent des sommes astronomiques pour avoir retrouvé un chien sans collier, votre femme mérite bien un solitaire pour ce service qu'elle vient de vous rendre.

Apportez des pantoufles

Je sais que les hôpitaux sont censés être désinfectés et aseptisés mais j'ai des doutes concernant les tapis et les moquettes. Dans votre chambre, une grosse paire de chaussettes fera l'affaire mais si vous voulez arpenter les couloirs afin de stimuler vos intestins paresseux, vous aurez besoin de pantoufles, plates, confortables, et pas trop moches. Votre sens de l'équilibre n'étant pas des plus fiables, il vaut mieux éviter les mules avec des plumes. Sans compter que vos jambes ainsi mises en valeur pourraient exciter votre mari et lui donner des idées. QUELLE HORREUR !

Ne lésinez pas sur les chaussettes

Je vous recommande les bonnes vieilles chaussettes épaisses que vous porterez dès le début du travail pour ne pas avoir froid aux pieds (n'oubliez pas que vous ne serez pas très chaude pour vivre cette expérience…). Votre médecin ne verra sans doute aucun inconvénient à ce que vous les gardiez pendant l'accouchement. Mais il vous faudra vous en séparer juste après car elles auront une légère teinte ensanglantée difficilement récupérable.

Sinon, portez une paire de chaussettes dans votre chambre. Vous pourrez ainsi aller aux toilettes tout en protégeant vos petits pieds du froid et des microbes. Attendez-vous à en jeter deux ou trois paires : un accident est vite arrivé. On se rend compte un jour que l'on a des fuites et on se précipite à la salle de bains, laissant derrière soi une traînée de ce sang qui nous coule entre les jambes et dans les chaussettes. (N'essayez pas d'imaginer la scène. Croyez-moi sur parole.)

Apportez des sous-vêtements pour femme enceinte

Contrairement aux chaussettes, les sous-vêtements sont interdits sur la table de travail. Ils gênent les médecins dans leur performance. En revanche, vous aurez besoin de quatre ou cinq culottes et autant de soutiens-gorge pendant votre séjour à la maternité, si court soit-il. Une fois que vous aurez mis l'enfant au monde et que vous aurez expulsé le placenta et autres réjouissances du genre, une infirmière viendra vous mettre deux protections hygiéniques et vous installera sur des alèses jetables. Dans les premières heures qui suivent l'accouchement, évitez les slips car l'infirmière, encore elle, ne tardera pas à vous apporter des glaçons pour soulager vos organes tuméfiés. Sans compter qu'à heures régulières elle voudra voir comment ça évolue là-dedans.

Après l'épreuve de la glace, vous souhaiterez porter vos dessous, et par pudeur et par souci de remettre ces serviettes hygiéniques à leur place. Nous vous conseillons les slips de maternité. Vous étiez une adepte inconditionnelle du string ? Laissez tomber. Aucun string au monde ne saurait soutenir ces serviettes dont vous aurez besoin pour éponger les liquides jaillissant de votre corps les jours qui suivent l'accouchement. Par ailleurs, après un accouchement et quelques points de suture, vous ne les supporterez plus, vos strings préférés. Ce dont vous aurez besoin, c'est de culottes larges, confortables, molletonnées et bon marché, pas d'instruments de torture !

Du baume à lèvres

Vous perdrez beaucoup d'eau pendant l'accouchement et vous déshydraterez très rapidement. Sachez qu'on ne vous donnera rien à boire de peur que vous ayez des nausées. Si vous ne pensez pas au baume, vos lèvres finiront par gercer et se craqueler. Alors pour une fois que vous pouvez lutter contre une agression de la nature, profitez-en. Il en ira autrement pour les crevasses sur vos mamelons.

Un stylo

… et du papier, ai-je failli ajouter. Mais une amie m'a rappelé qu'entre les biberons, les visites et les siestes, vous n'aurez guère le temps de composer. Vous tenez régulièrement votre journal intime ? Apportez-le si cela vous rassure. Quant aux faire-part et cartes de remerciements, remettez-les à plus tard, une fois que vous serez rentrée chez vous.

Dorothée, une amie qui vient d'avoir son deuxième enfant, vous suggère d'écrire, de mettre sous enveloppe et d'affranchir faire-part et lettres de remerciements avant votre entrée en maternité. Une fois l'enfant né, vous n'aurez plus qu'à communiquer à l'imprimeur le prénom de votre fille ou de votre garçon, et de demander à votre mère ou à des amies de bien vouloir poster le tout pour vous.

Mais revenons-en à nos stylos. On vous demandera de remplir plusieurs formulaires pour l'acte de naissance, pour la séance de photos, et pour les menus gastronomiques qui viendront ponctuer votre séjour à la maternité. Ne comptez pas sur la sage-femme pour vous prêter un stylo. Retourner en vain les tiroirs et les poches de sa blouse pour finalement vous donner un stylo qui fuira avant que vous n'entamiez la rubrique « petit déjeuner », voilà tout ce qu'elle sera en mesure de faire pour vous. Un stylo, ce n'est pas vital mais vous verrez que souvent les petits détails font les grands bonheurs.

Apportez de quoi manger

Après avoir accompli cette prouesse de mettre un enfant au monde, vous serez affamée. Les efforts, ça creuse… Pourquoi ? Votre corps sera prêt à commencer sa production de lait. Vous serez alors tentée de donner le feu vert à votre mari qui se propose gentiment d'aller vous chercher quelque chose à manger à la cafétéria. Sachez que vous ne le reverrez pas de sitôt. Monsieur se commandera un menu tandis que l'on enveloppera votre sandwich au thon. Le travail et l'accouchement lui auront ouvert l'appétit à lui aussi.

Quel bonheur d'avoir pensé à la bouteille d'eau, aux jus de fruits, aux gâteaux, aux *Granny* et aux fruits secs ! Évitez les *Mars* et les cookies. Je sais combien vous aimez le chocolat mais votre corps est désormais une usine qui a besoin de matières premières plus énergétiques. D'autre part, beaucoup d'enfants digèrent mal le lait de la mère quand celle-ci passe son temps à se goinfrer de M&M's ou de cochonneries de ce genre. À bon entendeur, salut !

Apportez de la lecture

Je sais, je sais. Maintenant toutes les chambres sont pourvues de postes de télévision. Mais il n'est pas interdit de lire… L'expérience prouve qu'une jeune maman est incapable d'aligner deux pensées cohérentes, alors évitez les essais philosophiques ou sociologiques. Fuyez toute lecture mettant à contribution votre concentration ou votre mémoire. Un magazine féminin vous conviendra parfaitement, mais faites tout de même attention à ne pas vous surmener en essayant de répondre aux tests psychologiques difficiles du genre *Femme actuelle*.

Apportez des serviettes hygiéniques

Je ne sais pas pour vous mais moi, après chaque accouchement, l'hôpital me donnait des serviettes aussi pratiques et confortables que les serviettes-éponges de nos grands-mères. Je n'avais jamais vu ce genre d'article depuis le documentaire télé *La Vie des femmes au début du siècle*. Vous aurez besoin des serviettes hyper-super-extra absorbantes avec la bande adhésive et les renforts sur les côtés. Choisissez la boîte familiale, ce ne sera pas du luxe, croyez-moi. C'est deux par deux au début que vous les utiliserez. *Même si vous avez accouché par césarienne*. Dans le meilleur des cas, la maternité vous les fournira mais il vaut mieux prévenir que guérir…

Apportez un soutien-gorge d'allaitement

Vous avez décidé d'allaiter ou tout au moins d'essayer. N'oubliez pas votre soutien-gorge d'allaitement. (Vous en apprécierez le maintien et le confort même si vous ne nourrissez pas votre enfant au sein. Un conseil : gardez vos soutiens-gorge de grossesse car vos seins seront encore congestionnés pour un moment.)

Juste après la naissance, les bébés voudraient bien téter mais ils doivent attendre. Vous avez certainement entendu parler du colostrum, ce liquide jaunâtre qui s'écoule des seins quand l'enfant commence à téter et qui est une sorte d'avant-goût du lait à venir. Profitez de cette période pour faire vos gammes et apprendre à bien donner le sein. Votre enfant ne sera pas encore trop vorace et vos seins pas encore trop difficiles à manier. Mais dès que la production de lait commence, attention les yeux ! Que Dieu m'en soit témoin, en quelques heures mes seins, jusque-là tendres et fermes, sont brusquement devenus aussi raides que la justice, aussi durs et carrés que le règlement régissant la Ligue internationale de football.

Et si mon enfant n'est pas resté médusé devant ces deux packs de lait deux fois plus gros que sa tête, c'est qu'il avait une faim de loup. À partir de ce moment-là, je peux vous assurer que mes soutiens-gorge d'allaitement me sont devenus très attachés. Je ne les quittais plus. Le jour, la nuit : dormir les seins à l'air et gorgés de lait, c'est pas vraiment confortable. On dit que les Américaines mettent un soutien-gorge pour aller se coucher car elles estiment que la poitrine a besoin d'être soutenue en permanence. Vous voyez, les seins d'une jeune maman ne chôment pas. Ils méritent bien un joli soutien-gorge et quelques jours de vacances aux Caraïbes…

Il ne faut pas oublier les pare-lait, coussinets jetables qui absorbent le surplus et les fuites. Vous les glissez dans votre soutien-gorge entre le mamelon et le rabat. Ainsi, vos soutiens-gorge restent propres plus longtemps. Et croyez-moi vous aurez bien d'autres choses à faire que des heures supplémentaires de lessive en rentrant chez vous.

Apportez un livre sur l'allaitement

Allaiter un enfant, si naturel cela soit-il, peut se révéler plus délicat et difficile que la cuisine chinoise. Combien de femmes ont craqué pendant les premières séances de tétée ! Quelle angoisse quand l'enfant n'arrive pas à « amorcer » la pompe pour faire jaillir le lait ! Voici un flash spécial pour débutante : le lait ne sort pas par un petit trou au milieu du mamelon comme on a tendance à le croire, mais par plusieurs petits trous ici et là. Le lait surgit si, et seulement si, la bouche du bébé fait ventouse, c'est-à-dire quand la partie brune du sein est plaquée contre son palais.

Ne vous affolez pas. Il y a toujours à la maternité un commando préposé au lait, un groupe de « spécialistes de la lactation », qui vous livrera le secret, l'art et la manière d'allaiter. C'est à ce moment-là que le livre illustré sur l'allaitement vous sera très utile. Pendant que votre angelot dormira paisiblement, vous pourrez profiter de cet instant de répit pour étudier l'ouvrage. Ainsi, lorsque bébé se réveillera, la faim au ventre, la voix claire et aiguë, vous aurez une petite idée de ce qu'il attend de vous. Et si vous n'y arrivez pas, une sage-femme passera vous agripper le sein et le fourrer dans la bouche de bébé sans plus de cérémonie. Vous n'aurez plus alors qu'à vous asseoir tranquillement et vous laisser manipuler par cette serviable inconnue. « Sois calme et tais-toi. »

Apportez un appareil photo

Il vous faut absolument immortaliser cette incroyable expérience en prenant le maximum de photos. Plus tard, vous serez bien contente de pouvoir de temps en temps feuilleter ces témoignages attendrissants. De nos jours, les vidéos ont tendance à voler la vedette aux photos. « Le poids des marmots, le choc des images. » Et Dieu sait que les gens adorent filmer la naissance de leur enfant sous toutes les coutures. Sans commentaires… Pour ma part, aucune vidéo, aucune photo n'a le droit de viser au-dessous de la ceinture. Je ne veux pas courir le risque de voir un jour débarquer chez moi le type qui développe les photos. On ne sait jamais, je pourrais devenir célèbre. Pire encore, imaginez que ma fille de six ans tombe dessus par hasard en cherchant *Le Roi Lion*…

En plus, le travail et l'accouchement durent bien plus longtemps qu'on le croit ou qu'on se l'imagine. Par conséquent, à moins d'être un as de l'organisation, on tombe souvent à court de batterie ou de mémoire juste au moment où le bébé franchit le col.

Il semblerait que bon nombre de médecins aient une âme d'artiste. Certains sont souvent prêts à remplacer votre mari à la vidéo si celui-ci tombe dans les pommes ou veut garder les mains libres pour cueillir son enfant à l'arrivée. Mon pédiatre était un sacré photographe ! Non seulement il a pris des clichés de l'accouchement mais il est allé traquer le bébé jusque dans la pouponnière et a rencontré mes grands-parents, l'œil toujours aux aguets. C'est vrai qu'habillé en docteur, on a moins de problèmes. Il est allé partout et a mitraillé tout à loisir sans que personne lui fasse la moindre remarque.

Apportez votre répertoire téléphonique

Il y a toujours des personnes pour vouloir être averties de la naissance de votre enfant le plus tôt possible. C'est normal. Certains risqueraient même de ne plus vous adresser la parole ou de ne plus partager vos repas de Noël, si vous omettiez de les appeler dès que le petit bolide a rejoint la nurserie. Il y a de fortes chances pour que cette corvée téléphonique revienne à votre mari. Vous, sur votre petit nuage, épuisée et ivre de bonheur, vous serez incapable d'utiliser le téléphone. Trop compliqué. Mais n'oubliez pas que votre mari aura lui aussi changé de planète, et perdu tous ses repères. Il se peut donc qu'il ne se souvienne plus du numéro des personnes à prévenir ou qu'il oublie tout simplement de les appeler.

Votre rôle dans les derniers jours avant l'accouchement sera de dresser une liste des noms et numéros de téléphone, par ordre d'importance. Par exemple, vous inscrivez d'abord le nom de vos parents (c'est vous l'héroïne de l'histoire après tout), puis le nom de vos beaux-parents, des grands-parents, des amies de longue date, des voisins (s'ils ne sont pas déjà au courant pour vous avoir emmenée à la maternité). L'idée de classement est importante car votre mari s'arrêtera peut-être en cours de liste. Autant qu'il ne fasse pas d'erreur diplomatique…

Autre chose : si la naissance a lieu en pleine nuit, après dix heures du soir, ou avant huit heures du matin, seuls seront réjouis d'apprendre la nouvelle en direct vos parents, vos beaux-parents et vos amis ayant eu eux-mêmes des enfants. Quant aux célibataires, ou aux couples sans enfants, ils verront d'un mauvais œil que vous interrompiez ainsi leur cycle de sommeil et préféreront que vous leur annonciez ce miracle de la vie après le café du petit déjeuner.

Emmenez une amie

Elle ne tiendra certes pas dans votre petite sacoche mais sérieusement, n'hésitez pas à demander à une amie de vous accompagner. Optez plutôt pour une amie qui a des enfants. Son aide n'en sera que plus précieuse. Comme je l'ai déjà dit au début de cet ouvrage, la maternité est une affaire de femmes. Avoir une autre femme à vos côtés qui discute, qui papote et qui vous rassure, il n'y a rien de plus important. Elle pourra même vous masser les pieds à chaque contraction, comme Annie. Jamais je n'oublierai son calme et son dévouement.

Vous estimez peut-être que l'accouchement est un moment intime que le couple doit partager en tête à tête. Vous craignez de briser le charme si une personne autre que le cogéniteur est présente au moment de la naissance ? Pour commencer, votre salle de travail n'aura rien d'intime. Avant que votre obstétricien ne fasse son apparition, vous aurez eu le temps de voir plusieurs inconnus venus sonder vos parties intimes. L'anesthésiste, lui, ne fera qu'entrer et sortir ; de leurs côtés, les infirmières feront quelques allées et venues puis seront remplacées à la fin de leur service par des têtes nouvelles. D'autre part, les contractions, on n'en voit jamais la fin. Elles durent « encore au corps et encore ». De quoi faire perdre patience à l'époux le plus dévoué. Au bout de cinq heures, votre mari s'éclipsera pour aller bavarder avec ses nouveaux amis de salle d'attente. Plutôt que de vous en prendre à votre mari, en lui serinant que vous ne le trouvez pas très coopératif, lâchez-lui un peu la grappe à ce pauvre homme et demandez à votre amie de venir vous tenir compagnie. Si vous tenez absolument à vivre le moment de l'accouchement en communion avec votre mari, faites évacuer la salle lorsque votre médecin vous donnera l'ordre de pousser (n'oubliez pas alors de rappeler votre mari, lequel sera certainement à la cafétéria en train d'engloutir des croissants et du café). Vous pourrez ainsi partager ce moment merveilleux de la multiplication des corps.

LES AFFAIRES DE BÉBÉ

Préparer les affaires d'une personne qu'on ne connaît ni d'Ève ni d'Adam, voilà bien un casse-tête. Rassurez-vous, votre enfant ne restera pas nu comme un ver tant que vous ne lui aurez pas fourni ses vêtements, non. Le personnel de l'hôpital lui mettra un tee-shirt, une couche, et l'emmaillotera dans une de leurs serviettes. (Moi, je les volais, leurs serviettes, comme souvenir. Ne me demandez pas pourquoi…)

L'indispensable siège auto !

Pas question de vous passer du siège auto ! Je serai ferme et catégorique à ce sujet. En fait, il est du devoir des hôpitaux de veiller à ce que les enfants partent dans de bonnes conditions, quitte à les retenir si le siège ne correspond pas aux normes de sécurité.

Il existe des centaines et des centaines de sièges auto sur le marché. Et leurs prix varient de cinquante à sept cents euros environ. Certains sont évolutifs, et peuvent recevoir les nouveau-nés aussi bien que les enfants de trois ans. C'est juste une question de harnais qui se module et de ceinture de sécurité. N'hésitez pas à étudier et comparer les différents produits : un bon siège auto est la garantie d'une vie longue et confortable pour votre enfant… Demandez conseil à vos amies, consultez le magazine *Que choisir ?* et hantez les magasins jusqu'à ce que vous trouviez votre bonheur.

Beaucoup finissent par en acheter deux. Le premier : coquille ergonomique destinée aux nouveau-nés et utilisable les six premiers mois. Souvenez-vous que ces bébés fraîchement arrivés sont des invertébrés incapables de redresser ni leur dos ni leur tête. La position idéale pour ces mollusques humains est encore la position fœtale. Quelles que soient la taille et la forme du siège, votre enfant y aura l'air d'une toute petite crevette rose. Si vous optez pour un siège de grand dès le début, restez à côté de bébé pour lui maintenir la tête.

La grande différence entre les sièges pour nouveau-nés et les sièges pour enfants plus âgés est la suivante : *les sièges pour nouveau-nés s'installent dos à la route.* Cette position diminue les risques d'accident en cas de freinage brusque.

Mes amies et moi avons opté pour un siège nouveau-né, une sorte de cuvette en plastique qui se fixe sur un socle inamovible. Ainsi, lorsque la balade est terminée, on peut prendre bébé dans sa cuvette et le sortir de la voiture sans le réveiller. On fait ainsi d'une pierre deux coups puisque le siège auto se transforme alors en siège pour la maison. Certains sont vendus avec des pare-soleil. Si vous avez les moyens, n'hésitez pas à prendre cette option car votre préoccupation première dans les mois à venir sera que votre enfant n'ait pas le soleil dans les yeux de peur qu'il n'attrape des coups de soleil et des coups de sang (le soleil énerve les petits).

Il vaut toujours mieux acheter un siège qu'emprunter celui d'une amie car ces produits évoluent très rapidement. Je me demande même si les sièges d'il y a six ans correspondent encore aux normes de sécurité.

Une dernière chose avant de passer à un sujet plus amusant : de récentes études montrent que des milliers de parents, intelligents au demeurant, ont du mal à installer le siège correctement. *Lisez le mode d'emploi !* Et puis, tous les sièges ne s'installent pas de la même manière. Relisez la notice à chaque achat. Je sais combien tous ces schémas sont parfois pénibles à déchiffrer mais n'oubliez pas qu'il y va de la vie de votre chérubin. Alors pour une fois, faites ce qu'on vous dit. Et lorsque vous êtes sûre d'avoir bien compris la marche à suivre, entraînez-vous. Profitez de cette période où vous serez relativement calme et disponible avant l'accouchement pour acquérir la technique du siège auto.

Tenues de sortie, deuxième partie

Voilà de quoi faire vos emplettes en vous amusant. Mais attention, bannissez les vêtements avec beaucoup de boutons ou qui s'enfilent par la tête. Habiller un nouveau-né est plus difficile que de changer les robes des poupées Barbie. Cette épreuve peut devenir un véritable cauchemar (pas pour le bébé, pour vous). Choisissez également des vêtements à entrejambe plutôt que des nids d'ange car la ceinture de sécurité a souvent besoin de passer entre les jambes de bébé.

Une brassière

Sortant de sa tanière utérine, le bébé aura besoin d'une brassière que vous aurez préalablement lavée (comme vous devrez laver tous vêtements neufs pendant les trois premiers mois) avec une lessive douce.

Il existe des brassières que l'on passe par la tête mais, pour les mères angoissées, celles pressionnées ou qui s'attachent avec des liens seront plus rassurantes. Vous aurez suffisamment de craintes sans rajouter celle de lui tordre le cou ou de l'étouffer en l'habillant. J'aurai beau vous dire et vous redire qu'un bébé est élastique et résiste à toutes les manipulations, vous n'en serez pas plus convaincue. Alors pour vous épargner des tracas inutiles : pressions et liens sur les côtés.

Lors de votre safari layette, vous tomberez sur des bodys. Très pratiques en général, ils le sont beaucoup moins pour les crevettes, toujours à cause de cette histoire de cou et puis parce que vous aurez du mal à nettoyer correctement le nombril de bébé. Le vêtement frotte contre ce nombril, ce qui n'est pas très confortable pour l'enfant tant que le bout du cordon ombilical n'est pas tombé.

Les couches

Le second élément essentiel à la panoplie du nouveau-né est la couche. En tissu ou jetables, à vous de voir. En ces années de renouveau écologique, est-il plus grave de polluer les décharges avec des couches souillées jetables ou de polluer l'eau avec des détergents pour laver les couches en tissu ? Les changer régulièrement et rabattre le haut de la couche sous le nombril pour le laisser sécher à l'air libre, tranquillement, voilà le seul conseil que je peux vous donner. Ah, j'allais oublier de vous dire que des couches, votre enfant va en mettre pendant au moins deux ans… C'est un investissement à long terme.

Les chaussons

Les chaussons sont recommandés au début, car les premiers jours, bébé a bien des problèmes à réguler la température de son corps. C'est pourquoi il faut protéger sa tête, ses mains et ses pieds. Deux possibilités s'offrent à vous : les pyjamas à pieds, ou les chaussettes (vendues dans tous les magasins spécialisés et supermarchés). Quoi qu'il en soit, ne lui mettez pas de chaussures. Certes, elles sont craquantes, ces petites chaussures miniatures que l'on voit en vitrine mais les bébés ont les pieds si petits et si ronds que les chaussures les agacent. D'autre part, il vous sera déjà bien difficile de faire rentrer un pied qui gigote dans un chausson, alors dans une chaussure... Et puis à supposer que vous y arriviez, la chaussure ne resterait pas en place longtemps.

La touche personnelle

Vous avez maintenant carte blanche et pouvez donner libre cours à votre fantaisie et à votre imagination (ou encore à votre sens de l'humour. Les vêtements pour bébés peuvent être très rigolos). Sachez cependant que l'activité principale d'un nouveau-né est de dormir. Il semble donc sensé et logique de leur mettre des pyjamas plutôt que des pantalons de marin ou des petites robes imprimées. La sagesse veut que l'on couche maintenant les angelots sur le dos. Choisissez par conséquent autant que possible des vêtements qui se boutonnent sur le devant, entre les jambes ou sur les épaules. Évitez également rubans, frous-frous et autres fioritures pour l'instant.

Chapeau ? Pas chapeau ?

Il y a vingt ans, il n'était pas question d'emmener bébé en balade sans un bonnet ou sans un bob. Aucune mère n'était assez indigne pour exposer ainsi son enfant aux courants d'air et aux rhumes. Ma belle-mère levait les yeux au ciel quand j'arrivais du sud avec ma petite fille nu-tête. Si elle avait été ma mère et non ma belle-mère, elle aurait certainement menacé de me dénoncer à l'Assistance publique. Mais comme elle ne voulait pas s'imposer, elle se contentait de protéger subrepticement la tête du bébé avec ses mains chaque fois que j'avais le dos tourné. D'accord, c'est vrai que la tête d'un bébé se refroidit rapidement et qu'il est préférable de la couvrir les jours de grand vent. Et puis s'il n'y a que cela pour lui faire plaisir, à ma belle-mère adorée, je veux bien mettre un bonnet à ma fille (je pourrai toujours lui enlever quand on sera parties). Inutile de courir les magasins à la recherche de ces couvre-chefs pour nouveau-nés. Trop chers, trop grands. Attention, ne surprotégez pas votre bébé en l'habillant comme si vous alliez au pôle Nord (à moins bien entendu que vous n'y alliez vraiment).

Une tétine

Que vous soyez pour ou contre la « tototte », achetez-en une ou deux, ne serait-ce que pour épargner vos oreilles et vos nerfs. Vous verrez, vous me remercierez, quand, assise sur le siège arrière de la voiture faisant route vers la maison, vous essaierez désespérément de calmer votre diablotin hurlant à tue-tête. Impossible de rester zen en pareille situation. Faut-il appuyer sur le champignon pour arriver plus vite, s'arrêter sur le bord de la route pour lui donner la tétée, ou encore, en désespoir de cause, le prendre sur les genoux ? Quelle que soit votre décision, *ne sortez jamais l'enfant de son siège*. C'est incroyablement dangereux et de surcroît totalement illégal. Un conseil (qui vaudra pour toute votre vie de mère) : n'agissez jamais sur un coup de tête, c'est le meilleur moyen de courir à la catastrophe.

Voilà plutôt la marche à suivre : mettez-lui la tétine dans la bouche et tapotez la collerette jusqu'à ce que bébé se calme suffisamment pour commencer à téter. Si, plus tard, votre enfant rentre au cours préparatoire la tétine à la bouche, il sera toujours temps de vous remettre en question. À chaque jour suffit sa peine. Alors inutile de vous angoisser pour l'avenir ou vous ne saurez plus où donner de la tête.

Une couverture

Même si le temps est clément, vous souhaiterez certainement emmailloter votre enfant dans une couverture. En fait, emmitouflé, bébé est plus confiant, plus serein. Lorsque ses bras et ses jambes bougent en toute liberté, il a l'impression qu'il va tomber et a tendance à faire des mouvements brusques. Une couverture est également très pratique pour caler bébé dans son siège, et lui protéger les pieds et les mains.

Un « bavou »

Tel est le nom que l'on donne chez moi à la couverture ou à la serviette que les mères posent sur leur épaule quand elles font faire leur rot à leur nourrisson. Ces bavous protègent non seulement vos vêtements des renvois lactés, mais aussi le visage de l'enfant contre toute irritation. Vous vous en servirez également pour éponger les rejets et essuyer la bouche de votre angelot baveur.

Les bavous s'attendrissent au fur et à mesure qu'ils passent dans la machine. Gardez-en toujours un à portée de main. Ils seront l'accessoire indispensable de votre panoplie de jeune maman à la mode.

Le cale-tête

Il y a deux ans, en feuilletant les catalogues de Prénatal, j'ai découvert un nouveau produit : le cale-tête. Sa fonction ? Soutenir la tête de l'enfant quand il dort en voiture ou dans son transat. Encore un attrape-nigaud, pensais-je. Après expérimentation, je peux dire que ce cale-tête est une invention de génie. Finie la crainte que la tête malhabile de bébé aille rouler sous le siège avant. Un produit qui vous rassure, rendez-vous compte ! C'est un cadeau des dieux en cette période de maternité…

14

LES « AFFAIRES » DE BÉBÉ

Si petit et léger qu'il soit (trois kilos en moyenne), un bébé a besoin d'une tonne d'affaires. Rien que pour l'emmener en promenade, vous serez obligée de remplir à ras bord votre sac à langer, lequel sera plus lourd et plus gros que bébé lui-même. S'agissant du premier enfant (comme tel est votre cas je suppose puisque les femmes enceintes qui ont d'autres enfants à charge n'ont pas le temps de lire ne serait-ce que le titre d'un ouvrage), on ne sait jamais quels éléments sont indispensables et lesquels sont une perte d'espace, ou pire, une perte d'argent. Que vous attendiez le temps du baby-shopping avec impatience ou que vous redoutiez ce jour comme la peste, vous devrez acheter deux ou trois choses à l'avance. Et si le cœur vous en dit, afin de déjouer l'ennui des derniers jours de grossesse, vous pourrez toujours ranger et déranger les tiroirs de la commode de bébé, plier et déplier ses brassières. Superstitieuse ? Choisissez le trousseau de bébé puis payez et demandez qu'on vous garde le tout jusqu'à la naissance.

Quoi qu'il en soit, ne débarquez jamais dans un magasin la bouche en cœur, le ventre en poupe et en demandant conseil aux vendeuses. Vous seriez une proie trop facile. L'employée la plus honnête ne résisterait pas à la tentation de vous vendre une lampe magenta sous prétexte qu'elle est du même tissu et du même coloris que le tour de lit que vous avez déjà choisi pour le lit de bébé. Non par volonté de profiter de votre totale ignorance, loin de là, mais par faiblesse devant cette caverne d'Ali Baba. Vous avez une chambre de la taille d'une salle des fêtes et de l'argent à ne plus savoir qu'en faire ? Dans ce cas, n'hésitez pas et croyez la vendeuse sur parole : vous aurez besoin de tout, tout de suite. Sinon, contrôlez-vous et n'achetez que l'essentiel. Vous aurez largement le temps par la suite de vous procurer le serre-livres Bugs Bunny assorti à vos rideaux ainsi que l'ensemble tasse, soucoupe et set de table de Winnie l'ourson. Par ailleurs, il ne faut pas oublier que toutes ces petites babioles, aussi adorables qu'inutiles, vos amis se feront un plaisir de vous les offrir. Si vous leur dites qu'il ne vous manque plus qu'un siège auto, ces dits amis risquent de ne pas être très contents. De même, vous pourrez vous passer de cette grande invention qu'est le sèche-biberon. Ce genre d'article fait partie de ces milliers d'éléments qu'on se laisse refourguer lorsque sentiment de culpabilité et totale inexpérience viennent troubler l'esprit maternel déjà bien bouleversé par les hormones.

ON RESPIRE BIEN FORT ET ON Y VA

Tout comme il serait ridicule à ce stade de lui acheter sa première bicyclette, il est absurde de courir les magasins à la recherche de trotteurs, de parcs et de chaises hautes. Inutile également d'acheter un lit avant que votre bébé ait trois mois. Certes, il est bien agréable d'avoir la suite de l'enfant prête à l'emploi au retour de la clinique, mais il n'est pas moins agréable de pouvoir payer loyers et factures chaque mois et de ne laisser aucune occasion au mari de reprendre son éternel chapelet :

« Un bébé, ça coûte cher. » Un conseil : espacez les emplettes, si vous ne voulez pas devoir bientôt mettre votre porte-monnaie en réanimation.

Puisqu'on aborde le problème financier, je vous suggère de vous asseoir calmement et de calculer votre budget bébé. C'est fait ? Multipliez le résultat par deux (je plaisante… enfin, presque). Faites alors la tournée des magasins. Layette et autres articles se vendent parfois d'occasion et leurs prix varient énormément d'un endroit à un autre. Si inattendu que cela puisse paraître, vous pourrez trouver des accessoires pour bébé dans certains dépôts-ventes. J'y ai pour ma part dégoté une balancelle moitié moins chère que chez Prénatal. Ne négligez pas non plus la piste des magasins d'usine (surtout vers Troyes) où vous trouverez des articles à des prix défiant toute concurrence. Avant de vous jeter corps et biens dans les achats, consultez un magazine digne de foi. *Que choisir ?* vous aidera par exemple à naviguer entre les écueils et vous dressera un bilan rapport qualité-prix intéressant. Mieux encore, faites-le lire à votre mari, cela l'occupera.

Autre raison pour laquelle il ne faut pas tout acheter à l'avance est que vous ne connaissez encore ni votre bébé ni vos propres besoins. Vous hésitez encore entre allaiter totalement ou partiellement ? Il me paraît prématuré d'acheter une caisse de lait en poudre. Imaginez que vous flashiez sur une poussette spécial jogging ; une fois rentrée de l'hôpital, cet article vous sortira tout bonnement par les yeux. Vous n'aurez ni le temps ni l'énergie pour prendre une douche, alors faire le tour du pâté de maisons en courant… Merci bien ! Les gens qui conçoivent les produits pour bébé sont malins, croyez-moi ; une modification par-ci, un rajout par-là. Tout est prétexte à faire du nouveau. Attendez un peu avant d'acheter ; c'est le plus sûr moyen de ne pas être démodée.

DEMANDEZ, EMPRUNTEZ, GARDEZ

Les affaires de bébé, surtout les meubles, sont à l'épreuve du temps et de tous les âges. Au pire, tables à langer et berceaux deviennent trop petits, mais en aucun cas ne s'abîment. Souvenez-vous de cela quand vous constituerez la panoplie complète de bébé. Renseignez-vous autour de vous et voyez si une de vos amies est prête à quitter sans nostalgie le temps de la maternité et à se débarrasser du lit qu'elle entrepose dans son garage. Ou bien demandez qu'on vous prête quelques-uns de ces trucs qui, de toute façon, ramassent la poussière dans la cave d'une de vos amies. Promettez de les lui rendre dès que la cigogne aura redéposé un nouveau paquet dans sa cheminée.

Au cas où vous opteriez pour du neuf, n'oubliez pas que votre deuxième enfant, voire votre troisième, en bénéficiera également. Alors même si vous allez accoucher d'une fille, évitez d'acheter un lit rose. Autre danger ! Ne vous débarrassez pas de vos affaires sous prétexte que votre cadet dort dans un grand lit. Vous n'êtes pas à l'abri d'un accident… J'en suis la preuve vivante : deux enfants plus deux surprises égalent quatre enfants. J'ai dû racheter tout l'arsenal. La sagesse préconise qu'on ne bazarde pas les affaires de bébé avant d'avoir atteint la ménopause, avant de s'être fait ligaturer les trompes ou d'avoir fait stériliser son mari, ou encore, plus réaliste, avant de manquer d'espace.

Bien que vous puissiez tout à fait vous débrouiller avec des affaires « normales », il me paraît important de vous vanter certains produits destinés aux nourrissons. La première raison est une raison de sécurité. Les meubles pour enfants, par exemple, ont une finition telle que la peinture n'est pas toxique, que les coins sont recouverts et que les poignées sont difficilement démontables et ne peuvent être mises à la bouche. L'avantage des commodes pour bébé ? Les tiroirs ont un cran de sûreté et aucun bébé à quatre pattes, si curieux et dévastateur soit-il, ne peut se les faire tomber sur les pieds ou sur la tête. Vous serez surprise de voir combien les bébés aiment les tiroirs et les placards. Ils peuvent passer des heures à les ouvrir, les fermer, et les vider de fond en comble. Votre enfant ne sera certes pas à l'abri des pincements de doigts mais au moins de votre côté, vous ne craindrez pas que la commode lui tombe dessus.

Voici une liste d'articles que je vous recommande d'acheter avant l'accouchement. Ils assureront le confort et les soins de votre bébé, et vous éviteront bien des crises de nerfs. « Croix de bois, croix de fer, si je mens, je vais en enfer. » Bien entendu, je ne vais pas passer en revue tous les produits et si vous craquez devant un mobile musical représentant les sept nains, je ne voudrais pas vous gâcher votre plaisir. Bref, je vous livre la substantifique moelle de ce dont vous aurez besoin pour traverser les premières semaines de votre aventure dans la quatrième dimension.

UN COIN OÙ DORMIR

Surtout si vous allaitez, bébé finira dans votre lit. Après chaque tétée, épuisés tous les deux, il vous restera juste assez d'énergie pour roter et vous endormir (en chœur). Cependant, si votre mari ressemble au mien, paralysé à l'idée de rouler sur l'enfant et de l'écraser (pour être franche, cette peur vous effleurera vous aussi au début), il réclamera sa place dans le lit conjugal et vous devrez alors penser à un autre point stratégique pour bébé. Voilà comment pendant les deux premiers mois, mes enfants ont dormi à côté de moi, près du lit, dans un bac acheté dans un dépôt-vente pour moins de trente euros. Vous pouvez toujours recourir au berceau classique – vous savez, celui qui se balance. Je préfère vous prévenir que ce léger balancement permanent énerve plus l'enfant qu'il ne l'apaise. Sans compter que vous risquez de voir le chien passer en trombe sous le berceau : un, deux, trois petits tours et ce sont les montagnes russes qui commencent !… Si vous ne vous sentez pas le cœur de coucher votre bébé dans une autre pièce au début, que ce soit parce que vous ne l'entendrez plus respirer ou parce que vous serez trop fatiguée pour aller le chercher à chaque tétée ou chaque fois que vous le voudrez près de vous, et si vous estimez qu'un bac est une perte d'argent car il ne sert que les deux ou trois premiers mois, mettez votre enfant dans un transat. Enfin, à moins que vous ne souscriviez à la philosophie du plumard familial (ne me demandez pas de vous donner des détails, je risquerais de perdre mon sérieux), vous devrez acheter un petit lit. Méfiez-vous, ils ne sont pas toujours vendus avec un matelas, lequel devra être le moins cher possible tout en étant capable d'essuyer les pipis des retardataires et les quinze kilos de bébé en phase de passer au grand lit. Achetez deux matelas mousse ; bébé sera encore plus confortable. Le lit doit être tendre, douillet, protecteur. N'exagérez pas sur le moelleux. Il faut quand même que bébé puisse poser sa tête sans être obligé de plonger en apnée dans la matière. Dans la mesure où les bébés ne dorment pas droits et à plat comme les adultes, mais recroquevillés dans un coin du lit, je ne vois pas l'intérêt de payer le prix fort pour un matelas avec renforts dorsaux ou autre plaisanterie du genre.

À propos, étant donné cette manie qu'ont les bébés de se recroqueviller dans un coin de leur lit, vous devrez acheter des pare-chocs en molleton, qu'on appelle des tours de lit ou entourages de lit, pour protéger leur petite tête. Cependant ne vous laissez pas séduire par les oreillers extra-moelleux assortis au matelas : ils sont inefficaces et potentiellement dangereux (risque d'étouffement).

Il y a sept ans, j'ai investi toutes mes économies dans un lit convertible en lit junior, une fois que l'enfant est assez grand pour se passer des barreaux et de la barrière coulissante. Je dois avouer que si le lit par lui-même était très bien, je n'ai jamais eu l'occasion de m'en servir comme lit junior. Avec le recul, je pense que je ne le rachèterais pas. Mes enfants sont nés les uns à la suite des autres, tant et si bien que le premier passait directement au grand lit tandis que le deuxième inaugurait le petit lit et que le troisième s'installait dans le bac. (Tout compte fait, je suis peut-être rentrée dans mes fonds avec ce lit, junior ou pas.)

Plus important que le prix ou la finition esthétique, les éléments de sécurité. Règle numéro un : ne jamais acheter de lit avec des rebords pointus, des boutons ornementaux ou autres excroissances susceptibles d'accrocher les vêtements de bébé. Pensez-y si on vous prête le lit ou si vous héritez du lit de la voisine.

Si le lit a été repeint par l'ancienne propriétaire, vérifiez que la peinture ne soit pas toxique pour l'enfant. Celui-ci ne manquera pas de grignoter, de mordiller et de se faire les dents sur les barreaux du lit. Autant lui apprendre à équilibrer ses repas tout de suite.

Optez pour un lit facile à manœuvrer. Autrement vous serez obligée de faire des pieds et des mains et de vous contorsionner pour coincer bébé entre votre cou et votre épaule tout en soulevant la barrière coulissante. Pas de problème quand bébé est endormi, paisible. Mais attendez que ses dents poussent, qu'il soit hargneux et impossible à endormir, vous m'en direz des nouvelles. Nouveau-né, bébé a autant d'activité qu'un sac de riz de cinq kilos. Vous réglez alors le sommier en position haute. Dans cette position, vous n'aurez pas besoin de descendre ni de monter la barrière. Mais bébé va grandir, se mettre debout et le sommier devra alors être abaissé. C'est là que les problèmes de coulisses entrent en scène. Vous devrez baisser la barrière pour éviter de jeter l'enfant dans son lit tous les soirs.

LES TIROIRS

Vous verrez très rapidement la garde-robe de bébé devenir plus chère et plus fournie que la vôtre, surtout si vos amis vous ont inondée de cadeaux. Ne soyez pas jalouse. Vous ne bavez plus après les repas et n'avez aucun besoin de vous changer quatre fois par jour, que je sache ! On ne pourra pas en dire autant de votre bébé. La crevette la plus minuscule devra avoir à sa disposition plusieurs tiroirs où entreposer ses affaires : ses dors-bien, ses chaussons, ses couvertures, et ses « bavous » que vous aurez pris soin d'acquérir avant votre séjour à l'hôpital. À court d'argent, vous pourriez toujours mobiliser les tiroirs où, avant votre grossesse, vous rangiez ceintures et petite lingerie mais tôt ou tard vous devrez investir dans une commode.

UN COIN À LANGER

Tout de suite après vous avoir montré les jolis berceaux, les vendeuses de Prénatal vous guideront jusqu'au rayon des tables à langer assorties. Vous les trouvez sympas, ces tables, et pouvez vous en offrir une ? Pourquoi vous priver ? En revanche, si vous êtes un peu juste au niveau espace et tirez le diable par la queue, demandez-leur de vous montrer le sac langeur ou le matelas à langer que vous pourrez installer soit sur votre bureau, soit sur votre commode, à condition toutefois d'avoir encore un peu de place pour disposer les couches, les lingettes, la bassine d'eau et autres produits nécessaires à la toilette de bébé. À douze mois au plus tard, quel que soit le système que vous aurez choisi, le coin à langer sera déjà trop petit. De plus, à neuf mois, un bébé gigote tant et tant qu'il a tôt fait de vous échapper des mains. Un conseil : changez-le sur votre lit ou, mieux encore, à même le sol vu que de toute façon c'est là qu'il risque d'atterrir… Pendant que j'y suis, j'aimerais vous rappeler que les nourrissons sont très doués pour quitter sans prévenir la table à langer ou le lit. C'est pourquoi *il ne faut jamais les quitter des yeux* même pour mettre leur couche dans la poubelle.

LA POUBELLE À COUCHES

Je sais bien que si vous devez faire des économies de bouts de chandelle, vous vous passerez sans problème d'un bac réservé aux couches de bébé. Cela dit, à mesure qu'il grandit, ses couches devenant plus toxiques, vous aurez des haut-le-cœur rien qu'à l'idée de les mettre dans la poubelle familiale. Vous rêverez alors d'un récipient hermétique capable d'emprisonner ces relents de couches pestilentielles (dans le genre des containers utilisés pour les déchets radioactifs). Croyez-moi, les changes des nourrissons sentent la rose comparés à ceux d'un bébé de onze mois qui se nourrit de spaghettis, de poulet, de petits pois et des boulettes qu'il a chipées dans la gamelle du chien pendant que vous aviez le dos tourné. Alors *munissez-vous d'un sangenic* qui enfermera les odeurs nauséabondes dans un sachet résistant parfumé (et que votre mari devra vider régulièrement).

LES BIBERONS

Que vous allaitiez ou non, il vous faudra acheter des biberons. (C'est toujours agréable d'y garder un peu de votre lait et de vous faire remplacer par votre mari, surtout en pleine nuit.) Procurez-vous-en six pour commencer. Vous serez surprise par le gain de temps si vous préparez tous les biberons du jour en une seule fois. Quant à savoir s'il faut acheter le modèle traditionnel, le modèle coudé ou le modèle fendu, je vous laisse seule juge.

En revanche, je serai catégorique en ce qui concerne les tétines, pour les avoir testées moi-même, comme une grande. Les foncées, les claires, en caoutchouc, en silicone... elles y sont toutes passées. Résultat des courses : les tétines claires ont meilleur goût que les foncées surtout après deux ou trois séjours dans le stérilisateur ou le lave-vaisselle, stade auquel les tétines foncées sentent le café moisi. Même chose pour leur forme. Le bout doit être légèrement plat et incurvé afin d'épouser le palais de bébé aussi parfaitement que le bout des seins lors de l'allaitement. Allez voir chez Aubert, Milton, Beaba, Remond, Tigex. À propos, j'ai soumis aux mêmes tests les sucettes ou « totottes », lesquelles obéissent aux mêmes lois. Achetez-en deux ou trois, ça peut toujours servir...

Au début, votre bébé ne buvant pas plus de 85 ml de lait en une tétée, les petits biberons de 90 ml feront largement l'affaire. Mais soyez prévoyante et munissez-vous dès à présent du grand modèle (240 ml) dont vous ne pourrez vous passer dans quelques mois.

Du biberon au stérilisateur, il n'y a qu'un pas. Faut-il oui ou non en acheter un ? Je dois avouer sans fierté qu'un seul de mes enfants a eu droit au stérilisateur (je ne vous dirai pas lequel car cela risquerait de créer des jalousies déjà bien exacerbées au sein de la famille). Enfin, bref, il me semblait suffisant de séparer les tétines de la bague de serrage en plastique (chose à ne pas oublier de faire), de les laver à l'eau bouillante et savonneuse puis de les finir au lave-vaisselle. Vous trouverez de charmants petits bacs à biberons allant dans la machine pour éviter que tout s'éparpille ou que les tétines finissent leur voyage à moitié fondues au fond de la machine.

Je sais par expérience que lorsque vous ouvrez votre lave-vaisselle juste après la fin du programme, la vapeur suffit à vous faire un nettoyage en profondeur de la peau. On est donc en droit de conclure qu'à l'intérieur les éléments sont bien stérilisés. Pourtant votre mère et votre belle-mère ne se gêneront pas pour vous dire que vous êtes la seule maman au monde à ne pas utiliser de stérilisateur. À la seule pensée que des particules de nourriture puissent se mêler aux biberons des nourrissons, certaines personnes ont le cœur soulevé. Laissez-moi vous dire une bonne chose : si votre mère se propose de vous en acheter un, tant mieux, mais dans la mesure où le lave-vaisselle semble débarrasser les biberons de tout germe, je ne vois pas pourquoi vous iriez dépenser votre argent inutilement. De plus, dès votre deuxième enfant, vous verrez votre souci d'hygiène s'estomper. (À propos, non, ce n'est pas l'aîné qui a eu droit au régime biberons stérilisés. Je vous ai bien eue.)

Variations en quatre actes : quand l'aîné fait tomber sa sucette par terre, vous la stérilisez avant de la lui redonner. Quand le deuxième fait tomber sa sucette par terre, vous la passez sous l'eau chaude. Quand le troisième fait tomber sa sucette par terre, vous la sucez une fois vous-même puis la lui redonnez. Et le quatrième, me demanderez-vous ? Eh bien, quand le quatrième fait tomber sa sucette par terre, personne ne le remarque et l'enfant doit ramper pour aller la récupérer dans la gueule du chien.

Autre domaine dans lequel votre souci d'hygiène s'estompera : le linge. Pour le premier, pas question de mélanger le linge de la famille et les vêtements de bébé ! Pas question non plus d'utiliser la même lessive ! Les suivants, quant à eux, peuvent s'estimer heureux si leurs affaires ne virent pas au violet quand elles sont par mégarde lavées avec la ceinture de karaté du grand frère. Mais revenons à nos stérilisateurs. Même si je les considère comme une option, je préfère les mentionner dans cette liste, eu égard aux mères plus minutieuses que moi.

LES SIÈGES POUR BÉBÉS

Gardant plusieurs semaines cette adorable position de chenille recroquevillée, les nouveau-nés ne sauraient s'asseoir dans une poussette. Alors si vous voulez les promener autrement que dans les bras, vous aurez besoin soit d'un landau, soit d'un porte-bébé. On trouve également ce que les magasins pour bébés appellent un moïse, véritable couffin tressé et recouvert de chintz. Bien que séduisant, je vous en déconseille l'achat. Trop encombrant, trop lourd et *inutilisable en voiture*.

Le gagnant incontesté du meilleur siège de bébé est le *maxi-cosi* qui se fixe dos à la route, à l'avant comme à l'arrière de la voiture, à l'aide de la ceinture de sécurité et qui se transforme ensuite en transat, en rocking et en portable. Vous pouvez même y rajouter un pare-soleil. Avec ce siège, finis les problèmes de transport ! De la voiture à la maison, de l'épicerie au cabinet du pédiatre, vous baladerez bébé sans le déranger…

J'en profite pour vous rappeler une des règles d'or de la maternité : *ne jamais réveiller un bébé*. C'est pourquoi, avant que bébé ne trône sur son siège, je vous invite vivement à vous entraîner. Installez et retirez le siège une bonne dizaine de fois.

Il existe également le combiné auto. Ce combiné associe lit-auto, landau et poussette avec une nacelle spacieuse qui se fixe sur un châssis pliable. La poussette dispose en plus d'un panier grande contenance. Quand on sait les tonnes d'affaires qu'on doit trimballer quand on part en balade, ce détail, croyez-moi, vaut son pesant d'or. C'est très pratique même en avion : vous roulez bébé jusqu'à la porte de l'appareil puis décrochez la nacelle du châssis pliable que vous donnez à l'hôtesse de l'air, pour qu'elle la mette dans la soute à bagages. De cette façon, que bébé ait sa place réservée comme un grand ou qu'il squatte votre propre fauteuil, vous aurez les mains libres et l'esprit léger. Bon d'accord, ce combiné n'est pas des plus esthétiques mais on ne peut pas toujours joindre l'utile à l'agréable.

Mes amies et moi sommes des inconditionnelles du porte-bébé ventral. Quel bonheur pour une mère d'avoir enfin les mains libres ! Ce n'est pas tout… Un petit coup d'œil en bas et hop, vous voilà rassurée sur le bien-être de bébé. Mieux encore, vous serez sûre qu'avec ses doigts venus d'on ne sait où aucun admirateur zélé ne viendra papouiller votre chérubin. Lequel, bien au chaud comme un croissant, à portée de votre voix et de votre cœur, se laissera bercer par vos mouvements, comme au bon vieux temps de la grossesse. Plus tard, quand il soutiendra sa tête correctement, vous pourrez passer au porte-bébé dorsal. Bébé découvrira alors le monde par-dessus votre épaule et vous œuvrerez pour la reconquête de votre silhouette d'antan. Vous pouvez tout aussi bien en acheter un double face dès le départ. À propos, dernier-né de la gamme : le Tikamac qui offre un portage ventral à l'horizontale, sur la hanche, en kangourou, ou un portage dans le dos.

Les landaus, ça peut toujours servir mais c'est loin d'être la panacée. Primo, ils sont hors de prix (comptez au minimum 300 euros). Secundo, au bout de six mois, bébé voudra changer d'horizon. Le ciel, les oiseaux, le ciel, les oiseaux (parfois une tête curieuse qui vient se pencher), ça va un moment… Il souhaitera regarder le monde droit dans les yeux et l'affronter de face. Vous aurez donc besoin d'une poussette. Mon conseil, optez pour une poussette-landau. Outre le fait qu'elle est économique, elle servira à plusieurs générations. Mais attention, réfléchissez bien avant de vous ruer sur le modèle léopard dernier cri. Là encore, consultez *Que choisir ?*

LE BAIN DE BÉBÉ

Je sais, je sais, vous pourrez très bien vous en sortir avec un gant de toilette et de l'eau tiède. Au début… où il vous faudra soigneusement laver chaque partie du corps de bébé et nettoyer tout particulièrement le nombril avec de l'alcool à 60° sur du coton ou un coton-tige. L'alcool désinfecte et accélère la cicatrisation. Votre garçon est circoncis ? Lavez le pénis avec précaution et appliquez une pommade antibactériologique. Dès que le nombril et le pénis de bébé seront cicatrisés, allez, hop, au bain !

Inutile de recourir à la baignoire familiale, sauf si vous êtes contorsionniste ou prête à prendre un bain avec bébé chaque fois. Non, ce qu'il vous faut, c'est une cuvette que vous disposerez sur une table pas trop basse. Je suis très sérieuse quand je dis qu'un nourrisson est une véritable savonnette (aussi maniable que du blanc d'œuf quand vous avez cassé la coquille). Pour vingt-cinq euros environ, vous pouvez faire l'achat d'une baignoire deux positions avec repose-tête et matelas antidérapant. C'est facile, c'est pas cher et c'est essentiel !

Pour le savon, c'est pareil. On n'utilise pas celui de toute la famille. Cela pourrait dessécher la peau de bébé et lui donner de l'urticaire. À la rigueur, soyons francs, à cet âge-là, on ne se salit pas vraiment et un bon coup de gant mouillé suffirait. Vous voulez faire mousser votre chérubin ? Ce ne sont pas les produits qui manquent. Faites votre choix.

Rien n'est plus doux, plus adorable et plus délicat que les fesses d'un bébé. Ce n'est pas vous qui me contredirez. Malheureusement, tout séjour, même bref, dans l'urine (ou pire) tend à irriter ce précieux trésor. Pour protéger bébé de ses impuretés, vous aurez besoin d'une pommade qui résiste aux liquides. En interrogeant vos amies et votre pédiatre, vous verrez que deux marques reviennent très souvent. Pourquoi hésiter ?

Le talc est-il nécessaire ? Il y a deux écoles. D'un côté, la sagesse populaire dit que la poudre est si fine que bébé risque de l'inhaler et de « plâtrer » ses poumons, si petits, si fragiles. Mieux vaut ne pas tenter le diable. Les spécialistes, de l'autre côté, prétendent que les poudres étant à base de farine de maïs, il n'y a plus aucun danger. Et pour les filles, Votre Honneur : « Est-il vraiment nécessaire de polluer tous ces coins et recoins, ces plis et ces fentes ? » Vous ne pouvez résister au subtil parfum du talc ? Cantonnez-vous au dos et au ventre de bébé.

D'autres éléments viendront s'ajouter à votre panoplie de bourreau. Le fin du fin en matière de torture, c'est l'aspirateur nasal utilisé pour déboucher le nez de bébé. L'enfant ne sachant pas se moucher, sa vie peut très vite devenir un véritable enfer. Mais super maman arrive pour sauver la situation en siphonnant le mucus obstructeur. Attention : les bébés ne peuvent tout simplement pas blairer cette opération, au demeurant très efficace.

Encore plus effroyable, du moins pour la mère : les ciseaux et les coupe-ongles (auxquels vous ne couperez pas). Fins comme du papier à cigarette, larges de trois millimètres tout au plus, et imprévisibles, les ongles de bébé doivent être taillés régulièrement. Il en va de la sécurité de votre enfant qui autrement risque de se griffer ou, comble de l'horreur, de se crever un œil. Un conseil : coupez-lui les ongles pendant son sommeil.

Vous n'aurez peut-être le temps que pour deux ou trois coups de ciseaux avant qu'il ne se réveille mais si vous réitérez l'opération à chacune de ses siestes, vous aurez terminé sa manucure en moins de vingt-quatre heures.

Ciseaux ou coupe-ongles ? Impossible de trancher vu que j'avais opté pour une troisième solution depuis ce jour terrible où manifestement le bout du doigt de mon fils était venu avec l'ongle. Je ne sais pas qui de lui ou de moi a hurlé le plus mais le fait est que je préférai par la suite lui couper les ongles avec mes dents. Mordillez-lui les ongles pendant la tétée ou le biberon, il n'y verra que du feu.

BÉBÉ EN BALADE

Quitter la maison avec un nouveau-né est une véritable expédition à côté de laquelle le débarquement de Normandie est un jeu d'enfant. Couches, vêtements de rechange, lingettes, biberons, couvertures, matelas à langer (au cas où vous devriez changer ce cher petit à l'improviste, dans des toilettes publiques par exemple), tétines (facultatives), chapeaux, crèmes, eau (si vous allaitez), sandwichs (si vous allaitez ou si votre appétit n'a pas diminué), hochets, peluches fétiches, et enfin mais non le moindre, Doliprane pour bébé. Tout cela doit normalement tenir dans le sacro-saint vanity-case. Mais, ras le bol de retrouver mes clés et mon portefeuille tachés de lait et de vomi (il n'y a pas plus coriace sur la planète) ! Ras le bol de trimballer ce vanity comme un prolongement de ma main, une sorte de prothèse existentielle ! C'est pourquoi, à mon troisième enfant, Dieu soit béni, j'ai opté pour le sac globe-trotter, une sorte de grand sac-valise à multiples rangements que vous pouvez porter sur l'épaule. Mieux encore, à mon quatrième, j'ai fait l'acquisition d'un sac à dos nursery, lequel vous libère les bras et vous redonne toute votre dignité, à condition, bien sûr, de ne pas en prendre un imprimé nounours sur fond bleu.

L'ARMOIRE À PHARMACIE DE BÉBÉ

Ce dont vous aurez besoin : du Doliprane pour bébé. « Avec presque rien, vous guérissez presque tout. » Pendant que vous y êtes, pensez à en prendre pour vous également (un mal de tête est si vite arrivé…). Surtout, rappelez-vous qu'*il ne faut jamais donner de médicaments à un enfant sans avis médical*.

THERMOMÈTRES POUR BÉBÉS

Pour être franche avec vous (comme si je ne l'avais pas été jusqu'à présent !), je n'ai jamais eu à prendre la température de mes enfants en bas âge. Aucune maladie ne me semblait sérieuse au point de devoir sonder les voies rectales de mes chérubins. De toute façon, quand ils ont de la fièvre, impossible de ne pas le remarquer ; ils se transforment en véritables bouillottes : le front, les joues, les mains, le ventre, le cou, tout devient brûlant. Je préférais donc la méthode empirique. Mes amies, quant à elles, plus intrépides, connaissaient la température de leur enfant à la décimale près. Les thermomètres ne sont pas chers et sont disponibles un peu partout. Vérifiez qu'ils portent bien la mention « usage rectal ». Autre tuyau : le thermomètre est un excellent remède contre la constipation. Quand vous enfoncez le thermomètre, c'est recta, le caca rebelle fait son apparition.

L'invention du siècle est sans conteste le thermomètre frontal qui, en deux secondes, vous affiche en gros caractères la température de bébé. Vous pouvez même l'utiliser quand le chérubin est endormi. C'est si amusant que vous ne vous lasserez pas de prendre et de reprendre la température de votre mari et la vôtre.

BÉBÉ ET SA VEILLEUSE

Tant que vous n'aurez pas ramené bébé à la maison et que vous n'aurez pas changé ses couches plusieurs fois en plein milieu de la nuit, vous ne comprendrez pas l'utilité d'un halogène, ou d'une bonne veilleuse. Chaque fois que vous allumez la lumière, non seulement vous réveillez bébé mais vous vous aveuglez. Je sais bien que changer un bébé n'a rien à voir avec un acte chirurgical (surtout maintenant que les épingles à nourrice ont disparu), mais il vous faudra un éclairage suffisant pour vérifier que vous tenez bébé dans le bon sens et que vous avez fait disparaître toutes les traces du délit fécal avant de lui remettre une couche propre. Inutile de déboutonner les quarante-huit boutons-pressions du dors-bien. Trois ou quatre suffiront. Vous aurez d'autres occasions pour montrer votre savoir-faire.

Par ailleurs, une douce lumière crée une atmosphère apaisante lors des tétées ou des biberons. Bien au chaud, dans le creux de vos bras, bébé écoute les battements de votre cœur tout en savourant cette pénombre utérine. Il ne vous regardera pas systématiquement mais je peux vous garantir que vous ne le quitterez pas des yeux et serez ivre de bonheur en contemplant cette huitième merveille du monde.

À L'ÉCOUTE DE BÉBÉ

Grande est la tentation de garder en permanence bébé près de soi, ou dans les bras. Jusqu'au moment où l'on s'aperçoit qu'un nourrisson endormi est un cadeau du ciel. Vous pouvez alors en profiter pour faire les choses les plus folles comme prendre un bain, piquer un petit roupillon ou encore mettre les assiettes sales dans le lave-vaisselle. Munie d'un babyphone, vous pourrez vous affairer sans perdre une seule respiration, un seul soupir de votre enfant. Simple comme bonjour. Placez l'émetteur près de bébé et gardez le récepteur à portée. Ces appareils sont très sensibles et détectent le moindre souffle.

Les meilleures marques coûtent entre trente et deux cents euros et sont à l'épreuve des chutes. J'utilise encore le babyphone acheté il y a sept ans pour espionner mes enfants dans leurs chambres et je compte bien m'en servir encore longtemps. (C'est fou comme leurs petits secrets deviennent plus dangereux et plus intéressants avec l'âge : « Et si on allait dans la chambre de maman, on pourrait faire une corde avec ses collants et sortir par la fenêtre comme Tarzan. ») Si vous les habituez au babyphone dès la naissance, ils ne penseront pas à le couper avant de comploter derrière votre dos par la suite.

LE TIRE-LAIT

Si vous pensez avoir atteint le comble de l'horreur en matière de formes et de déformations, attendez d'avoir des montées de lait… Quand les seins sont sur le point d'exploser, on dit qu'ils sont engorgés, ce qui est aussi effrayant à entendre qu'à voir, et très gênant. Vous allaitez ? La seule solution est de tirer du lait. Les femmes qui n'allaitent pas doivent quant à elles attendre patiemment que le corps ait enfin compris que l'usine à lait est fermée pour cause de faillite. Bon nombre de médecins font une piqûre qui accélère cette compréhension.

En général, un bébé ne se fait pas prier pour siphonner votre excédent de lait. Il arrive pourtant que ce chérubin n'ait pas très faim ou qu'il ne soit pas encore décidé à se réveiller pour la tétée. Il peut arriver aussi que vos seins soient si congestionnés que l'enfant a du mal à sucer les mamelons. C'est pourquoi je vous recommande le tire-lait, très utile pour la traite (au sens bovin du terme). Cela vous répugne peut-être, mais Dieu que vous serez contente de l'avoir, ce tire-lait ! Non seulement vous soulagerez votre poitrine et aiderez votre enfant à mieux téter sans s'étouffer mais vous pourrez aussi joindre l'utile à l'agréable en puisant et repuisant dans vos cuves pour stimuler la lactation. Pourquoi stimuler la lactation ? Pour remplir des biberons avec votre propre lait et *confier la charge de nourrir l'enfant à quelqu'un d'autre* tandis que vous vous reposerez, vous épilerez les jambes, pour la première fois depuis un mois. Du lait stocké en biberons, voilà de quoi faire rêver toutes les mères. Plus la production sera grande, plus vous aurez de temps pour vous occuper de vous.

Les tire-lait, il en existe de toutes les tailles et de toutes les formes. Leur gamme varie de la grande seringue à la machine électrique capable de vider deux seins en moins de deux minutes. Je ne pense pas que vous soyez prête à investir tout votre capital dans une machine à traire le lait maternel, machine que vous utiliserez quelques mois tout au plus. Les sages-femmes et spécialistes laitiers ont eu une idée de génie : la location. Je vous conseille cette solution. Certes cela vous fera bizarre de voir vos seins se faire happer par ces coupes à succion, mais cette machine est à l'épreuve des moins douées d'entre nous. Comparées aux tire-lait à main, ces machines électriques sont simples comme bonjour à utiliser. C'est moi qui vous le dis, moi qui n'ai jamais réussi à extraire la moindre goutte de lait avec les anciens tire-lait. Dieu sait que j'ai pourtant essayé !... (La seule difficulté : assembler les tuyaux reliant la pompe aux biberons. Demandez au loueur de vous faire une petite démonstration avant que vous ne rapportiez gaiement l'appareil chez vous.)

LES COUCHES

Allons, allons, pas de mauvaise volonté ! Vous savez que vous devrez mettre des couches à votre enfant. Vous êtes cependant loin d'imaginer tout l'arsenal dont vous aurez besoin les premiers jours. Voyez plutôt : vous nourrirez bébé à peu près toutes les trois ou quatre heures. Avant chaque repas, dès que bébé se réveillera, vous devrez le changer. (Et d'un.) Il y a de fortes chances pour qu'au cours de ce même repas vous entendiez de petits bruits suspects en provenance de la couche qui vous feront penser que l'opération est à réitérer d'urgence. (Et de deux.) Sans parler des fois où c'est vous qui, bizarrement, voudrez vérifier que bébé est bien au sec. Résultat, c'est dix à douze couches que vous utiliserez par jour. Pas question de filer au supermarché, le gamin sous le bras, pour acheter des couches deux ou trois jours après votre retour de clinique ! Faites-en une provision, peu importent la coupe et la couleur ; il suffit de choisir la bonne taille. À mesure, vous verrez les couches se diversifier : roses avec des petits lapins blancs pour les filles et bleues avec des petites voitures pour les garçons. Je peux vous assurer que pour rien au monde vous n'accepterez de mettre des couches roses à votre fils. C'est ridicule, je le sais bien, mais c'est en vain que les psychiatres se sont penchés sur ce problème de société. Dernière chose : doit-on prendre des couches jetables ou lavables ? Le choix vous appartient.

LES TOILETTES DE BÉBÉ

Ce n'est pas la qualité qui compte, c'est la quantité. Les premières semaines, bébé n'aurait besoin en tout et pour tout que d'une brassière, d'une couche, de chaussettes ou de chaussons et d'une bonne couverture maille polaire ou nid d'ange. Je sais que vous ne vous contenterez pas de cela. En fait, aucune de nous n'a jamais pu résister au plaisir de rajouter un chapeau rigolo, un pyjama de velours et des chaussures prétendument de marche.

Commençons donc par l'essentiel. La provision de couches ayant déjà été mentionnée, passons à l'étape suivante : les brassières. En comptant trois changes par jour, six devraient suffire au début. La brassière, c'est la « base vestimentaire » du nouveau-né. « Jamais sans ma brassière », telle est la devise du chérubin. Assurez-vous qu'elles soient douces et absorbantes mais n'allez pas vous ruiner en achetant des brassières de marque car en moins de temps qu'il ne faut pour le dire, elles seront déjà trop petites. De plus, contrairement aux autres vêtements que l'on peut prêter à d'autres nourrissons ou garder pour le deuxième, les brassières doivent être jetées. (Quand je vous disais qu'il n'y a pas plus coriace que le lait et le vomi sur terre…)

Au premier abord, les pieds de bébé paraissent si petits et si fins qu'il est difficile d'imaginer des vêtements à leur taille. Cherchez pas, il n'y en a pas. Mais nous nous obstinons tout de même à leur mettre des chaussettes que nous passons notre temps à ramasser et à remettre en place. Moins salissantes que les brassières, vous les changerez et les laverez moins souvent (à condition que bébé ne piétine pas sa couche systématiquement). Trois ou quatre paires feront l'affaire. Toutefois, en raison de leur taille minuscule, ces chaussettes ont tendance à s'égarer. Pas de problème : achetez-les de la même couleur, vous vous y retrouverez, quel que soit le nombre de disparues.

Élue à l'unanimité, la gigoteuse, également appelée turbulette. Impossible pour bébé de se découvrir et de prendre froid. Autre avantage, la gigoteuse capture les chaussettes en cavale. Réservez-vous le plaisir des pyjamas et des dors-bien pour plus tard.

Le dernier paragraphe consacré aux vêtements me servira de couverture, élément indispensable à bébé les deux premiers mois. Il en existe de deux genres, selon l'usage qu'on en fait. Deux écoles : certaines prétendent que la couverture est purement ornementale ; d'autres qu'elle sert à tenir bébé au chaud. À vous de voir.

DIVERS

Les magasins spécialisés seront l'une de vos destinations préférées à vous et votre bébé. En ce qui vous concerne, vous avez fait le stock avant la naissance. Vous êtes condamnée à porter vos vêtements XXL pendant quelque temps encore. Une fois le trousseau de bébé et le vôtre achetés, libre à vous de dépenser ou d'improviser selon votre bon plaisir et votre porte-monnaie, et d'acheter ces bottines roses qui vous font rêver. Amusez-vous et essayez tout le magasin si cela vous fait plaisir (et si votre porte-monnaie n'est pas en réanimation). De notre côté, mes amies et moi aurons rempli notre devoir et vous aurons préparée comme il se doit. La balle est dans votre camp. À vous de jouer.

15

LES CONTRACTIONS
(ENFIN !)

« Comment saurai-je que le travail est commencé ? »
« Est-ce que cela fait mal ? » Telles seront les questions que vous vous poserez en fin de grossesse. Pour
répondre à la deuxième, oui, ça fait mal, bien qu'au
début ce soit encore supportable. Plus important dans
l'immédiat est de savoir si vous allez avoir vos contractions ou si vous les avez déjà.

Voici quelques repères pour vous y retrouver :

HOME SWEET HOME

Un ou deux jours avant les contractions, vous ressentirez le besoin de ranger votre maison de la cave
au grenier, de dégeler le frigo ou de classer vos CD
par ordre alphabétique. Rien à voir avec ces instants
de panique ménagère qui vous saisissent lorsque votre
mère débarque à l'improviste, ou lorsque votre frère et
sa nouvelle femme viennent passer le week-end chez
vous et que vous essayez en urgence de réinstaller le
dévidoir de papier-toilette. Non, je veux parler de ces
crises de nettoyage effréné où vous utiliserez la brosse
à dents de votre mari pour racler le tuyau reliant le

siège des toilettes au mur, où vous traquerez le moindre acarien en passant coins et recoins à l'eau de Javel, où vous refuserez de dormir une nuit de plus dans une maison dont les plinthes n'ont pas été repeintes. La nature fait bien les choses, non ? Tout sera fin prêt pour la venue du nouveau-né.

Une semaine après la date présumée de son accouchement (ce qui, entre nous, n'est qu'une pure vue de l'esprit), mon amie Lydie s'est mise à jouer les équilibristes sur une échelle de deux mètres pour chasser à grands coups d'éponge la poussière du haut de son armoire. La fille de Lydie a aujourd'hui sept ans et le haut de l'armoire n'a pas revu l'ombre d'une éponge depuis. Vous voyez, ce n'est pas de la rigolade. Sa mère, qui l'a découverte dans cette posture, a tenté de la ramener à la raison, un peu comme on essaie de calmer une personne sur le toit d'un immeuble qui menace de se jeter dans le vide : « Tu n'as rien de mieux à faire, ma chérie ? » « Descends, je vais le faire à ta place. » En vain. Lydie continua, à mille lieues de réaliser combien son comportement pouvait paraître bizarre.

Mon amie Sandra, quant à elle, s'est mise à cuisiner, expliquant calmement et judicieusement à qui voulait l'entendre qu'elle préparait juste quelques plats à son mari, lequel n'aurait qu'à les réchauffer au micro-ondes pendant qu'elle serait à l'hôpital. C'est pas bête. Mais les choses n'ont pas tardé à se gâter. Fatiguée des ragoûts, et souhaitant varier les plaisirs, elle s'initia à l'art culinaire chinois puis commença à griller tout ce qui lui tombait sous la main et n'hésitait pas pour cela à faire le pied de grue à côté du barbecue avec un parapluie. Elle avait mitonné tant de ragoûts que son congélateur a fini par déborder et elle dut squatter celui de la voisine. Sandra partit à la clinique, accoucha et revint chez elle sans que son mari ait eu à ouvrir une seule boîte de cassoulet. Six heures après la naissance de sa fille, pour fêter l'événement, elle faisait des crêpes à ses parents et à ses beaux-parents. (Bon d'accord, Sandra n'est peut-être pas le meilleur exemple.)

Quant à moi, bien décidée à éliminer le moindre grain de poussière, j'avais acheté toutes sortes d'ustensiles pour brosser, essuyer, balayer, aspirer, filtrer. La nuit suivante, je me suis réveillée en sursaut, l'angoisse au ventre : la poussière que j'avais ôtée des volets et des rebords de fenêtres avait dû atterrir sur la moquette… C'est à peine si mon mari ne dut pas m'assommer pour m'empêcher de déchirer toute la surface moquettée de la maison.

Mon amie Julienne, de son côté, eut des symptômes plus artistiques que domestiques (de toute façon, elle avait une aide ménagère pour tous les petits tracas matériels). Elle commença à classer ses photos et à mettre à jour les albums de ses deux premiers enfants. À propos, ne vous laissez pas avoir par ces albums de bébé. Très vite, ils deviennent un fourre-tout où vous gardez ordonnances, articles de magazine et autres documents inclassés et inclassables. Sans compter les remords que vous aurez de ne pas l'avoir tenu régulièrement.

Mais pour en revenir à Julienne, elle passait son temps, assise par terre, des photos éparpillées tout autour d'elle, une bosse grosse comme la planète sur les genoux, à essayer de mettre de l'ordre dans ce chaos maternel. Son mari, compréhensif, et inquiet, assista plusieurs fois à cette scène sans oser lui suggérer de profiter autrement de son temps, en se reposant par exemple. Pas question, Julienne avait une mission à remplir et était prête à passer au goudron et aux plumes toute personne osant se mettre en travers de son chemin. Vous savez quoi ? À peine eut-elle posé la dernière photo dans le dernier album qu'elle entendit un petit bruit (plop) : elle venait de perdre les eaux. C'est ce qu'on appelle de la synchronisation !

RAS-LE-BOL GÉNÉRAL

Autre signe que vous êtes au bout du voyage : une rogne persistante et croissante. Je sais, je sais, on dit que les femmes enceintes sont constamment de mauvaise humeur. Mais là, vous aurez bien des raisons d'être un peu plus en rogne. Primo, vous ne dormirez pas, ou pas bien. Secundo, vous en aurez plein le dos de jouer les cobayes humains. Tertio, vous sentirez pertinemment qu'il n'y a aucun moyen d'échapper à l'accouchement et que votre enfant est deux fois plus facile à surveiller dedans que dehors.

L'œil expert peut toutefois faire la différence et dire si madame est sur le point d'exploser. À ce stade, la femme est comme un volcan : elle est aussi large qu'une montagne mais rien ne vous indique qu'elle est en sommeil, ou qu'elle bouillonne déjà. Mais grâce à son intuition, la maman sent venir le moment où le bouchon du cratère va sauter et où va se répandre le magma.

À mesure que ce fameux jour où elles vont accomplir la plus importante tâche de leur vie se rapproche, beaucoup de femmes se détournent de la vie quotidienne. Elles souffrent de ce que j'appelle le syndrome de l'« étrange étrangeté » : elles traversent leur univers familier sans lui prêter la moindre attention et lui accorder le moindre regard. Des blagues susceptibles de les faire rire les irritent et les agacent. Elles en ont marre d'être enceintes. Tout ce qu'elles veulent, c'est que cet accouchement tant redouté arrive vite et qu'on n'en parle plus. Que les amis et les maris se méfient, il ne faut ni les contrarier ni se trouver sur leur chemin à cette période. Sinon, gare !...

Prenons le cas de Julie, une amie manucure connue pour sa bonne humeur et sa joie de vivre. Pas une plainte, jamais de jérémiades. Elle avait des nausées ? – Et alors ! Des brûlures d'estomac ? – Qu'à cela ne tienne ! Quant aux hémorroïdes, rien à signaler. Puis vint le temps des trois dernières semaines de grossesse. Du jour au lendemain, elle se comporta en une véritable inconnue qui venait travailler et qui passait ses journées les yeux rivés sur les doigts dont elle s'occupait. Elle mettait tant de ferveur à limer les ongles de ses clientes que chaque coup de lime semblait autant de pas vers la délivrance. Elle avait une tâche de première importance à accomplir et rien ni personne ne pouvait la ramener à notre monde banal et insignifiant.

BÉBÉ PART À LA RENVERSE

Plus inquiétant à dire qu'à faire ! C'est à peine si vous vous en rendrez compte. En fait, vous aurez un jour l'impression que bébé se trouve plus bas que d'habitude. Il sera sur la ligne de départ, tête en bas, prêt à sortir, et votre utérus le maintiendra en place. Ce phénomène ne vaut que pour les premières grossesses ; par la suite, vos muscles abdominaux, ayant déjà pris le pli, « renverseront » bébé dès que celui-ci commencera à peser. On appelle cette phase l'engagement (je ne trouve pas cela très engageant, mais bon…).

À l'instar de bien des éléments ayant trait à la grossesse, l'engagement est une bonne et une mauvaise nouvelle. La bonne nouvelle, c'est que vos poumons vont à nouveau pouvoir respirer en toute tranquillité. La mauvaise nouvelle, c'est que le bien-être de vos poumons va se faire au détriment de votre vessie et de votre estomac. Dorénavant, cinq ou six bouchées, et hop, terminé le repas ! Rien de dramatique, me direz-vous. Par contre, votre vessie sera continuellement sous pression : vous aurez l'impression de toujours avoir envie d'uriner et sentirez deux ou trois gouttes mouiller votre culotte quand vous vous assoirez pour soulager vos jambes.

DIARRHÉE

La veille de leur accouchement, certaines de mes amies ont ressenti quelques tiraillements dans le bas-ventre et ont souffert de diarrhée. Difficile, je vous l'accorde, de distinguer les crampes diarrhéiques des contractions. À bien y réfléchir, il n'y a peut-être aucune différence entre les deux. C'est pourquoi il faut être particulièrement à l'écoute de ce ventre foireux durant le troisième trimestre de la grossesse. Comme vous, vos intestins voudront faire place nette autour d'eux. Juste avant que les contractions ne débutent ou peu de temps après qu'elles ont commencé, ils essaieront d'expulser la nourriture que vous avez ingérée les dernières vingt-quatre heures. Si cela vous arrive, bénissez le ciel, car cette évacuation signifie, d'une part, que vous êtes en pleine forme et, d'autre part, qu'il y aura moins de dégât fécal sur la table de travail quand vous pousserez. Récemment encore on faisait un lavement aux femmes sur le point d'accoucher. Maintenant la sagesse déclare qu'un peu de caca n'a jamais tué personne.

LE BOUCHON MUQUEUX

Comme son nom l'indique, le bouchon muqueux est une sorte de grosse glaire gélatineuse et sanguinolente qui obstrue le col et protège l'embryon des germes qui pourraient venir de l'extérieur. Pendant l'effacement et la dilatation de ce col, le bouchon devient trop petit pour l'ouverture et il tombe. Je n'oublierai jamais le jour où Laurène a découvert son bouchon muqueux dans la cuvette des toilettes. « Viens voir ce truc », me cria-t-elle en pointant la cuvette, l'air effrayé. Moi qui n'avais jamais eu d'enfant et qui n'avais jamais rien vu de plus répugnant suis littéralement restée clouée sur place, accrochée à son bras car je savais que l'une de nous allait s'évanouir.

Il y a deux choses à savoir quand on perd le bouchon muqueux. La première, c'est que les vraies contractions ne vont pas tarder. Je n'ai pas dit qu'elles vont arriver tout de suite ; le temps varie d'une personne à une autre. Beaucoup de mes amies n'ont commencé véritablement leur travail que deux jours après. La deuxième chose à savoir (enfin une bonne nouvelle !) : ça ne vous fera pas mal et comme en plus le bouchon a tendance à tomber tandis que vous êtes aux toilettes, ça ne salira même pas votre maison. J'allais oublier, les femmes ne s'en rendent pas toutes compte. J'ai eu beau inspecter la cuvette après chacun de mes passages, je n'ai jamais rien trouvé.

VOUS PERDEZ LES EAUX

Si les femmes savent qu'elles vont perdre leurs eaux, peu d'entre elles savent exactement quelle réalité recouvre cette expression. La poche dans laquelle baignent le bébé et le placenta se perce sous l'effet des contractions utérines ou sous la pression de la tête de l'enfant sur la membrane. Soit cette membrane se déchire : c'est alors les chutes du Niagara et vous inondez le lieu où vous vous trouvez. Soit elle se fissure : vous sentez juste un petit filet d'eau vous glisser le long des jambes. Quoi qu'il en soit, vous aurez l'impression de faire pipi sans pouvoir vous contrôler.

Vous avez alors l'impression que le flot est intarissable. Bravo, il l'est effectivement. Votre corps renouvelle le liquide amniotique à un rythme incroyable. Il ne faudrait pas que bébé se déshydrate et se racornisse, ou, plus important, qu'une infection survienne. Voilà pourquoi vous dégoulinerez comme ça des heures et des heures.

Dans la mesure où la moitié des femmes perdent leurs eaux chez elles, je vous conseille de vous faire à l'idée qu'il en sera de même pour vous. Vous pouvez par exemple mettre une épaisse alèse ou un drap en plastique pour protéger votre lit. En effet, il y a fort à parier que vous perdrez abondamment les eaux quand vous serez allongée car, dans cette position, bébé quitte le col et vient se délasser sur votre colonne vertébrale ou sur votre côté. Puis quand vous vous lèverez, le flot s'arrêtera ou se réduira car la tête de l'enfant viendra se repositionner contre le col et fera office de bonde. Laissez-moi vous donner un autre conseil : portez une serviette périodique pendant les dernières semaines de votre grossesse. Une serviette, même hyper-maxi absorbante, ne suffira certes pas à éponger toute cette eau, mais elle vous laissera le temps de vous retourner, d'abandonner précipitamment vos courses et de filer aux toilettes.

Souvenez-vous :

1. C'est indolore !
2. Appelez votre médecin et tenez-vous prête à rejoindre la clinique. Ce phénomène ne s'arrêtera qu'avec la naissance de l'enfant. On peut très bien vivre avec une membrane percée mais si vous avez dépassé ou êtes sur le point d'atteindre la date présumée de votre accouchement, votre médecin ne vous laissera certainement pas déambuler comme ça plus longtemps.

DILATATION ET EFFACEMENT

Une fois que vous aurez accouché, ces deux mots n'auront plus aucun secret pour vous mais en attendant, laissez-moi vous expliquer ce qu'ils signifient. La dilatation est sans doute la phase la plus importante. Elle sert à ouvrir le col de l'utérus, petit tunnel en forme de cylindre reliant l'utérus au vagin. L'effacement, lui, est le processus au cours duquel ce tunnel se raccourcit. Tant et si bien qu'au moment de pousser, le col n'est plus qu'une sorte de membrane dilatée de façon à laisser passer la tête du bébé. À deux centimètres de dilatation, votre enfant ne risque pas de s'échapper, croyez-moi. Il faut attendre dix à onze centimètres de dilatation pour que bébé puisse faire son entrée (ou plutôt sa sortie). Armez-vous de patience. Le col se dilatant à raison de un centimètre par heure, bravo, vous avez deviné, il vous faudra attendre huit à dix heures avant l'ouverture totale des portes.

LES CONTRACTIONS

Le problème, avec les contractions, c'est qu'il en existe de toutes formes et de toutes intensités. Je dirais que neuf femmes sur dix n'ont aucune idée de ce qui les attend à ce stade de la partie. « Ça y est, c'est commencé ? » Quoi qu'il en soit, si vous pensez avoir vos premières contractions, surtout, pas de panique. Il est rare qu'un premier enfant sorte comme ça sans plus de formalités au bout de dix minutes. Inutile par conséquent d'appeler le s.a.m.u. Mais il ne faudrait pas non plus souffrir le martyre sans réagir. Si vous sentez quelque chose d'anormal, décrochez le téléphone et appelez votre médecin, peu importe si vous venez juste de le quitter. Les médecins aiment qu'on les sollicite ; ça leur prouve la confiance qu'on leur porte.

LE MYTHE DES FAUSSES CONTRACTIONS

Le moment me semble tout indiqué pour parler des fausses contractions. Le plus rassurant dans cette histoire, c'est que les fausses contractions sont bel et bien un mythe, du flan pour nous faire croire une fois de plus que nous sommes ignares et impuissantes lorsque nous sommes enceintes. Mais il n'y a pas à tortiller, vraies ou fausses, les contractions sont des contractions et préparent à l'accouchement. La différence : certaines précèdent davantage l'accouchement que d'autres. C'est pourquoi, si vous sentez des contractions, n'hésitez pas à vous rendre à l'hôpital, quitte à vous faire renvoyer chez vous. Vous ne seriez pas la première à qui cela arrive. Les contractions ne sont pas encore assez efficaces pour effacer et dilater votre col, c'est tout, et vous avez encore quelques heures, voire quelques jours devant vous. Dans ce domaine, il vaut mieux prévenir que guérir, vous n'êtes pas d'accord avec moi ?

C'est moi qui ai conduit mon amie Sandra chez son médecin quand elle a accouché de son deuxième enfant. On avait mis le turbo car elle avait de fortes contractions. Ce n'était pas une débutante, elle savait de quoi elle parlait. Eh bien, une demi-heure plus tard, on était de retour à la maison. Fausse alerte. Une semaine plus tard, rebelote ! Mais cette fois, les contractions étant plus régulières et plus douloureuses, on est directement allées à l'hôpital sans passer par la case docteur. Vous me croirez si vous le voulez, mais le col n'était toujours pas ouvert. Sandra, qui en avait assez de souffrir, refusa de quitter l'hôpital et déclara qu'elle ne partirait pas sans un bébé sous le bras.

En fait, sachez que les contractions de l'utérus commencent dès le moment où l'ovule est fécondé mais ne sont perceptibles que vers le milieu ou la fin de la grossesse. Les contractions qui n'ouvrent pas le col sont appelées « fausses contractions ». Dieu les a créées pour nous mettre dans l'ambiance de l'accouchement très rapidement. Vers la fin de la grossesse, l'utérus se contracte souvent et de plus en plus intensément. Le ventre parfois se durcit tant qu'on dirait une peau de tambour tendue. Ces fausses contractions ne sont pas douloureuses comparées aux vraies mais les femmes qui en ont eu beaucoup s'accorderont pour vous dire qu'elles ne sont pas non plus une partie de plaisir. Vous n'aurez peut-être pas l'impression que quelqu'un vous poignarde dans le ventre, mais vous aurez le souffle coupé et devrez soit vous asseoir, soit vous accrocher aux murs. À propos, c'est exactement ce que vous ressentirez au début de l'accouchement. Vous voyez, difficile de ne pas se tromper.

Il se peut que vous ressentiez de petits tiraillements la veille de votre accouchement, un peu comme quand vous allez avoir vos règles (les règles, vous vous souvenez ?). Dans ce cas, une petite promenade serait tout indiquée ou, si vous n'avez pas envie de marcher, sachez qu'une petite sieste fera aussi bien l'affaire. En fait, la plupart des femmes ont des contractions irrégulières un ou deux jours avant le début du travail proprement dit. Et si la douleur ne suffit pas à justifier une virée à l'hôpital, elle suffit à vous empêcher de dormir. Votre médecin vous prescrira alors un sédatif ou un somnifère pour que vous puissiez prendre du repos avant le round final.

Un conseil, mangez un morceau avant de partir pour l'hôpital car là-bas on ne vous servira ni poulet rôti ni steak frites tant que bébé ne sera pas né. Leur menu serait plutôt boulettes de viande caoutchouteuses et épinards en latex. Manger ne sera peut-être pas votre première préoccupation, mais une petite soupe vous fera le plus grand bien.

LA CÉSARIENNE

Autre signe que l'accouchement n'est pas loin, la date prévue pour votre césarienne. Vous et votre médecin vous êtes mis d'accord : vous entrerez à la clinique, calme et détendue, et lui se chargera d'inciser votre pubis pour extraire votre enfant. Pourquoi recourir à la césarienne ? Les raisons médicales sont diverses : présentation par le siège, placenta praevia (ne me demandez pas ce que c'est), grossesse multiple. Il existe des femmes qui choisissent la césarienne pour garder la tonicité et la vigueur de leur muscle vaginal d'adolescente. Leur médecin trouve alors une raison médicale pour satisfaire la sécurité sociale. Ma conscience m'oblige à vous énumérer les avantages d'une naissance par voies naturelles. Le liquide se trouvant dans les poumons du bébé est mieux expulsé, vous ne subirez qu'une anesthésie locale (si tant est que ce soit un avantage), vous serez plus vite sur pied. La césarienne n'en reste pas moins sans danger et la période de convalescence étonnamment courte.

Quoi qu'il en soit, rappelez-vous qu'il n'y a pas d'accouchement première classe ou deuxième classe. Voies naturelles ou césarienne, pas de quoi pavoiser ou de vous sous-estimer.

Moi qui ai testé les deux, j'avoue n'avoir aucune préférence. Un bébé fort et en bonne santé, c'est tout ce que je voulais, peu importe le moyen de l'obtenir. En fait, pour le quatrième, j'ai supplié mon médecin de m'accoucher par césarienne. En effet, je craignais que mon utérus ne s'élargisse encore. C'est bien simple, mon mari aurait pu faire des tyroliennes et entendre l'écho s'y propager. Quelle ne fut pas ma déception quand j'appris que c'est le premier accouchement qui est responsable de la majorité des dégâts. La mort dans l'âme, j'acceptai de rouvrir le tunnel à condition que l'on me recouse au millimètre près.

LE TRAVAIL EST COMMENCÉ.
C'EST QUOI LA SUITE DU PROGRAMME ?

Les ouvrages de vulgarisation vous diront tous que ce n'est pas la peine de vous ruer à l'hôpital où vous serez mise sous perfusion, sans rien à manger ni à boire. Vous y apprendrez également qu'on vous oblige à vous allonger dès votre arrivée. Je tiens quand même à vous signaler que jamais on ne m'a forcée à m'allonger, du moins pas avant le moment de la péridurale. Quel soulagement...

Libre à vous de décider avec l'accord de votre médecin de poursuivre le travail chez vous. Personnellement, je préfère l'ambiance de la maternité avec ses jeunes mères, ses posters sur les murs, ses pouponnières pleines à craquer, ses équipes médicales prêtes à intervenir. C'est là et nulle part ailleurs que j'accepte de « travailler », peu importe le nombre d'heures qu'il me reste à attendre. À vous de choisir : faire les cent pas chez vous ou à l'hôpital. L'avantage de ce dernier, c'est que vous ne vous sentirez pas obligée de vider le lave-vaisselle ou de faire les lits en attendant et que vous serez déjà sur place au moment crucial.

16

EN ROUTE VERS LA MATERNITÉ

Ça y est ! Tout porte à croire que bébé est en chemin et qu'il est temps pour vous de gagner la maternité (ou tout autre établissement de votre choix). Croyez-moi, vous connaîtrez à cet instant plus de joie, de peur et d'appréhension que n'importe quel astronaute sur le point de rentrer dans l'hyperespace. Vous n'avez pas encore décollé, mais ça ne saurait tarder. Ce grand moment que vous attendez depuis neuf (dix) mois et pour lequel vous avez œuvré corps et âme est sur le point de devenir réalité. La grande aventure va commencer (que vous en soyez à votre premier enfant ou à votre troisième).

Un conseil aux astronautes et aux femmes qui vont accoucher : prenez une douche avant le décollage. Vous n'en aurez pas l'occasion de sitôt. Et s'il vous reste un peu de force et de temps, faites-vous un shampooing et rasez-vous les aisselles.

Les deux règles d'or sont :

1. Ne prenez pas de douche si vous êtes seule, vous aurez peut-être besoin d'aide pour vous sortir de là.
2. Ne prenez pas de bain si vous pensez avoir perdu les eaux. Vous risqueriez une infection et si sortir de la douche avec des contractions relève de l'exploit, essayez de vous hisser hors de la baignoire pour voir...

EN VOITURE !

Cette idée ne vous a peut-être jamais effleurée mais je tiens tout de même à vous prévenir : *ne prenez pas le volant*. Ce n'est pas parce que vos contractions sont supportables et que vous vous sentez bien que vous pourrez vous « voiturer » à bon port. Rien n'est plus instable et imprévisible qu'une contraction. Sous aucun prétexte, vous ne devrez jouer les chauffeurs. Vous savez ce que c'est, on croit avoir la situation bien en main, et patatras. Un peu comme avec les gens qui ont bu et qui insistent pour conduire. Si votre mari n'est pas là, téléphonez à une amie, à une voisine ou appelez un taxi ou encore le s.a.m.u.

Qu'il y a loin de la maison à l'hôpital ! Bien qu'on ait tout prévu pour le jour de l'accouchement (les affaires, les exercices respiratoires, j'en passe et des meilleures), une fois sur le siège de la voiture, souffrant mille maux, on se rend compte qu'on a négligé un petit détail : le trajet, lequel peut se révéler aussi confortable qu'un rodéo et aussi calme qu'un tour sur les montagnes russes.

Pour commencer, la position assise n'est pas la meilleure position à adopter en cas de contractions. Reculez et inclinez au maximum le siège passager ou installez-vous sur le siège arrière où vous pourrez vous affaler en toute liberté. Essayez tout de même d'attacher votre ceinture. Cela vous évitera de valdinguer à chaque coup de frein brusque de votre chauffeur quelque peu nerveux. Par ailleurs, vous n'êtes pas sortie indemne de neuf (dix) mois de grossesse pour vous blesser à ce stade de la partie.

Comme la princesse gênée par le petit pois sous son matelas, vous sentirez les moindres défauts de la route, et le moindre gravillon vous fera bondir. Irritable et irritée, vous en viendrez à maudire les ponts et chaussées, entre deux jurons destinés à votre cher mari lequel, penserez-vous, conduit comme un sauvage, et est coupable de vous avoir mise dans ce pétrin. Pour éviter ce branle-bas de combat, pensez à apporter avec vous autant d'oreillers que vous trouverez. Non seulement ils vous serviront de pare-chocs pendant la petite virée en voiture, mais ils seront également là pour vous donner un peu de douceur par la suite. (C'est mieux que ce polyuréthane qu'ils mettent sur les lits d'hôpital.) Un oreiller sous la tête, un deuxième entre vos jambes, essayez de dormir sur le côté gauche, le côté officiel, mais dans la situation où vous êtes, n'importe quel côté fera l'affaire.

Allumez la radio dont la musique ou les voix vous rassureront et vous feront oublier un moment vos douleurs. Et puis comme ça, vous ne serez pas obligée de faire la conversation à votre mari qui sera aussi nerveux que vous. De toute façon, les médecins vous le diront : quand une « vraie » contraction vous submergera, la seule chose que vous serez en mesure de faire, c'est émettre des petits sons aigus et des grognements de douleur. Alors, abandonnez toute velléité de débat. Une fois la contraction passée, vous reprendrez votre logorrhée geignarde. Une conversation ponctuée de contractions, voilà tout ce que vous pourrez offrir à votre chauffeur. Si la radio vous agace, n'hésitez pas à demander à votre mari de l'éteindre. Tant pis si c'est sa chanson préférée. La fin justifiant les moyens, essayez, pour votre confort, le silence, les histoires drôles, les chansons, « un kilomètre à pied » par exemple. C'est aussi peut-être le moment de mettre en pratique ces exercices respiratoires que vous avez appris. À l'hôpital, vous aurez autre chose à faire.

N'oubliez pas d'apporter une bouteille d'eau pour la route (« chambrée » de préférence pour éviter les crampes d'estomac). Une fois à l'hôpital, vous ne reverrez pas ce précieux liquide avant que le bébé soit dans les mains de la sage-femme prêt à être mesuré, pesé. Et encore, ce n'est même pas sûr… Les infirmières ont la fâcheuse tendance de disparaître en même temps que le bébé. Attention, il ne faut pas boire trop ou trop rapidement. Vous risqueriez d'avoir des nausées et, croyez-moi, si voyager en voiture avec des contractions est déjà bien pénible, avoir en plus des renvois, c'est carrément l'horreur.

L'ENTRÉE À LA MATERNITÉ

Chaque institution ayant ses propres modes de fonctionnement, ne me demandez pas de vous décrire en détail quelle sera la procédure à suivre pour entrer à l'hôpital.

Au mieux, vous vous êtes préinscrite et tous vos papiers sont en règle depuis des semaines. Au mieux encore, vous avez eu le temps de prévenir votre médecin, lequel a prévenu l'hôpital de votre arrivée. Dans ce cas, vous pouvez vous présenter à n'importe quel guichet d'accueil.

Dans le cas où vous n'auriez pas été préinscrite, vous devrez vous faire enregistrer aux urgences. Pas de panique, vous passerez avant les jambes et les bras cassés. Après un interrogatoire de routine, on vous conduira dans une grande pièce dans laquelle vous trouverez plusieurs infirmières et plusieurs lits séparés par un rideau (si la chance est avec vous). Là, on vous examinera et on vous mettra la ceinture de monitoring autour du ventre pour voir si le travail est déjà commencé. Il l'est ? On enverra chercher votre obstétricien et vous serez emmenée en salle de travail. Il ne l'est pas ? On vous renverra dans vos pénates. Ne vous sentez pas humiliée ou découragée pour autant. Cela arrive aux plus expérimentées d'entre nous. Moi, par exemple.

Mon mari déteste cette grande pièce, le pré-partum comme on l'appelle. Chaque fois, il y a vu des femmes à l'agonie, hurlant et gémissant de douleur. Rassurant, non ? Si vous devez vous retrouver avec d'autres femmes en furie, un conseil : mêlez-vous de vos affaires et dites-vous que tout ira bien. Chaque accouchement étant différent, il n'y a aucune raison pour laisser une autre personne vous saper le moral. Tout ira bien pour vous, et pour elles.

La tendance de certains hôpitaux est de faire de la salle de travail ou de naissance un lieu plus convivial que chirurgical. Bon nombre d'accouchements se passent dans la pièce même où vous avez attendu la dilatation du col. Mais ne prenez pas ce phénomène pour argent comptant. Il se peut très bien qu'on vous déménage au moment où vous en aurez le moins envie, c'est-à-dire lorsque vous aurez contraction sur contraction, et qu'on vous emmène dans une salle aseptisée éclairée aux néons et munie d'étriers. Pour mes deux derniers, j'ai accouché dans une salle avec télévision, téléphone, chaîne hi-fi, et… lumière tamisée.

Une fois admise, on vous donnera un grand sac en plastique et on vous demandera d'aller revêtir la chemise de la maternité. Le sac, c'est pour y mettre vos affaires. Soutien-gorge, culotte, montre, vous devrez tout enlever. Gardez vos chaussettes si cela vous fait plaisir, un peu de confort ne vous nuira pas en cette occasion.

C'est alors que vous allez rencontrer un personnage important dans l'histoire de votre accouchement : la sage-femme. Mieux que les livres, que votre médecin, que votre mari, elle saura vous aider à traverser l'épreuve qui vous attend. En matière d'accouchements, personne ne lui arrive à la cheville. Vous pouvez donc suivre ses conseils les yeux fermés. Si les dieux sont avec vous, elle sera pour vous une véritable amie. Si par malheur vous sentez qu'entre elle et vous le courant ne passe pas, demandez à votre mari d'essayer de la changer contre un autre modèle. Mais ne prenez pas pour prétexte sa mauvaise haleine ou sa froide allure. Un peu d'humilité, que diable ! Dites-vous bien que c'est vous qui êtes difficile à supporter et qui ne pouvez vous empêcher d'être désagréable. Toutes les femmes seront d'accord pour vous conseiller de ne jamais offenser une personne susceptible de pouvoir vous sauver la vie par la suite. La suite, c'est injurier, maltraiter les personnes autour de vous tandis que vous pousserez pour expulser l'enfant. Alors mieux vaut vous mettre la sage-femme dans la poche, on ne sait jamais.

Une fois affublée de la panoplie hospitalière, vous mettrez la ceinture de monitoring. C'est assez plaisant : la ceinture communique l'intensité de vos contractions à une machine placée à côté de vous et montre les battements du cœur du bébé. Sachez que le moindre changement de position (de bébé ou de madame) peut faire varier les données. *Tout va bien, restez calme.* La ceinture a juste besoin d'être réajustée.

On vous placera certainement sous perfusion saline pour éviter que vous vous déshydratiez et puis, comme cela, tout sera déjà installé en cas de besoin. Je ne sais pas comment vous allez réagir, mais je connais des femmes qui ont fait un véritable esclandre quand le médecin a voulu leur piquer le bras avec une grosse aiguille. Comme si la douleur des contractions ne suffisait pas ! Pour ma part, j'étais si absorbée par les contractions et l'accouchement imminent que je n'ai rien remarqué.

LE CALME APRÈS LA TEMPÊTE

Après ce branle-bas de combat initial, vous n'aurez probablement plus rien à faire. Surtout la première fois, le travail a tendance à s'éterniser, et n'est ponctué que par l'arrivée d'un médecin ou de votre nouvelle amie (j'ai nommé la sage-femme) venus sonder la vitesse ou la lenteur de la dilatation. Si vous ne vous sentez pas trop mal, essayez de dormir un petit peu. Vous aurez besoin de toute votre énergie pour pousser bébé hors de votre corps, ce qui n'est pas une mince affaire.

C'est le moment pour les copines de vous rendre une petite visite ou de vous téléphoner. Entre deux contractions, vous risquez en effet de vous ennuyer comme un lion dans sa cage. Toutes les femmes s'étonnent du temps qu'il faut aux contractions pour dilater le col de dix, onze centimètres. Vous pourrez très bien avoir des contractions pendant six heures d'affilée et entendre la sage-femme vous annoncer que votre col n'est dilaté que de quatre centimètres. Vous aurez alors l'impression de participer à une course d'obstacles sans ligne d'arrivée. Ne vous démoralisez pas pour autant. Vous craindrez peut-être aussi de manquer de force et de tonus pour mettre votre enfant au monde. Souvenez-vous : ce n'est pas une épreuve sportive. Vous réussirez à expulser votre bébé, votre mari dût-il sauter sur votre ventre pour vous aider à pousser.

« Si j'étais sûre que tout sera terminé dans deux heures, je supporterais mieux la douleur », penserez-vous. C'est bien là le problème. Personne ne sait combien de temps durera le travail. Plutôt que de penser à vos contractions, pensez à la victoire : votre bébé tout chaud au creux de vos bras tremblants. Après la pluie le beau temps, comme on dit.

LES CONTRACTIONS SONT-ELLES VRAIMENT DOULOUREUSES ?

Le début des contractions, c'est comme le début des règles – en pire car le corps entier subit la douleur. Comment reconnaître une contraction ? Rien de plus simple : vous serez incapable de faire autre chose que vous contracter. Non seulement vous ne pourrez pas parler mais vous ne pourrez pas écouter non plus. J'ai souvent entendu mes amies en pleine contraction crier à leur mari et à leurs invités de bien vouloir la fermer parce que le bruit de leurs conversations les irritait.

Ensuite, c'est une question de personnalité. Vous avez certainement entendu parler de l'accouchement « par les reins », cette situation terrible où l'enfant place sa nuque en arrière et comprime les nerfs sortant du sacrum. Vous avez aussi certainement entendu parler de ces mères qui ont contraction sur contraction et qui ne peuvent plus reprendre leur souffle entre deux. Mais en général, quand les femmes évoquent la phase des contractions, c'est plus en termes d'endurance que d'intensité. Si vous vous tapez sur la tête avec un marteau pendant une heure, cela vous fera mal, sans aucun doute. Mais continuez pendant quinze heures, et vous deviendrez totalement folle de douleur. Le plus dur, dans cette histoire, c'est de ne pas savoir combien de temps il faudra endurer cette douleur. Et si les contractions ne s'arrêtaient jamais ? Voilà de quoi mettre K.-O. les plus braves d'entre nous. Nous donnerions tout pour que quelqu'un nous dise qu'il reste soixante-dix minutes à souffrir. (Vous savez, comme au Gymnase Club, quand il ne reste plus qu'un quart d'heure à pédaler.)

Un second petit problème peut venir saboter le moral des troupes : les nausées. Je parie que personne ne vous en a jamais parlé, pas vrai ? Eh bien, sachez, chère amie, qu'il n'est pas rare pour les femmes en plein travail de vomir, surtout pendant ce qu'on appelle la phase de « transition ». Prenez ce petit inconvénient comme une ruse supplémentaire qu'a trouvée la nature pour que tout soit propre et nickel quand bébé arrivera (tant pis si vous vous sentez lessivée) et non comme une injustice à votre égard. Si vous ne vous sentez pas bien, prévenez la sage-femme ; vous serez étonnée de la rapidité avec laquelle elle vous apportera une cuvette ou une serviette. Considérez ces vomissements comme un assainissement, une libération, un moment de répit, un peu d'imprévu dans ce mécanisme d'horloge qu'est l'accouchement.

FAUT PAS POUSSER...

Une de mes amies m'avoua être tombée des nues le jour où elle apprit qu'il fallait pousser pour expulser l'enfant. Dans sa tête, les contractions devaient largement suffire à entraîner bébé. Pousser relève de l'exploit physique, et ce moment peut durer quelques minutes ou plusieurs heures. Une fois le col effacé et dilaté, la sage-femme se tiendra près de vous tandis que le docteur se mettra en position de réception et tous deux vous soutiendront tout le long de cette épreuve sportive.

À chaque contraction, vous attraperez vos genoux ou vos cuisses avec vos mains comme si vous vouliez vous plier en deux pour laisser le moins de place possible à l'enfant. À supposer que bébé ne comprenne pas le message, vous l'expulserez en contractant tous vos muscles allant de vos genoux à votre poitrine. Vous avez l'impression de faire caca ? Ce n'est pas une impression. Bravo, vous vous débrouillez comme une cheftaine ! Votre visage se crispe au point que vous craignez de vous rider à jamais ? C'est que votre technique est bonne, ne changez rien. Pas de panique si vous avez l'impression que l'enfant a pris la mauvaise sortie ; bonne ou mauvaise, le tout est qu'il sorte, pas vrai ? D'autre part, il ou elle connaît le chemin mieux que vous.

Vous n'avez pas pris d'anesthésiant par principe ou parce que votre médecin n'a pas jugé bon de vous en administrer, étant donné la rapidité du travail ? Attendez-vous à vivre le pire moment de votre vie quand on vous dira de pousser. Vous n'êtes pas sans savoir qu'expulser un bébé des voies génitales n'est pas vraiment une partie de plaisir. Imaginez une vive brûlure au niveau de l'entrejambe ; ajoutez à cela la sensation que vos hanches vont s'écarteler, ou plutôt non, n'imaginez rien.

Faites rouler les tambours, je vais vous révéler la seule et unique façon de venir à bout de cette douleur : *visez la douleur quand vous poussez*. En fait, le secret est qu'il vous faut faire le contraire de ce que vous crie votre petite voix intérieure, à savoir rester allongée sans bouger et gémir. Cela vous demandera certes beaucoup de courage, mais je peux vous assurer que c'est efficace. De deux choses l'une, ou le mécanisme naturel antidouleur se mettra en branle quand la tête du bébé traversera le col ou tout simplement cela mettra fin à votre calvaire plus tôt que prévu. Une chose est sûre : rester sur le dos à vous lamenter et à répéter que vous avez changé d'idée et que vous ne voulez plus d'enfant n'arrangera rien.

C'est le moment pour votre mari de vous prêter main-forte, soit en vous maintenant en position assise à chaque contraction pour vous aider à expulser l'enfant, soit en vous maintenant les jambes en position d'arrivée (et vous mettre ainsi le pied à l'étrier…). S'il a d'autres obligations parentales comme actionner la caméra vidéo, partagez-vous les tâches.

LA PÉRIDURALE

La péridurale reste le moyen le plus courant pour une femme d'exorciser la douleur. Un produit analgésique, voisin de la novocaïne, est injecté par une seringue entre la troisième et la quatrième vertèbre lombaire. Puis un cathéter (un petit tube) est mis en place afin de pouvoir réinjecter le produit à tout moment. Vous préférez accoucher sans anesthésie plutôt que de laisser une seringue vous traverser la moelle épinière ? Après quelques heures sur la table de travail, croyez-moi, vous supplierez le médecin de vous la donner, cette piqûre, dût-il pour cela vous piquer dans les yeux.

Il faut voir le bon côté des choses. La péridurale se faisant sous le contrôle d'un anesthésiste, vous ne courez aucun risque. Le mauvais côté, il y en a toujours un, c'est que tous les établissements n'ont pas de personnel de garde vingt-quatre heures sur vingt-quatre et vous serez peut-être obligée de vous passer d'anesthésie. C'est ce qui est arrivé à mon amie Christine qui, à la dernière minute, a voulu recourir au produit miracle. Elle avait déjà enfanté deux fois dans la douleur et n'avait donc plus rien à prouver à personne. Malheureusement, l'anesthésiste était rentré chez lui et le temps qu'il arrive à l'hôpital, Christine tenait le troisième numéro dans ses bras fatigués. La morale de cette histoire est qu'il ne faut pas hésiter à seriner votre médecin jusqu'à ce que la péridurale soit installée dans le bas de votre dos.

Quand on vous fera la péridurale, vous serez soit allongée sur le côté, soit assise sur le bord du lit. On vous demandera de vous « mettre en boule », ce qui n'est pas évident, croyez-moi. Cette position a pour avantage de bien séparer les vertèbres lombaires et permet au médecin d'atteindre le point magique. Il y a fort à parier que vous aurez une contraction pendant cette procédure, mais patient, le personnel médical attendra que vous vous calmiez complètement. C'est alors que le médecin vous injectera la novocaïne et mettra en place le cathéter (sur lequel vous pourrez vous allonger sans problème). En fait, la péridurale est une sorte de perfusion administrée tout le temps de l'accouchement. L'anesthésiste peut ainsi en moduler le débit en fonction de votre douleur.

Quand les vannes de la péridurale s'ouvriront, vous ressentirez comme un coup de jus le long des jambes. Pas de panique. Ce phénomène est passager et vous l'aurez oublié en un rien de temps. Fini l'orage des contractions, bonjour le calme et le repos. Quels ne seront pas votre gratitude et votre étonnement quand vous verrez l'écran du monitoring s'affoler et que vous ne ressentirez qu'une légère pression au niveau du ventre ! C'est généralement à ce moment précis que les femmes enceintes redeviennent tendres avec leur mari et plaisantent avec la sage-femme ou leurs amies, qu'elles retrouvent leur personnalité. Ou mieux encore, certaines font même une petite sieste.

Si merveilleuse que soit la péridurale, sachez qu'elle présente aussi quelques inconvénients. Premier inconvénient : elle ralentit le travail. Deuxième inconvénient : elle vous insensibilise de la taille aux pieds tant et si bien que vous serez incapable de pousser de manière efficace. C'est pourquoi votre anesthésiste diminuera certainement la dose de produit injecté au moment de pousser afin que vous soyez plus opérationnelle.

OCYTOCINE

Votre col se dilate de un centimètre par heure jusqu'au moment où on vous fait la péridurale. On va alors vous injecter de l'ocytocine, substance qui provoque les contractions, à travers la perfusion installée au début. Ça aura au moins cet avantage, on ne vous repiquera pas. On injecte également l'ocytocine quand le docteur et la mère estiment que l'enfant n'a que trop tardé et qu'il est temps maintenant pour lui de sortir. Les contractions sont alors intenses et constantes, si intenses et constantes que les femmes à qui l'on a injecté une dose d'ocytocine pour activer leur travail se mordent amèrement les doigts d'avoir refusé toute anesthésie. Vous aurez beau faire les exercices respiratoires, vous souffrirez d'hyperventilation et d'une mégafrustration. Libre à vous de me croire sur parole ou de faire l'expérience par vous-même.

L'AUTRE VOIE

Parfois, toutes les contractions et les injections d'ocytocine de la planète ne peuvent venir à bout de ce col récalcitrant. À l'heure qu'il est, vous êtes certainement au bout du rouleau et votre bébé doit commencer à montrer des signes de faiblesse. La sentence ne va pas tarder : « Il faut faire une césarienne. » Quoi ? C'est alors tout l'univers des femmes qui s'écroule. Elles ne pourront plus honorer le contrat qu'elles s'étaient fixé : sortir avec les honneurs de cette épreuve athlétique. Et elles éclatent en sanglots. Leur contrariété semble davantage causée par cette disqualification forcée que par la perspective de se faire ouvrir le ventre. Des années plus tard, certaines femmes croient toujours que ce jour-là, on les a privées d'une des plus extraordinaires expériences de leur vie, et soutiennent mordicus que si on leur avait laissé un peu de temps, elles auraient donné naissance à leur enfant naturellement.

Pour l'amour de Dieu, n'allez pas vous mettre martel en tête en décidant d'emblée ce qu'est un accouchement réussi et un accouchement raté ! Une mère en bonne santé avec son bébé, voilà un accouchement réussi, qu'il se soit fait par césarienne ou non. Un point c'est tout. Enfanter, ce n'est pas faire un séjour en thalassothérapie. Vous n'êtes pas là pour votre petit confort et votre petit plaisir. Vous n'êtes pas là pour épater la galerie par vos compétences et votre forme olympique. Vous êtes là pour perpétuer l'espèce humaine, rien de plus. Ce sentiment d'injustice est typique, me semble-t-il, de cette mentalité « jeune cadre dynamique » égoïste qui est loin de faire honneur à notre société.

Si votre docteur et vous décidez une césarienne, on ouvrira les vannes de votre péridurale. Si elle n'est pas déjà installée, le personnel médical va remédier à ce problème en vous en installant une en quatrième vitesse ou en vous administrant une anesthésie générale. J'ai pour ma part expérimenté la césarienne sous péridurale. Le souvenir qui me reste ? Une grande agitation tout autour de moi. Et bien que je n'aie rien senti, j'ai eu la vague impression qu'on me tournait et retournait dans tous les sens et qu'on me faisait sortir de mon corps. Je fus surprise du temps qu'il fallut pour sortir bébé. Je suis sûre qu'ils peuvent aller plus vite mais l'avantage d'une césarienne méthodique, appliquée, c'est qu'ils incisent plusieurs fois avec précaution et délicatesse chaque couche séparant votre bébé du monde extérieur au lieu de trancher tout d'un coup et d'aller droit au but. Une fois l'enfant né et le cordon coupé, on vous donnera certainement des analgésiques à effet prolongé comme de la morphine. Le reste n'est qu'euphorie et enthousiasme, du moins tant que la morphine fait son effet.

LA NAISSANCE

Étant donné ma maturité (lisez mon âge avancé), on m'a toujours fait des tests génétiques permettant de savoir, entre autres, le sexe de l'enfant. Certaines femmes préfèrent garder la surprise. L'accouchement est suffisamment surprenant et choquant comme cela ; je ne vois pas l'intérêt d'en rajouter. D'autre part, j'aime bien commencer à préparer la chambre du bébé longtemps à l'avance, c'est pourquoi j'ai toujours voulu savoir si j'allais avoir un garçon ou une fille. Vous ne le savez toujours pas ? La dernière poussée de la condamnée et l'heure de la révélation a sonné. « C'est une fille. » « C'est un garçon. » Assurez-vous que c'est bien une personne du corps médical qui vous l'annonce, car les pères n'ont pas leurs pareils pour confondre le cordon avec le sexe de l'enfant. Ne croyez personne qui ne soit diplômé de l'école de médecine et qui s'y connaisse vraiment en anatomie.

Aucun mot ne saurait décrire avec exactitude ce que l'on ressent quand le bébé surgit. Épuisée, anesthésiée, ivre de douleur, lorsque vous verrez sortir de vos entrailles cette créature qui a grandi en vous, vous aurez l'impression de faire l'expérience de Dieu lui-même, mais sans buisson ardent ni partage des eaux. Vous pensez certainement que le film se termine sur cette note : on vous met le bébé sur le ventre, votre mari vous regarde amoureusement, la musique s'intensifie, et par ici la monnaie. Je suis désolée de vous dire que dans la vie, ça ne se passe pas comme ça.

En cas d'accouchement par voies naturelles, on vous mettra peut-être le bébé sur le ventre pendant que le médecin placera deux pinces sur le cordon ombilical que votre mari (pourquoi pas ?) coupera. Mais votre travail ne s'arrête pas là : vous aurez encore à pousser pour expulser le placenta. En cas de césarienne, c'est le médecin qui se charge de le sortir, alors allongez-vous et détendez-vous. Une fois le placenta expulsé (et autres trucs plus sanguinolents et visqueux les uns que les autres mais parfaitement naturels), le docteur vous inspectera pour s'assurer qu'il ne reste rien à l'intérieur qui pourrait provoquer une infection. Cette phase de l'accouchement n'est pas une partie de plaisir, et a de quoi surprendre une jeune maman qui voudrait qu'on la laisse tranquille après ce qu'elle vient d'endurer. Respirez profondément, ou demandez à votre médecin d'augmenter la péridurale.

Arrive le moment de recoudre. Si vous accouchez naturellement, il y a fort à parier que votre médecin pratique une épisiotomie avant que bébé ne sorte. Cela signifie qu'il pratique une incision au niveau du périnée pour agrandir le chemin à l'enfant. Si on laissait faire la nature, les tissus excessivement distendus pourraient se déchirer. Et il est plus facile de recoudre une coupure nette et franche qu'une déchirure. J'ai pour ma part expérimenté épisiotomies et déchirures, et mon corps présente plus de points de suture que celui de Frankenstein. Sachez que cette intervention, si elle est indolore, n'en est pas moins longue. Tandis que votre mari et la sage-femme s'amuseront avec *votre* bébé, vous, vous serez allongée, les jambes écartées, et vos parties intimes en pleine réparation.

COUP DE FOUDRE ?

Vous ferez peut-être partie de ces femmes qui fondent en larmes et se sentent submergées par une vague d'amour et de dévouement au premier regard. Ou de ces autres femmes qui jettent juste un œil à leur progéniture pour s'assurer que le bébé est entier et qu'il va bien et qui prient pour que quelqu'un vienne s'en occuper. Si tel est le cas, ne croyez surtout pas que vous ne serez pas une mère aussi aimante et dévouée que les femmes du groupe numéro un, et que vous avez un cœur de pierre. Quelles qu'en soient les conditions, l'accouchement est une épreuve traumatisante, et vous aurez sans doute besoin d'un peu de repos et de répit pour vous habituer à vos nouvelles responsabilités. Il a fallu du temps à votre meilleure amie pour prendre une place privilégiée dans votre cœur, pas vrai ? Pourtant elle ne vous avait pas laissé de vergetures, elle !... Alors ne vous sentez pas obligée d'aimer au premier regard cet intime inconnu. Chaque chose en son temps.

ET MAINTENANT QU'EST-CE QU'ON FAIT ?

Une fois le ravalement de vos organes terminé, le médecin et la sage-femme tireront leur révérence. On emmènera votre bébé à la pouponnière où on lui fera une piqûre de vitamine K, où on le pèsera, le mesurera, j'en passe et des meilleures. On testera également sa tonicité, ses réflexes, sa force, et en ce qui me concerne, son sens de l'humour. Bébé bouge, il serre les poings, serre les bras contre la poitrine et les genoux contre le ventre. C'est ce qu'on appelle le test « score d'Agpar ». Mais inutile de s'appesantir sur le sujet, les tests, ça me met toujours mal à l'aise.

Vous serez pour votre part enfin transférée dans une vraie chambre. Que devrez-vous faire pendant toute la durée de votre séjour ? Rien de plus simple : appliquer des glaçons en compresses sur vos organes génitaux gonflés, vous reposer le plus possible, apprendre à pouponner et à changer les couches, et recevoir des visites. Attention ! Cette période idyllique prendra fin avant que vous n'ayez eu le temps d'en apprécier tous les avantages. En fait, au bout de trois mois, vous n'aurez qu'une envie : revenir à l'hôpital où on vous préparait des repas (insipides certes), où on vous changeait les draps, et où on s'occupait de votre bébé lorsque vous étiez fatiguée. Un conseil : prolongez votre séjour à la maternité d'autant de jours que votre sécurité sociale le permettra. Un jour, vingt-quatre heures de plus, c'est déjà ça de pris avant l'inévitable : une vie entière de responsabilités et de travail.

17

LE BABY BLUES

L'hôpital ou la maternité laissera à votre charge un petit être humain, fragile et sans défense. Eh oui, désormais vous faites ménage à trois. Cet enfant vous sera « livré » sans mode d'emploi ni service après-vente. Votre mission : en faire un homme ou une femme. Je parie que vous commencez à avoir des sueurs froides. Non ? Permettez-moi de vous dire que vous n'avez pas beaucoup d'imagination.

De retour à la maison, vous vous sentirez seule, abandonnée. Sachez que cette phase de découragement est vieille comme le monde. Et si le premier paragraphe de ce chapitre ne vous a pas alarmée, vous n'avez qu'à regarder la télévision pendant une journée, vous verrez que les occasions de se faire du souci ne manquent pas… En voici quelques exemples :

« JE VAIS LUI TORDRE LE COU ! »

Les nouveau-nés sont incapables de maintenir leur tête droite et nous vivons constamment dans l'angoisse du jour où leur petit caillou chauve nous échappera des mains et ira rouler sous la table de la salle à manger. De mémoire de femme, je n'ai jamais entendu parler de tels accidents. Il n'en reste pas moins vrai qu'il vous faudra soutenir la tête de bébé de vos deux mains si vous ne voulez pas qu'au moment où vous vous y attendez le moins bébé fasse brusquement un faux mouvement et tombe à la renverse. Le plus angoissant, c'est le moment du bain ou du change (absolument terrifiant au début) car la tête d'un nouveau-né semble peser autant que tout le reste du corps.

Outre la crainte de lui tordre le cou, vous aurez également peur de lui broyer la tête. Il est vrai que le dessus de sa tête est encore un peu mou car tous les os ne sont pas soudés. C'est ce qu'on appelle la fontanelle. Aucun danger de ce côté-là. Vous saurez faire face à la situation. Prenez simplement garde que les enfants de vos amies ou vos aînés n'arrivent pas avec leurs mains pleines de doigts sales ou leurs raquettes de tennis pour caresser d'un peu trop près votre bébé. Sans attendre que votre amie réagisse, interceptez la main vindicative et ordonnez d'une voix ferme et calme à l'assaillant de ne pas toucher la tête du bébé.

« SI JE CESSE DE LE REGARDER, IL VA S'ARRÊTER DE RESPIRER »

Vous passerez votre temps à côté du berceau à regarder votre enfant dormir comme si sa respiration dépendait de votre seule force de volonté et de concentration. Dès qu'elles n'ont plus leurs rejetons sous les yeux, les jeunes mères paniquent. Elles viennent et reviennent s'assurer que bébé respire bel et bien. C'est tout juste si elles ne le pincent pas pour en avoir le cœur net.

« JE VAIS OUBLIER MON ENFANT QUELQUE PART »

Les variations sur ce thème de l'oubli et du mauvais traitement sont multiples. Entre la mère qui rêve qu'elle oublie le landau au supermarché au milieu des Caddies, celle qui rêve qu'elle laisse son bébé dans une cabine d'essayage et la troisième qui va rêver qu'elle jette son enfant par la fenêtre, il y a un seul et même souci de protection et d'amour.

« JE VAIS AFFAMER MON ENFANT »

Beaucoup de femmes suivent à la lettre les horaires de tétées et n'hésitent pas à réveiller bébé l'heure venue. Comme si quelques grammes de lait en moins pouvaient le tuer ! Les bébés sont conçus pour résister un peu plus longtemps que trois heures sans manger tout de même ! Alors inutile de les réveiller sauf si vous allaitez et que vos seins menacent d'exploser si quelqu'un ne les tète pas sur-le-champ…

Souvenez-vous que le but est de lui apprendre à faire une nuit complète sans manger. Il ne s'est pas réveillé et a raté le repas de onze heures ? Qu'à cela ne tienne, il mangera mieux la fois d'après ! Réveillez-le pendant la journée si vous voulez, mais pas la nuit ! Tous les bébés finissent par dormir huit heures d'affilée.

« ET S'IL NE M'AIME PAS ?… »

Surtout si vous avez une amie ou votre mère chez vous les premières semaines, vous craindrez que votre enfant ne s'attache à elles plus qu'à vous. Sachez qu'à l'âge qu'il a, votre enfant vous adore et ne vit que pour vous et par vous (rien ne sera moins sûr quand il aura quinze ans...). Votre présence le rassure. Vous n'avez donc pas à gagner son amour. C'est à votre enfant de vous aimer. Et si par hasard il se met à pleurer quand vous le prenez et se calme dans les bras d'une autre personne, c'est peut-être tout simplement qu'il détecte votre anxiété, ou qu'il a senti votre parfum légèrement lacté et qu'il veut manger. Votre enfant aime d'autres personnes que vous ? Ne soyez pas égoïste, quand il y en a pour une, il y en a pour dix...

« ET SI JE NE L'AIME PAS ? »

Impossible ! Certes il vous arrivera de ne plus le supporter. Quand on a passé la soirée à faire les cent pas dans la chambre pour essayer de le calmer, il est alors normal de vouloir vendre bébé au premier venu. Imaginons que nos amies ou nos époux fassent aussi peu cas de notre bien-être, nous les laisserions tomber comme une vieille paire de chaussettes sans le moindre remords. (Si surprenant que cela puisse paraître, vous serez d'une indulgence à toute épreuve envers votre rejeton.) Un enfant a besoin qu'on s'occupe de lui vingt-quatre heures sur vingt-quatre. Pas un moment de répit ou de repos. Et ça, on ne peut le comprendre que lorsqu'on a soi-même des enfants. Qu'est-ce qu'ils vous donnent en échange, ces petits monstres insatiables ? Un petit sourire malicieux de temps en temps, une couche sale. Si vous sentez que vous allez craquer, demandez à une âme charitable, votre mari, votre mère, ou une amie de prendre la relève quelque temps. Ne pas le voir, ne pas l'entendre ne serait-ce que deux heures vous fera le plus grand bien.

« POURQUOI MA VIE EST-ELLE SI POURRIE ? »

Quand un nouveau-né débarque dans notre vie, nous sommes très rapidement dépassées par les événements. Les plus organisées et les plus pointilleuses d'entre nous n'échappent pas à la règle. En enjambant la montagne de linge sale qui traîne au salon, vous vous demanderez comment un être si petit nécessite autant de temps et de travail. À propos, n'espérez pas pouvoir envoyer des lettres de remerciement ou téléphoner. Tant pis si votre belle-mère appelle pour vous dire que tante Germaine lui a déjà demandé cinq fois si vous aviez reçu son livre Donald. Prendre une douche sera un luxe déjà bien appréciable et si par miracle vous arriviez à tenir votre garde-robe en ordre, je vous tire mon chapeau.

C'est ça, la véritable dépression du post-partum. Rien à voir avec ces geignardises métaphysiques dont vous parlent les livres. Ajoutez deux bons mois sans sommeil, une poitrine martyrisée, et le décor de la dépression sera planté. Avouez qu'il y a de quoi vous mettre à plat. J'aimerais pouvoir vous donner le remède miracle contre ce fléau mais il n'en existe pas. Le seul conseil qu'on puisse vous donner est d'accepter vos limites et l'aide de votre famille et de vos amies. Elles vous rendront certainement folle, vous mettront la maison sens dessus dessous pour trouver une fourchette, mais laissez-leur une chance : elles sont en l'occurrence plus aptes que vous. Sachez que nous sommes toutes passées par là, et que nous compatissons vraiment. Cette période finira elle aussi par disparaître. (Ce sera juste un peu plus long que vous ne pensez pouvoir le supporter.)

« ALLAITER, C'EST PAS MA TASSE DE THÉ »

Il est de bon ton de nos jours de nourrir son enfant au sein. Les raisons avancées sont multiples et les ouvrages sur la grossesse ne manquent pas d'en dresser une liste longue et sérieuse. Notre position à ce sujet est simple : essayez et vous verrez bien. Cela vous plaît ? Continuez. Cela ne vous plaît pas ? Vous pouvez arrêter avec notre bénédiction. Nombreuses sont les femmes pour qui ne pas allaiter est un crime et qui se vantent d'avoir allaité jusqu'à ce que leurs enfants aient l'âge d'aller en maternelle. On en a ras le bol de ces histoires de bonnes femmes laitières et catégoriques. Ne vous culpabilisez sous aucun prétexte. Vaut-il mieux nourrir au sein qu'au biberon ? Oui, je suppose. Tout comme il vaut mieux faire son pain soi-même, préparer la sauce bolognaise avec de vraies tomates et ne pas boire trop de café.

Il faut savoir que l'allaitement peut se révéler douloureux au début. Et puis pas question pour la femme de déléguer cette tâche à son mari (à moins qu'elle n'excelle dans le maniement du tire-lait). Pour ma part, une femme qui allaite reste une femme enceinte : son corps est encore et toujours au service d'une autre personne. Il n'est pas rare non plus que les maris subissent un choc émotionnel et sexuel quand ils voient un bébé téter leurs deux jouets préférés.

Si tout cela est vrai, pourquoi tant de femmes décident-elles d'allaiter ? Il faut bien avouer que pour l'enfant, c'est royal : il a un vrai repas maison. C'est aussi très simple : je déboutonne mon chemisier, je donne le sein au bébé, je reboutonne mon chemisier. Pas de vaisselle, pas de courses, pas de dépenses inutiles. C'est facile, c'est pas cher et ça peut rapporter du lolo ! Quand au milieu de la nuit (c'est-à-dire à n'importe quelle heure du jour ou de la nuit où vous serez endormie depuis une heure et demie), quand, disais-je, votre enfant affamé se mettra à pleurer, vous n'aurez guère envie d'aller faire chauffer un biberon. Il est bien plus simple de sortir un mamelon et de le présenter au bébé qui tétera tant qu'il pourra tandis que vous continuerez à somnoler tranquillement. Autre avantage, et non des moindres : allaiter aide l'utérus à retrouver sa taille et sa position initiales.

Il y a une chose que vous ignorez peut-être et qui est pourtant véridique. Une fois les crevasses sur les mamelons disparues et la technique de la prise de sein acquise, allaiter est un véritable plaisir. Je veux parler d'un plaisir équivalent au plaisir sexuel. Quand l'enfant tète, la femme sécrète une hormone à effet sédatif et cette impression d'ivresse conjuguée aux douces contractions de l'utérus, ces mêmes contractions qui apparaissent après un orgasme, suffit à combler toute jeune maman. Voilà pourquoi tant de femmes affichent un sourire béat au moment de la tétée. Outre cette hormone enivrante, la femme sécrète une autre substance chimique, laquelle lui donne une soif irrépressible, un peu comme si elle venait d'avaler des charbons ardents. Je sais, c'est moins glorieux. À l'heure des repas du bébé ou avant de vous coucher, veillez à mettre un grand verre d'eau (ou un vase) à portée de main. Pour être sûre d'avoir de l'eau fraîche en permanence, Clara, une amie, mettait un bol de glaçons sur sa table de chevet.

Dans mon cas, allaiter m'a obligée à faire des choix et à privilégier mes rapports avec mon enfant. Arrêtons de vouloir précipiter les choses ! Il nous a fallu neuf mois pour construire notre grossesse, acceptons de consacrer autant de temps à notre convalescence. Paris ne s'est pas construit en un jour, alors pourquoi une femme devrait-elle reprendre sa vie au bout de six semaines comme si de rien n'était ?

« ET SI J'AI ENVIE
D'ALLER AUX TOILETTES ? »

Telle sera votre première angoisse corporelle après la naissance du bébé. Une fois que vous aurez accouché (que ce soit par voies naturelles ou césarienne), la seule idée de devoir aller à la selle et de faire passer de la matière à cet endroit vous glacera. À propos, je me souviens pourquoi il vaut mieux accoucher naturellement si on a le choix : après une césarienne, vous devrez soumettre à la sage-femme un exemplaire de vos œuvres fécales pour gagner un ticket de sortie. Si vous accouchez par voies naturelles, la promesse de faire vos besoins chez vous suffira.

Vos parties intimes seront certainement encore endolories et vous ne serez pas très emballée de devoir soumettre à la pression ces tissus déjà bien martyrisés. Aux selles, camarade ! Les médecins recommandent les mucilages, l'huile de paraffine ou les laxatifs doux dès le jour de la naissance. Des tranquillisants, voilà ce qu'ils feraient mieux de nous prescrire : la seule perspective d'aller à la selle est plus pénible que l'émission des selles elle-même. Bref, plus de peur que de mal. Au bout de deux jours, vous aurez l'impression que votre corps se remet du traumatisme et qu'il est de nouveau prêt à « couler » des jours paisibles. Si vous êtes comme moi, une poule mouillée, vous résisterez à cet appel du ventre jusqu'au moment où vous devrez cesser la lutte et vous rendre aux toilettes telle Marie-Antoinette en route vers l'échafaud. Vous serez persuadée que les sutures de votre épisiotomie céderont, sans parler de vos hémorroïdes !… Mais vous n'aurez bientôt plus le choix et devrez vous exécuter, quelles que soient votre appréhension et votre fatigue. Vous en aurez vite terminé et en sortirez sans accroc même si un petit filet de sang risque d'apparaître. C'est douloureux ? Oui, mais je peux vous garantir que par la suite, les choses iront en s'améliorant.

« ET SI MON MARI
VEUT COUCHER AVEC MOI ? »

Faisons un pacte : même si votre médecin vous assure lors de votre visite postnatale obligatoire de six semaines qu'il n'y a plus aucune contre-indication pour reprendre une sexualité normale, n'en dites rien à votre mari. Nous devons toutes nous serrer les coudes et leur dire qu'il faut attendre au moins trois mois. C'est vrai, quand on voit que l'auscultation elle-même suffirait à nous faire bondir de douleur, parler de plaisir sexuel à ce stade est un oxymore.

« Pourquoi une jeune femme en bonne santé et sexy ne pourrait-elle pas faire l'amour une fois l'enfant né ? » me demanderez-vous. Facile :

1. La peur de la douleur

Avec ces hémorroïdes et ces points de suture, vos organes génitaux ressemblent à de la viande hachée. Quant à votre périnée, gonflé, contusionné, il n'a pas meilleure mine.

2. L'écoulement de sang

Après l'accouchement, vous aurez l'impression d'avoir des règles intarissables. Au début, ce sont des pertes abondantes, sanguinolentes comme des morceaux de muqueuses (désolée pour les détails). Elles deviennent ensuite plus brunes, puis orangées. Avouez qu'il y a de quoi rebuter, non ?

3. Sec comme un coup de trique

Après l'accouchement, les hormones cessent de jouer leur rôle lubrificateur et le vagin d'une jeune maman a besoin d'un produit humidifiant, surtout en cas d'allaitement. Telle est la parade qu'a trouvée Mère Nature pour que les jeunes mères ne retombent pas enceintes avant que le premier enfant soit hors de danger. Vous pouvez toujours tester ce prétexte anthropomorphique auprès de votre mari.

4. Pas envie

Devenir maman est une épreuve physique et émotionnelle importante, tant et si bien qu'on est tentée au début de ne vivre que pour son enfant. Toute la journée, votre bambin vous sucera les seins, vous rotera sur l'épaule, vous vomira dessus et se servira de votre corps. Vous croyez pouvoir supporter que votre mari transi d'amour fasse la même chose le soir ? Vous n'aurez pas envie de vous épiler les jambes ni de mettre des dessous affriolants. Tout ce que vous désirerez, c'est vous mettre au lit, en long tee-shirt, et regarder tranquillement la télé sans que personne vienne vous tripoter.

Votre apparence physique n'arrangera rien à l'affaire, et ce pendant les deux premiers mois après l'accouchement. Ventre flasque, seins crevassés (si vous allaitez), bref vous n'aurez rien à voir avec celle que vous étiez avant. De même que vous ne vous imaginez pas faire l'amour à une personne aussi déformée que vous l'êtes en ce moment, de même vous ne pourrez concevoir que votre mari puisse avoir envie de vous.

5. Au bout du rouleau

À l'unanimité, voilà l'obstacle majeur à toutes relations sexuelles après l'accouchement. Si vous avez du temps pour faire l'amour, cela signifie que vous avez du temps pour faire une sieste, laquelle vous attirera davantage pendant les premiers mois. Vous vous remettez progressivement de la fatigue de l'accouchement, vous faites travailler votre corps pour la production de lait, *vous ne dormez pas :* autant de raisons pour être épuisée. Vivre de sieste en sieste sans jamais avoir le temps de rêver, il y a de quoi vous rendre folle !

6. La peur d'inonder votre mari

Laissez-moi vous en apprendre une bien bonne au sujet de Mère Nature : la stimulation érotique et l'orgasme peuvent provoquer ce que j'appelle le syndrome du lait gicleur. Juste au moment où les caresses commencent à faire leur effet, vos seins commencent à vous asperger de lait. C'est comme si vous vous retrouviez soudain sous les jets d'un lavage automatique Total. Vous pouvez toujours garder votre soutien-gorge (muni de coton super-absorbant) tandis que vous vous remettez lentement en selle (une raison de plus pour retarder cet acte).

Après vous avoir dégoûtée à tout jamais de reprendre une vie sexuelle normale, je vais essayer de vous faire changer d'avis en vous donnant quelques conseils utiles pour briser la glace. Je peux vous garantir que vous aurez parfois envie de faire l'amour. Le plus tôt sera le mieux, si l'on en croit les maris.

1. Éloignez-vous de votre enfant

Il vous faut sortir du cocon mère-enfant et réapprendre à connaître votre mari. Si difficile que cela puisse vous sembler au début, ne parlez pas du bébé pendant cette phase préparatoire. D'une part, vous gâcheriez vos chances de retrouver l'harmonie avec votre mari, d'autre part, vous risqueriez une fuite de lait en évoquant l'enfant.

C'est le moment de dire à votre mari que vous êtes encore fragile et que vous apprécieriez vraiment qu'il se montre doux et délicat. N'hésitez pas s'il le faut à le supplier, le soudoyer, ou le menacer.

2. Prenez un petit remontant

Une étude récente nous apprend que le vin est un aphrodisiaque pour les femmes. Avec ou sans la bénédiction du corps médical, je vous conseille de toute façon de prendre un petit verre de vin, histoire de vous mettre en joie. Ce liquide vous aide à oublier vos préoccupations. Il n'empêchera pas la douleur mais si vous êtes pompette, vous n'y ferez pas attention.

3. Lubrifiez

Ce n'est pas le tout de vous rincer le gosier, il vous faut également lubrifier vos parties intimes avant le premier rapport. Vous trouverez toutes sortes de crèmes ou de gels prévus à cet effet dans le commerce. Alors faites votre cargaison dès maintenant ou vous risquez d'être obligée au moment fatal de recourir à des produits pharmaceutiques comme la vaseline ou l'huile d'amande douce, ou pire encore à des produits alimentaires, si vous voyez ce que je veux dire… Pour apporter un peu de fantaisie dans ces retrouvailles, commencez donc par un petit massage. Je crois qu'aucun homme ne refuserait une telle opportunité. Votre mari accepterait de faire la vidange de votre voiture avant de vous faire l'amour si vous le lui demandiez, si grand est son empressement. Plutôt que d'utiliser de vieilles lotions, achetez des huiles de massage dans un magasin spécialisé. Et si, comme mon amie Sandra, vous êtes un peu coquine, procurez-vous des huiles de massage comestibles. Un petit dessert, ça vous dit ?

4. *Prenez vos précautions*

On ne le répétera jamais assez : *vous pouvez vous retrouver enceinte même si vous allaitez, et si les Anglais ne sont toujours pas de retour.* Pensez au préservatif (surtout si vous donnez le sein, et ne pouvez par conséquent prendre la pilule) ; en plus sa matière lubrifiée sera une des solutions à votre problème de sécheresse...

Honnêtement, je ne crois pas que vous atteindrez l'orgasme lors de cette première entrevue postnatale. Visez l'intimité et la tendresse, pas l'explosion des sens. Vous doutez de jamais recouvrer votre fougue d'antan ? Patience ! Elle reviendra, je vous le promets.

18

ON NE PEUT PAS ÊTRE ET AVOIR ÉTÉ

Avoir un enfant est un bouleversement corporel (et psychologique, mais c'est une autre histoire…). Vous aurez beau essayer (avec succès) de perdre tous les kilos que vous avez pris, vous aurez beau faire des pompes matin, midi et soir, et vous sculpter un corps digne de Stallone, vous ne retrouverez jamais votre silhouette. J'entends déjà gronder les protestations de certaines qui vont sans doute vouloir m'envoyer des photos d'elles en bikini pour me prouver que j'ai tort. Ne vous donnez pas cette peine ! Je n'ai jamais dit que vous ne serez pas aussi bien qu'avant. Il se peut même que vous soyez mieux. Vous serez différente, c'est tout.

Je connais des femmes qui, après leur grossesse, ont échangé les boucles de leurs cheveux contre des baguettes de tambour. D'autres sont passées d'une peau sèche à une peau grasse (et « lycée de Versailles »). Beaucoup se plaignent que leurs hanches sont plus larges qu'avant. Moi, je ne peux plus me regarder le nombril : il n'est plus aussi rond, ni aussi ouvert. Mais avant d'aborder les problèmes auxquels on ne peut rien changer, parlons de ceux sur lesquels nous avons un certain pouvoir.

LE POIDS

La seule manière de perdre du poids est d'arrêter de se goinfrer et de faire du sport comme une forcenée. Je ne vous apprends certainement rien. Peser ses aliments au milligramme près et consommer du Slim-Fast deux fois par jour est une perte de temps et d'argent, pas de poids. Un conseil : mangez équilibré, en petites quantités, et faites de l'exercice régulièrement. Mais inutile de donner des détails qui risqueraient de nous contrarier, de nous fatiguer, de nous peser. On s'en balance, un point c'est tout. Mince alors !

Occupons-nous plutôt de savoir comment perdre du poids après la grossesse

1. Cela prendra plus de temps que prévu. N'oubliez pas que le bébé n'est pas seul responsable de votre prise de poids. Pour ne pas trop vous démoraliser, acceptez cette simple équation : neuf mois pour prendre, neuf mois pour perdre. La bonne nouvelle est que votre bedaine se débine aussitôt après l'accouchement. La mauvaise est que n'étant plus ventrue, vous verrez mieux toutes vos parties charnues, bras, cuisses, hanches, visage.

2. Le temps est assassin et vous aurez oublié votre ancienne silhouette. Je vous jure que c'est là une des raisons pour lesquelles tant de femmes acceptent de peser trois à quatre kilos de plus qu'avant. Elles cherchent *grosso modo* à retrouver leur taille d'antan (il faut avouer que c'est plus grosso que modo). Un conseil pour vérifier que vous avez bien retrouvé votre ligne : essayer d'enfiler votre plus vieille paire de jeans. Gardez-la quelques heures. Si vous n'explosez pas et si le pantalon résiste à la pression – mission accomplie.

3. Vous ne retrouverez pas votre ligne avant d'avoir cessé d'allaiter. Raison de plus pour recourir au biberon, n'en déplaise aux inconditionnelles de l'allaitement. En effet, quand vous allaitez, vous brûlez des centaines de calories par jour (bien plus que si vous passiez votre journée sur le rameur du Gymnase Club). Au début de votre opération minceur, l'allaitement sera donc votre allié.

Mais quand il ne vous restera plus que trois ou quatre kilos à perdre, méfiez-vous de votre allié. La trahison sera terrible… Mère Nature refuse catégoriquement de lâcher ces dépôts graisseux investis sur les bras, les cuisses et, bien sûr, les seins tant que vous allaitez. Vous comprenez, c'est sa façon à elle de s'assurer que la jeune maman ne tombera pas en panne sèche et pourra remplir les cuves de ses garde-manger pour bébé.

4. À supposer que vous perdiez tous vos kilos en trop, il faut encore attendre le bon plaisir de cette même Mère Nature avant qu'elle se décide à raffermir votre peau détendue et à rétrécir vos hanches. Si mince et maigre que vous deveniez, vous aurez toujours une ceinture abdominale un peu flasque autour du ventre, ceinture que vous perdrez au bout de quelques mois. Si comme moi vous en êtes à votre quatrième enfant, entre vous et cette excroissance dermique ce sera à la vie à la mort.

5. Il ne faut jamais mettre le deuxième enfant en route tant qu'on n'a pas perdu tous les kilos de la première grossesse. Vous ne risquez pas la peine de mort, rassurez-vous, mais sachez que les kilos que vous porterez et supporterez alors vous appartiendront corps et biens. Plus question pour vous de mettre l'excédent sur le compte du bébé. Ils sont à vous à perpétuité. Vous pouvez à la rigueur tricher pendant les neuf mois de la grossesse. Pas au-delà…

FATALITÉS

Il est temps maintenant d'aborder les changements permanents contre lesquels on ne peut rien, du moins sans chirurgie esthétique.

1. Des pieds plus grands

Ce phénomène n'est pas systématique mais il a touché suffisamment de femmes de ma connaissance pour être mentionné. Trimballer les kilos superflus de la grossesse aplatit les pieds ou détend les ligaments ? Je ne saurais répondre. Quoi qu'il en soit, la plupart de mes amies ont gagné une pointure après leur premier enfant. Rassurez-vous, vous ne serez pas obligée de renouveler votre stock de chaussures à chaque grossesse, juste à la première. Je crains que vous ne me trouviez encore plus frivole et superficielle que je ne le suis, mais tant pis, sérieusement, je vous conseille de mettre au panier ces chaussures qui vous boudinent les pieds. Une chose est sûre : vos pieds ne rétréciront jamais. Faites face à ces nouveaux pieds plus grands, en préférant le confort à l'esthétique.

2. Une poitrine plus petite

Le mot juste serait une poitrine « réduite », car si la quantité de peau reste la même, une bonne partie du gras qui la rembourrait est partie, envolée, volatilisée. Quant à savoir si l'allaitement aggrave ce phénomène... D'après mon expérience, bien plus que l'allaitement, c'est la grossesse qui grève le budget mammaire.

Si cela peut vous consoler, sachez que vous retrouverez votre poitrine de rêve à la prochaine grossesse et ce pendant neuf mois, mais les adieux ne manqueront pas encore une fois d'être tout aussi déchirants. Un mot suffit à évoquer le confort de votre buste : Wonderbra.

3. Plus de peau

Ce phénomène passera inaperçu si vous avez la chance d'avoir une peau tonique et bien élastique. Par contre, si, comme moi, vous avez des taches de rousseur et une peau d'Irlandaise, très fine, votre ventre se pliera en accordéon chaque fois que vous vous pencherez. Dans un accès de témérité, je pourrais certes mettre un bikini sans grands dégâts, à condition de rester au garde-à-vous, droite comme un piquet. Vous pouvez toujours vous amuser à jeter un diamant à mes pieds pour me tenter. Je ne lèverai pas le petit doigt et me plierai encore moins à votre jeu. Je ne tiens pas à déployer mes plis au grand jour.

4. Des mamelons plus foncés

Vous avez certainement déjà remarqué que vos mamelons sont plus larges et plus foncés. Un an après l'accouchement, ils auront retrouvé leur taille normale mais pas leur couleur. C'est une teinte permanente.

5. Un vagin plus détendu

Vous devriez peut-être aller vous servir un verre d'eau avant de poursuivre cette lecture. Le sujet que je vais aborder est tabou pour bien des femmes, au même titre que l'infidélité ou la ménopause. Mais la peur n'évite pas le danger et fuir n'a jamais arrangé les choses. Voilà : quand vous aurez accouché par voies naturelles, votre vagin ne sera pas aussi resserré qu'avant. Vos amies qui ont eu des enfants prétendront peut-être (sauf si elles sont franches et sincères) que tout rentre dans l'ordre après l'accouchement et qu'il n'y a rien d'anormal à signaler. Elles essaient de se rassurer quant à leur sexualité. En vérité, je vous le dis, elles ont des côtés plus détendus.

Vous vous sentez assez de cran pour demander à votre mari ce qu'il en pense ? Sachez qu'il tournera certainement autour du pot ou s'en tirera par une petite pirouette. De toute façon, il ne vous dira pas la vérité. Il n'est pas assez fou pour vous contrarier sur un sujet aussi brûlant et ruiner ainsi sa vie sexuelle. La vérité n'est pas toujours bonne à dire. Attention, comprenez-moi bien ! Je n'ai pas dit que votre vagin ressemblera à un vieil élastique distendu. Il sera juste moins ferme qu'avant. Votre médecin le sait bien et on comprend mieux pourquoi certains d'entre eux sont prêts à vous recoudre d'un peu plus près après l'épisiotomie. C'est leur cadeau de consolation. Quoi qu'il en soit, votre mari aura toujours envie de vous faire l'amour et vous y trouverez toujours autant de plaisir. En fait, il se peut même que votre plaisir soit plus intense car votre vagin étant plus évasé, votre mari mettra plus de temps à atteindre l'orgasme et vous pourrez donc le rattraper en cours de route. Cependant si vos sensations sont émoussées à cause de cet élargissement, ou si vous n'êtes pas à l'aise, consultez votre médecin le plus tôt possible. Une petite intervention et de fil en aiguille les choses s'arrangeront.

6. *Une vessie paresseuse*

Autre conséquence de ce relâchement général : une vessie paresseuse. Des milliers de femmes après leur accouchement ne peuvent plus éternuer sans que trois ou quatre gouttes d'urine s'échappent. D'autres ne peuvent plus faire de trampoline ou de jogging sans que leur vessie craque. Vous ne pouvez plus vous « retenir » comme avant. De sorte que lorsqu'une envie survient, vous avez intérêt à rejoindre les toilettes plus tôt que jamais. Il se peut également que vous ne puissiez passer une nuit complète sans vous lever. Voyez le bon côté des choses : cette petite promenade nocturne vous permettra de vérifier que vos enfants dorment paisiblement et qu'ils ne se sont pas découverts.

Avant que vous ne vous précipitiez prendre un rendez-vous pour une césarienne, dans l'espoir de préserver votre périnée, laissez-moi vous dire une chose : il y a des choses dans la vie qui demandent des sacrifices et pour lesquelles nous sommes prêtes à payer le prix fort. Prenez l'exemple du bronzage. Nous savons toutes que le soleil est mauvais pour la peau mais laquelle d'entre nous peut résister à un mois de vacances à Hawaii ?

Le top 10 des interrogations
de la femme enceinte

10
Mes seins resteront-ils aussi gros ?
(S'il vous plaît, mon Dieu !)

9
Vais-je être malade et fatiguée comme cela
pendant neuf mois ?

8
Mon mari comprendra-t-il un jour vraiment
ce que j'endure ?

7
Vais-je souffrir pour mettre mon enfant
au monde ?

6
Vais-je beaucoup souffrir
pour mettre mon enfant au monde ?

5
Vais-je plus souffrir
que lorsque je m'épile les jambes ?
Moins que lorsque je me casse une jambe ?

4
Vais-je devenir grosse et moche ?

3
Mes parties intimes retrouveront-elles
leur état normal après la naissance ?

2
Serai-je une bonne mère ?

1
Le bébé sera-t-il normal ?

POSTFACE

Cela fait neuf (dix) mois que j'ai commencé ce livre. *Neuf mois !* Vous vous rendez compte ? Comme mes grossesses passées, cette expérience aura été tour à tour intéressante, assommante, enrichissante et un peu longue par rapport à ma capacité de concentration. Mais, comme avec mes enfants, je sais que je ne regretterai jamais la peine que je me suis donnée. Comme on dit, le jeu en vaut vraiment la chandelle.

À vous de jouer maintenant ! Vous aimerez votre enfant avec tant d'ardeur et de naturel que vous aurez l'impression d'être faite pour être mère. Essayez de ne pas trop vous stresser, prenez les choses comme elles viennent. Savourez chaque instant de votre grossesse, remerciez le ciel de ce miracle et surtout ne perdez jamais votre sens de l'humour.

REMERCIEMENTS

Je crois bien que j'ai gagné le gros lot. J'ai quatre enfants, un mari formidable, un nouvel ordinateur (que je commence tout juste à apprivoiser) et je viens d'écrire un livre ! Que demander de plus à la vie ? Je remercie toutes les personnes, et elles sont nombreuses, qui m'ont aidée à réaliser cet ouvrage. Je remercie tout d'abord ma petite famille. Mes enfants, certainement perturbés par ce livre (que leur futur psychiatre me pardonne !), auront été des supporters extraordinaires. Non seulement ils m'ont fourni la « matière première » de mon livre, mais ils m'ont également octroyé un peu de répit pour écrire lorsqu'ils tenaient absolument que je vienne à leur compétition de karaté ou à la fête de l'école. Donnant, donnant. Seul un homme confiant et plein d'humour, comme Jimmy mon mari, pouvait supporter les coups que j'administrais parfois à la gent masculine. Seul un homme qui croyait en moi pouvait penser que j'étais capable d'écrire un livre, d'élever nos enfants et de redécorer la maison une main attachée derrière le dos. Seul un homme qui m'aimait vraiment pouvait faire la cuisine tout seul sans rien me demander tout ce temps. Je les aime tous très fort. Je les aime tant que mon cœur se serre lorsque je pense à eux.

Avant que la famille Iovine ne voie le jour, il était une fois la famille MacCarthy, responsable de cet ouvrage au même titre que la précédente. Il était une fois mon père, tout d'abord, qui est l'âme et le véritable auteur de la famille, et ma belle-mère, Linda, qui m'a enveloppée de son amour et de sa tendresse depuis mes douze ans. Il était une fois ma mère, l'âme de mon enfance, et la drôlerie incarnée, qui m'a appris franchise et sens de l'humour. Il était une fois mon frère adoré, Gregg, qui aura été mon premier bébé. Lui qui pensait que sa grande sœur pouvait tout faire m'a patiemment servi de cobaye pour que je puisse exercer mes talents maternels. C'est à lui que j'ai servi de la pâtée pour chat, c'est lui que j'ai presque persuadé de boire l'eau des toilettes dans mon nouveau service à thé en plastique. C'est pour lui que j'ai donné une raclée à un gamin du voisinage qui s'était moqué de ses chaussures bicolores (je vous l'avais dit, ma mère a un grand sens de l'humour).

Il était une fois ces personnes qui m'ont soutenue et encouragée lorsque confiance et énergie me laissaient tomber. Il était une fois mon ami de toujours, Bobby Shriver, qui a toujours pris un malin plaisir à m'inciter au ridicule. Il m'a présentée à Bob Bookman, qui a eu la gentillesse de rire à mes blagues et de m'aider à trouver un agent en or. Bob Bookman était secondé dans cette tâche par Angela Janlow Harrington, laquelle est tombée enceinte chemin faisant. C'est ce qu'on appelle de l'à-propos ! Il était une fois cet agent en or qu'Angela et Bob m'ont dégoté, Cynthia Cannell (maintenant une amie intime), laquelle avec son calme et sa diplomatie a réussi à me convaincre que je pouvais aligner plus de dix mots sans écrire d'âneries. Elle m'a présenté l'éditrice la plus rigolote (mais pas plus rigolote que moi, attention) et la plus intelligente du monde, j'ai nommé Dona Chernoff. La société matriarcale était formée. Les trois mères que nous étions avaient déterré la hache de guerre et ce livre est le condensé de nos différents points de vue. Pas un jour ne se passait sans que nous débattions longuement d'un thème au téléphone.

Je remercie chaleureusement et de tout mon cœur mes copines qui m'ont fait part de leurs histoires (et m'ont permis de les répéter à de parfaites inconnues) et qui me guident chaque jour que Dieu fait dans mes choix. Dois-je écrire ce livre, me couper les cheveux ou recourir à la chirurgie esthétique ? Notre complicité et notre interdépendance me sont très chères. J'aime aussi nos fêtes d'anniversaire.

Je sais que je n'aurais jamais achevé cet ouvrage sans l'aide de mon assistante, Frances Tsow. Quand elle ne relisait pas mes manuscrits, ou n'était pas occupée à la numérotation des pages qui changeait chaque fois, elle s'assurait que mes enfants ne ratent pas leur rendez-vous chez le dentiste et s'occupait de leur goûter d'amis. Elle savait à quel moment j'avais besoin d'une pause (ou à quel moment je risquais de faire une fausse manœuvre sur l'ordinateur et d'effacer malencontreusement mon manuscrit), elle savait à quel moment elle pouvait venir m'apporter un café frappé pour me faire une surprise, et à quel moment elle devait prendre le large et rire de ce branle-bas de combat.

Je suis infiniment reconnaissante et démesurément exaltée. Et j'attends avec impatience ce jour où je verrai mon livre (avec mon nom en couverture, excusez du peu) en rayon d'une librairie.

7176

Composition
NORD COMPO

Achevé d'imprimer en Espagne
par CPI
le 17 mars 2019.

Dépôt légal : avril 2019.
EAN 9782290207154
OTP L21EPBN000515N001

ÉDITIONS J'AI LU
87, quai Panhard-et-Levassor, 75013 Paris

Diffusion France et étranger : Flammarion